CHIRURGIE

DE L'URÈTHRE, DE LA VESSIE

DE LA PROSTATE

CHIRURGIE

DE L'URÈTHRE, DE LA VESSIE

DE LA PROSTATE

(INDICATIONS — MANUEL OPÉRATOIRE)

PAR

V. ROCHET

CHIRURGIEN DE L'ANTIQUAILLE
PROFESSEUR AGRÉGÉ A LA FACULTÉ DE LYON

PARIS
G. STEINHEIL, ÉDITEUR
2, RUE CASIMIR-DELAVIGNE, 2

1895

PRÉFACE

Dans ces dernières années la chirurgie des voies urinaires a suivi les progrès de la chirurgie générale. La sécurité et la hardiesse que donne l'application des principes antiseptiques, ont permis de perfectionner les résultats opératoires et de mettre en pratique des méthodes de traitement plus radicales. Les prétextes aux interventions de chirurgie urinaire se sont multipliés, et la médecine opératoire correspondante s'est enrichie de nouveaux procédés.

Le but de cet ouvrage est justement de résumer les *Indications opératoires* que fournissent, à l'heure actuelle, les affections des voies urinaires inférieures (urèthre, vessie, prostate), et de décrire le *Manuel opératoire* précis que comporte leur traitement. Ce volume n'a pas d'ailleurs la prétention de s'adresser aux savants et aux vrais chirurgiens professionnels ; ceux là n'ont probablement rien à y trouver qu'ils ne sachent déjà. Il est fait pour les étudiants et les praticiens, pour ceux qui veulent apprendre, ou qui ont besoin de réapprendre vite, à un moment donné.

Aussi, n'y trouvera-t-on pas de longues discussions spéculatives, ni un exposé complet de tout ce qui a été publié, ou tenté, dans cette chirurgie spéciale. Ce que j'ai cherché à faire, c'est d'abord à formuler nettement les indications opératoires que suscitent les principaux cas de la pratique courante ; puis, à décrire en détail l'opération *de choix* applicable à chacun d'eux ; enfin, à faire connaître les résultats, bons ou médiocres, qu'on est en droit d'attendre de cette opération. C'est dire que les procédés manifestement mauvais ou insuffisants, ou ceux qui n'ont pas encore fait leurs preuves, ont été systématiquement écartés. L'élève et le praticien n'auront pas à s'égarer au milieu de *modi faciendi* multiples, de valeur très inégale, et cependant présentés sur le même plan dans la plupart des traités purement didactiques. Le cas échéant, ils sauront vite la méthode sur laquelle ils peuvent compter, et le résultat qu'ils peuvent en espérer.

De nombreuses figures, presque toutes schématiques ou demi-schématiques, viennent encore aider à la compréhension rapide de tel ou tel procédé, de telle ou telle manœuvre, difficiles ou trop longs à expliquer par le seul texte.

Enfin, chaque livre est précédé de courtes *Considérations anatomiques*, qui permettent de suivre les détails opératoires sur un terrain promptement remémoré au lecteur.

Je remercie vivement mon éditeur, M. Steinheil, de son accueil, et de la complaisance qu'il a mise à la publication de ce volume.

Mon dessinateur, M. Verni, a droit aussi à tous mes remerciements.

Lyon, le 15 janvier 1895.

Victor Rochet.

LIVRE PREMIER

URÈTHRE

CONSIDÉRATIONS ANATOMIQUES ET PHYSIOLOGIQUES.

L'urèthre est un canal étendu, *chez l'homme*, du col de la vessie à l'extrémité du gland, *chez la femme* du col de la vessie à la portion sous-clitoridienne de la vulve.

Chez l'homme, il laisse passer l'urine et le liquide spermatique, chez la femme il est exclusivement conducteur de l'urine. Les différences de l'urèthre masculin et féminin sont d'ailleurs si accusées qu'il faut de toute nécessité étudier le canal séparément dans l'un et l'autre sexe.

I. — Urèthre masculin.

Il a une direction générale très particulière et formée de deux courbes successives (Testut). L'une postérieure, concave en haut et en avant, permanente, correspond *à l'urèthre fixe* ; l'autre antérieure qui disparait dans l'érection ou le cathétérisme, correspond *à l'urèthre mobile* et a sa concavité dirigée en bas et en arrière. Testut a donné le nom *d'angle sous-pubien* au sommet de la première courbe, et le nom *d'angle pré-pubien* au sommet de la seconde courbe. L'angle sous-pubien est situé directement sous le prolongement du bord inférieur de la symphyse ; l'angle pré-pubi n correspond à l'attache du ligament suspenseur.

C'est l'*urèthre fixe* qui est surtout intéressant à étudier dans sa courbure générale pour le cathétérisme. Testut (1) vient d'en faire une étude remarquable. Sa courbe ne se rapporte pas comme on le croit généralement à une portion de circonférence engendrée par un certain rayon (rayon de 6 centimètres environ pour Gély). Elle a, au contraire, une direction irrégulière, se prêtant mal à une définition géométrique, variable enfin pour chaque individu. Tout ce qu'on peut dire à son sujet c'est que l'urèthre fixe se compose d'un segment initial à peu près rectiligne, et d'un segment terminal également rectiligne. Ces deux segments sont réunis l'un à l'autre par *une courbe de raccord* très variable de configuration.

Il est classique et exact de diviser l'urèthre en trois portions : 1° portion *prostatique*, complètement entourée par la prostate ; 2° portion *membraneuse*, où l'urèthre apparait libre de toute enveloppe ; 3° portion *spongieuse*, où le canal s'entoure *d'un manchon érectile spongieux*.

La *portion prostatique* ne traverse pas la prostate en son milieu, mais bien à l'union environ de son quart antérieur avec ses trois quarts postérieurs. Les différents rayons qui se rendent transversalement de l'urèthre prostatique aux faces antérieure, postérieure et latérale de la glande, sont des plus utiles à connaître pour le chirurgien qui doit savoir quelle épaisseur de tissus il aura à traverser suivant les cas, soit de l'extérieur de la prostate pour arriver à l'urèthre, soit de l'urèthre pour aboutir au dehors de la prostate.

Voici les chiffres moyens des principaux rayons :

(1) *Anat. descriptive*, 3e volume, 1891.

Rayon médian antérieur	. . . .	4 mm.
— — postérieur	. . . .	18 mm.
— transverse gauche	. . . .	16 mm.
— — droit	. . . .	16 mm.
— oblique postérieur	. . . .	24 mm.

Donc c'est par ce dernier rayon oblique que, *dans les tailles périnéales*, on pourra obtenir le maximum de débridement en partant du canal et sans dépasser les limites de la glande, sans risquer par conséquent de blesser les grosses veines qui l'entourent.

C'est dans la portion prostatique que se voient les orifices des canaux prostatiques et au milieu de la face postérieure du canal la saillie du *veru montanum*, de chaque côté de laquelle viennent déboucher les canaux éjaculateurs.

La *portion membraneuse* s'étend du bec de la prostate au bulbe. Elle comprend elle-même par rapport à l'aponévrose moyenne qu'elle traverse trois segments : 1° Un segment supérieur situé au-dessus de l'aponévrose. Ce segment est en arrière en rapport immédiat avec la face antérieure du rectum qui de là commence à se porter en arrière pour délimiter avec l'urèthre, lequel continue de se porter en avant, le triangle appelé recto-uréthral. 2° Un segment moyen compris tout entier entre les deux feuillets de dédoublement de l'aponévrose moyenne. 3° Un segment inférieur, très court, au moins quant à sa paroi inférieure qui va presque de suite se doubler du tissu bulbaire ; la paroi supérieure au contraire reste encore libre du manchon spongieux pendant un certain parcours et constitue bien là ce que Guyon a appelé la *paroi chirurgicale* du canal, la paroi d'élection pour l'incision de l'uréthrotomie interne sans danger de blessure de ce manchon spongieux.

La *portion spongieuse* est accompagnée du corps spongieux dans toute son étendue jusqu'au méat ; elle chemine le long du pénis dans la gouttière inférieure formée par l'adossement des corps caverneux.

La cavité de l'urèthre n'est pas uniforme dans tous les points du canal. Elle comprend quatre segments rétrécis et trois segments dilatés intermédiaires à ces rétrécissements. Les premiers sont le *méat*, la *partie moyenne de l'urèthre spongieux*, *le collet du bulbe*, et *toute la portion membraneuse* qui lui fait suite, le *col vésical*. Les seconds sont la *fosse naviculaire*, *le cul-de-sac bulbaire*, et *la portion prostatique tout entière*.

Ce qu'il faut retenir de cette cavité, indépendamment de la localisation élective des rétrécissements pathologiques sur les rétrécissements physiologiques signalés, c'est que cette cavité subit, soit dans la miction, soit dans l'érection, soit dans le passage des instruments à travers l'urèthre une grande variabilité de dimensions. *Elle est éminemment dilatable* ; on peut sans danger de rupture pousser une dilatation progressive de l'urèthre jusqu'à 30 et 35 mm.

Comme tous les conduits organiques, l'urèthre se compose essentiellement de deux couches, une couche muqueuse interne et des tuniques fibro-musculaires externes.

La *muqueuse uréthrale* se continue directement avec celle de la vessie et celle des voies spermatiques. Cette continuité anatomique directe explique aisément les propagations inflammatoires qui se font couramment entre ces divers organes.

Cette muqueuse ainsi que le derme qui la double, est remarquable par son élasticité ; c'est la plus élastique du corps humain. Par contre, elle se laisse très facilement perforer, même par un corps mousse. De grands plis longitudinaux, apparents surtout dans la portion spongieuse, courent tout le long du canal ; ce sont *des plis d'affaissement* qui s'effacent complètement quand le canal se dilate, sous l'influence du passage de l'urine ou pour toute autre cause.

La muqueuse de l'urèthre présente une série d'orifices

dont quelques-uns dans la portion spongieuse sont même d'apparence *lacunaire* et correspondent à des orifices glandulaires. La paroi supérieure porte en outre à un ou deux centimètres environ en arrière du méat, une sorte de repli valvulaire constant, connu sous le nom de *valvule de Guérin*. A cette valvule fait suite une dépression plus ou moins marquée *sinus de Guérin*. L'existence de cette valvule est importante à connaître pour le cathétérisme qui risque de s'égarer quand le bec de la sonde longe de trop près la paroi supérieure ; d'où la précaution recommandée de suivre dans l'introduction de la sonde la paroi inférieure du canal.

La *tunique musculaire* de l'urèthre est composée de *fibres lisses* et de *fibres striées*. C'est dans *l'urèthre fixe* que les muscles sont surtout développés. A partir de l'orifice urèthro-vésical et dans toute la région prostatique existe *un sphincter lisse* ; dans la portion membraneuse s'ajoute encore une enveloppe de fibres striées venues soit du *muscle de Wilson*, soit du *muscle de Guthrie*, et qui joue le rôle d'un *sphincter contractile volontaire*. C'est lui qui retient l'urine quand sa pression a forcé la résistance du sphincter lisse de la portion prostatique (col de la vessie).

Comme on a pu le voir par toutes les considérations développées plus haut, la division de l'urèthre en deux urèthres, l'un antérieur, l'autre postérieur, l'un mobile, l'autre fixe, est absolument justifiée. Au point de vue embryologique elle est encore vraie, et au point de vue physiologique elle est encore bien plus à conserver. *L'urèthre postérieur, c'est la continuation de la vessie dans le périnée* ; quand une inflammation, quand un corps étranger liquide ou solide ont franchi l'orifice d'entrée de l'urèthre membraneux, ils sont pour ainsi dire déjà dans la vessie.

L'introduction de la sonde dans l'urèthre fixe, qui se défend par une contraction très spéciale et parfois très énergique contre elle, est marquée par une sensation caractéristique chez le malade et chez le chirurgien qui éprouve là une résistance particulière. Enfin les liquides qu'on injecte dans l'urèthre antérieur ressortent tous plus ou moins tôt par le méat ; les liquides déposés au contraire dans l'urèthre postérieur n'en ressortent jamais spontanément et en dehors d'une miction ; ils vont refluer dans la cavité vésicale.

II. — Urèthre féminin.

Il correspond tout à fait au point de vue embryologique à l'urèthre fixe de l'homme.

Il est très court (35 mm. de long en moyenne) et oblique de haut en bas et d'arrière en avant, avec une légère courbure à concavité antéro-postérieure.

Il est légèrement rétréci au méat et à son embouchure dans la vessie ; sa dilatabilité est très remarquable et bien supérieure encore à celle qu'on trouve chez l'homme. En allant progressivement dans sa dilatation on doit aisément arriver à y faire passer le petit doigt sans aucune déchirure des parois ; on peut même dépasser de beaucoup cette limite et aller dans certains cas jusqu'à une dilatation de 3 centimètres de diamètre.

L'urèthre féminin repose dans toute son étendue sur la face supérieure du conduit vaginal ; tout à fait en haut, près de la vessie, son adhérence est lâche avec ce conduit ; dans la partie moyenne et jusqu'à sa terminaison il y adhère au contraire de la façon la plus intime et il est impossible de l'en séparer (*cloison uréthro-vaginale*).

Le méat féminin est situé immédiatement au-dessus du *tubercule vaginal* qui termine la colonne antérieure du vagin (point de repère pour le cathétérisme à couvert). Au-dessus de lui et à deux centimètres environ se trouve la saillie clitoridienne. Ce méat est souvent entouré de saillies muqueuses apparaissant sous forme de crêtes, d'excroissances multiples qui masquent l'entrée du canal et gênent l'introduction du cathéter.

SECTION I

VICES DE CONFORMATION.

Tous les vices de conformation de l'urèthre doivent être traités, quand il est indiqué d'intervenir sur eux, par des opérations sanglantes.

Les cas auxquels on peut avoir affaire sont l'hypospadias et l'épispadias, des rétrécissements, des dilatations, des imperforations, des abouchements anormaux, enfin l'urèthre double.

A. — **Hypospadias.**

I. — Hypospadias balanique.

Beaucoup de sujets porteurs d'hypospadias balanique ne réclament aucune intervention et ne se doutent même pas de leur infirmité. Si on veut intervenir, l'opération est simple, mais demande 2 séances, séparées par un intervalle de 10 à 15 jours au minimum pour éviter des insuccès.

Opération.

1re Séance. — *Avivement de la face inférieure du gland* formant deux bandes parallèles de 4 à 6 mm. de large environ, étendues de l'extrémité du gland à l'orifice de l'hypospadias, et laissant entre elles sur la ligne médiane un intervalle de 1 cent. environ non avivé. Cet intervalle correspond souvent à une sorte de gouttière qui représente le vestige du canal et qui sert beaucoup pour la reconstitution de ce dernier. On peut la créer artificiellement du reste par une fente creusée au bistouri (fig. 1).

On introduit ensuite un bout de sonde à une profondeur de 5 à 6 cent. dans l'hypospadias, et on l'y fixe à demeure

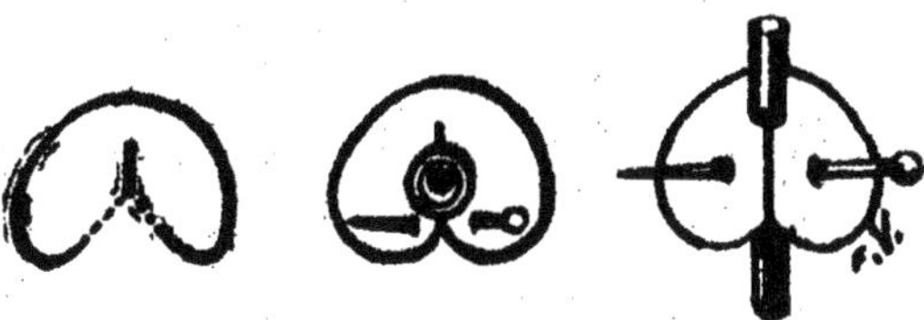

Fig. 1. — Hypospade balanique. — De gauche à droite : avivement de la face inférieure du gland vu en coupe ; Réunion de cet avivement sur sonde ; Gland restauré vu par sa face inférieure.

par un ou deux points de suture embrochant la sonde et les lèvres du méat hypospade.

Puis, par dessus cette sonde servant de moule au nouveau canal on rapproche les deux bandes avivées au moyen de fines et courtes épingles et d'une suture enchevillée.

2e Séance. — Quand les sutures ainsi faites ont bien réussi, et que la canalisation du gland est bien définitivement établie, reste à combler la fissure hypospade laissée en arrière de la canalisation balanique.

Pour ce faire, on se comporte comme pour une fistule pénienne de petites dimensions (Voir : *Traitement des fistules péniennes*).

II. — Hypospadias péniens, péno-scrotaux et périnéaux.

Ici l'uréthroplastie devient plus complexe et la *section des brides sous-péniennes*, *le redressement de la verge* plus ou moins coudée en crochet nécessitent des manœuvres spéciales. *C'est ici aussi qu'il importe de procéder par séances espacées*, n'attaquant un nouveau point qu'avec des positions conquises et assurées derrière.

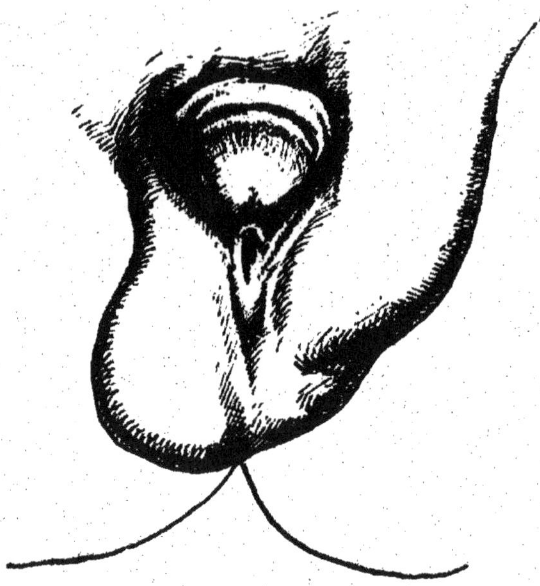

Fig. 2. — Hypospade péno-scrotal (ectopie testiculaire à gauche).

Opération.

L'opération classique comprend 3 séances qui sont elles-mêmes autant d'opérations distinctes (1).

1re Séance. — *Section des brides sous-péniennes. — Redressement d. la verge.* — Manœuvres faciles dans certains hypospades péniens où la bride sous-pénienne est seulement représentée par une sorte de filet muqueux reliant le gland

(1) Si d'autres chirurgiens avaient bien avant Duplay proposé et pratiqué l'uréthroplastie dans l'hypospadias, c'est néanmoins à lui que revient le mérite d'avoir définitivement réglé les détails de la méthode opératoire.

à l'orifice anormal. Un coup de ciseaux suffit alors pour couper ce frein dans toute sa profondeur, redresser le pénis ensuite et suturer par dessous les bords de la petite plaie transversale, transformée en losange par le redressement du pénis (fig. 4).

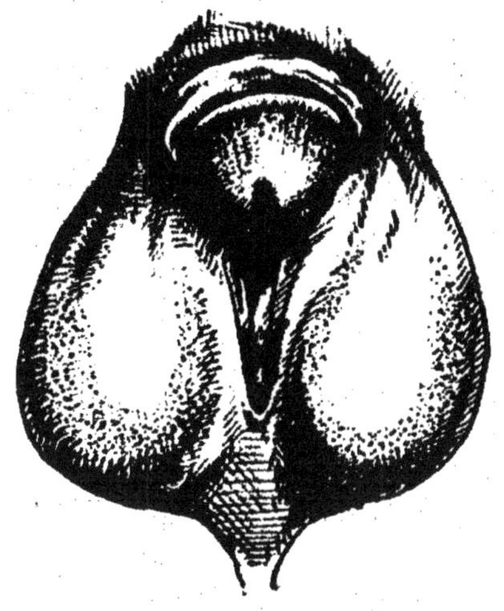

Fig. 3. — Hypospade périnéo-scrotal.

Quand la bride est plus forte, dense, étalée et profondément enfoncée du côté du corps caverneux (forme grave de l'hypospade) il faut aller avec le bistouri jusqu'à ses racines, dût-on fendre le corps caverneux lui-même et jusqu'à ce que la verge se maintienne par exemple d'elle-même couchée sur le ventre du sujet étendu sur le dos.

Les bords de la plaie sont suturés comme précédemment, par une suture analogue en somme à celle de la pyloroplastie.

La verge ainsi libérée est relevée et couchée contre la paroi abdominale, où on la maintient appliquée par 2 ou 3 points de suture embrochant le gland et la peau de l'abdomen ; cette précaution nous la recommandons pour maintenir le redressement pendant le temps nécessaire à la cicatrisation de la plaie sous-pénienne.

Plus tard et même quand la plaie est réunie, il faut encore surveiller ce maintien du redressement pénien ; des cicatrices profondes tendent encore longtemps à recourber la verge. Il faudra donc, soit avec du diachylum, soit avec des bandelettes collodionnées, tenir le pénis étalé sur le ventre pendant un mois au moins.

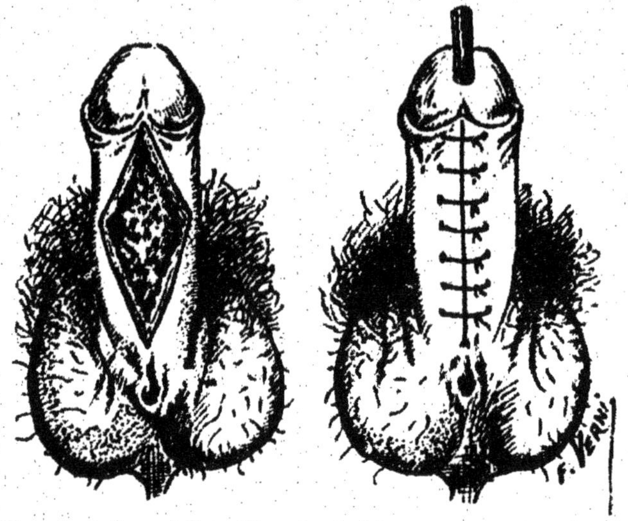

Fig. 4 et 5. — Libération des brides sous-péniennes. — Redressement de la verge.

Dans cette première séance on peut compléter le redressement de la verge par un commencement d'uréthroplastie, c'est-à-dire par la réfection du méat et du canal glandaire (même procédé opératoire que pour l'hypospade balanique simple).

2e Séance. — *Uréthroplastie proprement dite.* — La verge étant maintenue relevée et présentant sa face inférieure au chirurgien, on pratique à 6 ou 7 mm. en dehors de la ligne médiane, et de chaque côté, une incision verticale depuis la base du gland jusqu'au voisinage de l'ouverture hypospadienne (fig. 6).

On dissèque ensuite *de dehors en dedans la lèvre interne* de l'incision de façon à détacher 2 petits lambeaux de 4 à 5 mm. de large (A et B) qu'on va renverser sur la sonde, face épidermique du côté de cette sonde (fig. 6).

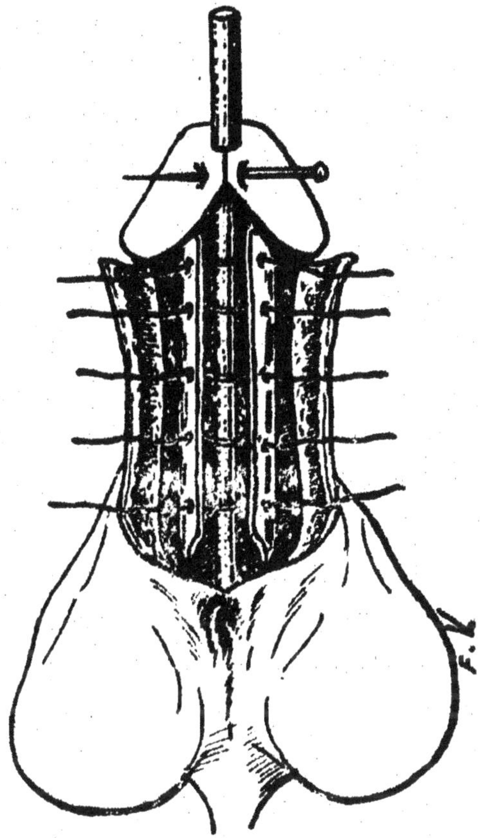

Fig. 6. — Dissection des 2 petits lambeaux internes A et B se rabattant sur sonde, et des 2 grands lambeaux C et D formant surtout.

On dissèque largement alors la *lèvre externe, de dedans en dehors*, pour mobiliser la peau du fourreau et pouvoir attirer sur la ligne médiane les deux lambeaux latéraux (C et D) qui viennent s'unir et recouvrir par leur face cruentée la face cruentée des petits lambeaux déjà rabattus sur la sonde et formant là au nouveau canal une couverture cutanée complète (ou à peu près complète dans le cas où on n'aurait pas pu les disséquer assez larges).

Les sutures des deux petits lambeaux au-devant de la sonde se feront avec du catgut chromique.

Les deux grands lambeaux seront adossés en surface sur la ligne médiane par quelques points profonds avec de petits tubes de Galli. Leurs sutures superficielles seront faites à la soie fine ou au catgut chromique.

Enfin on n'oubliera pas *d'aviver la face inférieure du gland dans les points qui correspondent aux bords supérieurs des lambeaux*, et de faire les sutures voulues à ce niveau, pour raccorder le canal balanique au tronçon qu'on vient de créer. Nous avons vu que ce canal balanique avait pu être refait déjà dans la 1re séance.

Le temps correspondant à la réfection du méat et du canal balanique dans l'hypospade, comporte du reste des manœuvres un peu différentes suivant les cas.

On sait en effet que le canal ne manque pas toujours *totalement* au-devant de l'ouverture hypospadienne. Parfois le méat est fort bien formé, mais l'urèthre cesse bientôt derrière lui, et un stylet introduit par le méat, ressort à 5 ou 6 mm. en arrière de lui. Ou bien le méat bien conformé se termine après un certain trajet dans un cul-de-sac contre lequel vient buter le stylet qu'on y a engagé. Ou bien encore il n'y a pas de méat, mais il existe en avant de l'ouverture hypospade un tout petit canal balanique, borgne, en avant. Ou bien enfin, urèthre pénien, urèthre balanique et méat sont très bien conformés, et il existe simplement une fistule congénitale de la paroi inférieure du canal.

On conçoit dès lors aisément comment telle ou telle variété

aide, ou au contraire complique la restauration de l'urèthre au-devant de l'hypospade et dans le trajet balanique du canal en particulier.

3e Séance. — *Raccord du tronçon fourni par l'uréthroplastie avec le méat hypospade.* — Mêmes procédés opératoires que pour combler une fistule pénienne ou périnéale ordi-

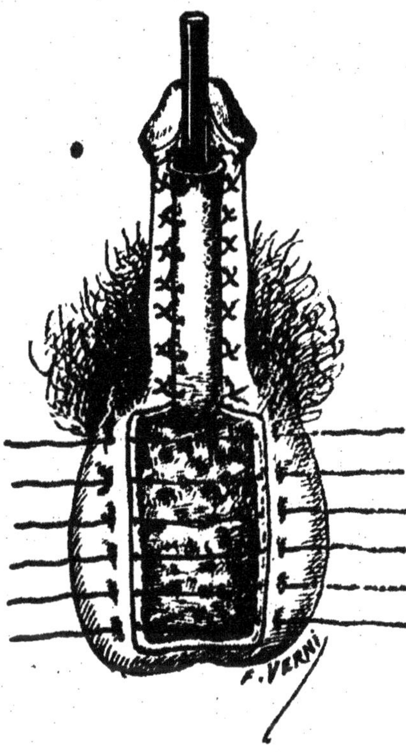

Fig. 7. — Lambeau scrotal (ou périnéal) rabattu sur la gouttière hypospadienne.

naire. Le plus simple est d'aviver largement le pourtour de l'ouverture comme pour une fistule vésico-vaginale, c'est-à-dire *en biseau*, et d'affronter ensuite les côtés opposés de l'avivement par de fines épingles (v. fig. pour fistule pénienne de l'urèthre).

Simplification du procédé opératoire dans certains cas. — La méthode si bien réglée par M. Duplay est excellente et doit rester comme type. Nous croyons cependant qu'on peut simplifier l'uréthroplastie en se servant d'un *lambeau scrotal* qu'on rabat de bas en haut contre la face inférieure de la verge, face cruentée en dehors, et qui évite une 3e séance au patient. Nous l'avons utilisée deux fois avec plein succès (fig. 7).

Ce procédé avait déjà été conseillé par Bouisson. Mais il s'était servi d'un lambeau à base trop étroite pour la longueur, et le lambeau s'était sphacélé.

Il faut tailler l'étoffe sur 3 centimètres de large environ ; puis on avive les bords de la gouttière hypospadienne, et on y suture les parties latérales du lambeau *préalablement retournées sur elles-mêmes* pour pouvoir adapter leur surface cruentée à celle de la plaie d'avivement (1). (Voir fig. 7).

Avec ce procédé quand il réussit on a un double avantage :

1° Le canal est refait avec une surface tout entière cutanée.

2° On évite le 3e temps c'est-à-dire l'abouchement des deux portions ancienne et nouvelle du canal.

B. — **Epispadias.**

Le procédé opératoire à séances successives proposé par Duplay pour l'hypospade trouve ici une application identique. Mais le temps de l'uréthroplastie proprement dite est bien simplifié généralement, et pas n'est besoin de chercher des lambeaux autoplastiques. Entre les corps caverneux existe toujours un sillon très dépressible, sorte de gouttière natu-

(1) Le bord supérieur du lambeau rabattu sur la gouttière hypospade sera bien entendu suturé et raccordé au canal balanique.

relle par conséquent pour loger la sonde, qui va servir de moule au nouveau canal et par dessus laquelle il sera aisé de ramener les parties latérales avivées de la fente (1).

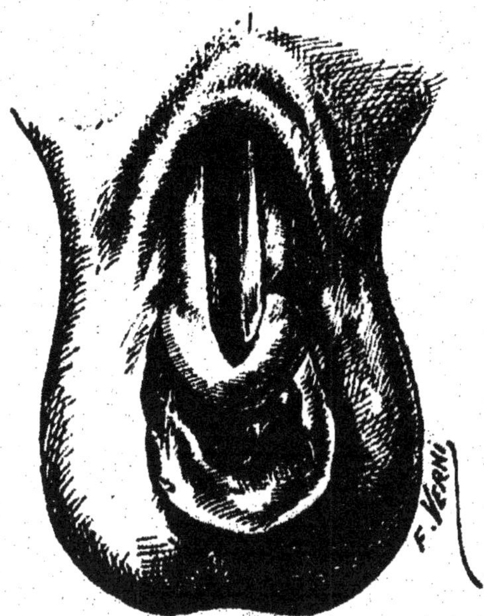

Fig. 8. — Epispadias (verge fortement tirée en bas et en avant).

Opération.

La méthode opératoire est la même pour l'épispade balanique peu étendu que pour les épispades plus graves ; mais les manœuvres sont bien entendu plus simples dans le premier cas, donnent des succès du premier coup, et la première séance, correspondant au redressement de la verge, est alors ordinairement inutile.

1re Séance. — Elle est calquée sur la première séance de

(1) Avant les conseils donnés par Duplay et qui sont une simplification énorme de ces réfections péniennes, les préférences des chirurgiens se partageaient entre les opérations à lambeaux de Nélaton et de Thiersch dont nous donnons ici les figures schématiques, qui permettent mieux qu'une description, de comprendre la méthode.

l'hypospade ; elle est surtout indiquée dans les cas d'épispade complet où la verge semble simplement représentée par un gland, tout le reste du pénis étant en quelque sorte avalé du côté de l'entonnoir péno-pubien.

Elle consiste à pratiquer du côté de la base du pénis étiré en avant et en bas autant qu'on le peut, un débridement ou une série de débridements transversaux plus ou moins profonds, de manière à ce que la verge arrive à tomber naturellement en vraie *pars-pendula*.

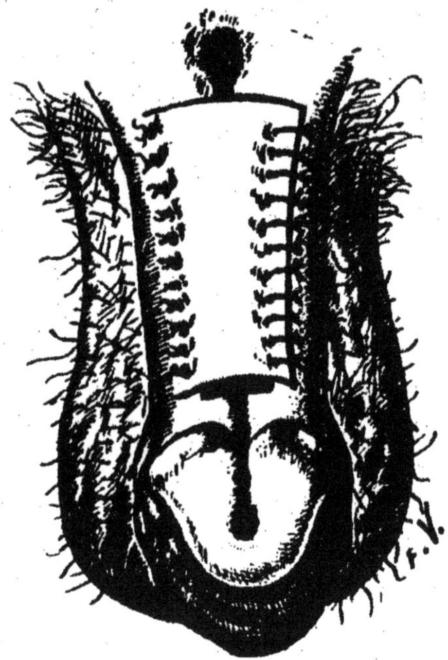

Fig. 9. — Procédé de Thiersch (gouttière épispadienne recouverte).

Des sutures méthodiques de ces débridements transversaux transformés dès lors en plaies losangiques, allongeront le pénis par sa face dorsale et concourront au même but. Mêmes précautions à prendre que pour l'hypospade dans la surveillance de la cicatrisation de ces débridements.

Ce premier temps est plus à soigner encore ici que pour l'hypospade. Il faut s'y prendre parfois à plusieurs reprises pour arriver à obtenir une certaine longueur de verge dans les épispades complexes ; ce temps a pu être même une véritable pierre d'achoppement pour certains chirurgiens négligents des soins consécutifs, ou en présence des malades indociles.

Duplay a fait remarquer du reste que ce redressement de la verge, alors même qu'il était incomplet, se complète plus tard par suite du développement des organes génitaux.

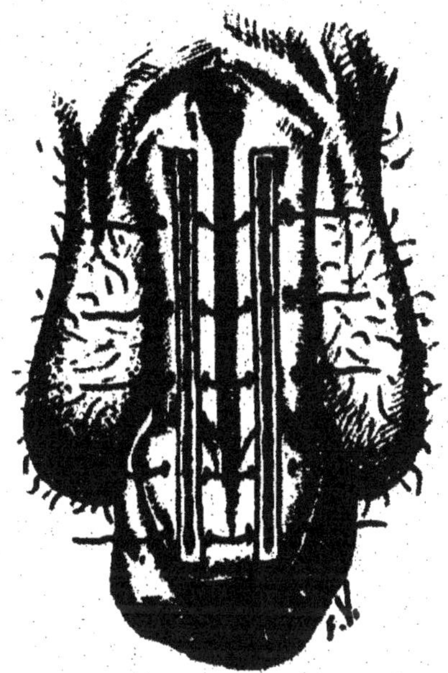

Fig. 10. — Avivement de l'épispade (d'après Duplay).

2e Séance. — A trois ou quatre millimètres en dehors du sillon muqueux intercaverneux et de chaque côté de lui, on pratique un *avivement soigné en forme de deux bandes antéro-postérieures*, large de 5 à 6 millimètres et allant de l'extrémité du gland en avant à l'orifice anormal en arrière.

Une sonde ayant été introduite sur une longueur suffisante dans l'orifice anormal, fixée là par deux points de suture et couchée ensuite dans le sillon intercaverneux, on ramène par dessus elle les parties latérales avivées et on les maintient affrontées par une série de sutures passées comme l'indique la figure 10 (1).

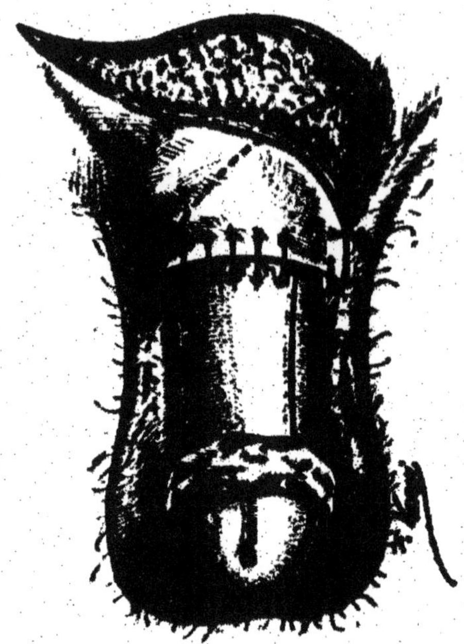

Fig. 11. — Procédé de Thiersch (gouttière recouverte et orifice péno-pubien bouché).

(1) Si le prépuce pendant sous le gland est trop exubérant, on devra dans un but esthétique, et à l'exemple de Duplay, y pratiquer une boutonnière à travers laquelle on met le gland *le nez à la fenêtre*. On réunira ensuite le 1/2 anneau préputial passé sur le gland à ce dernier par deux ou trois points de suture. On peut ainsi dans les cas où les sutures faites comme il a été dit plus haut, auraient lâché, en tout ou en partie, avoir une nouvelle couverture toute prête pour la gouttière épispadienne. Certains chirurgiens emploient même le seul prépuce pour recouvrir l'épispade. Ceci est affaire des cas particuliers et nous retrouverons du reste ce lambeau préputial à propos de l'exstrophie vésicale.

On peut tenter ainsi la réfection du canal sur toute sa longueur et d'un seul coup. Peut-être est-il plus prudent de la faire d'abord sur la partie glandaire du canal dans la séance qui correspond au redressement de la verge et de la compléter ensuite sur la partie pénienne.

3e Séance. — S'il s'agit de réunir au nouveau canal un orifice épispade siégeant sur le milieu ou l'extrémité antérieure du pénis, et pas trop large par conséquent, on emploiera le procédé d'occlusion d'une fistule pénienne ordinaire (avivement en biseau et suture des surfaces opposées).

S'il s'agit d'un *épispade complet* avec orifice péno-pubien très large, en entonnoir, il est plus mal aisé d'aboucher à cet orifice le nouvel urèthre. — Il faudra procéder à cet abouchement en deux temps qui sont réellement deux séances. — Dans un 1er temps on avivera largement les bords de l'hiatus, et on les affrontera par rapprochement latéral, au moyen de la suture enchevillée, en laissant simplement un petit orifice à leur partie inférieure pour l'issue de l'urine. — Dans le 2e temps on réunira cet orifice à l'extrémité postérieure du canal refait. — Il faut souvent plusieurs tentatives avant d'arriver à l'oblitération complète de la fistule mais on y arrive toujours.

C. — Dilatations congénitales.

C'est une curiosité pathologique, dont l'histoire sommaire est basée sur 4 ou 5 faits épars et présentant du reste une physionomie clinique très disparate.

Elles paraissent caractérisées par l'absence, sur une certaine étendue de l'urèthre, de l'étui spongieux péri-uréthral, le canal restant simplement représenté à ce niveau par sa muqueuse directement doublée de la peau. — Aussi pendant la miction, ou dans ses intervalles, l'urine peut-elle déprimer la paroi uréthrale dépourvue de support, former ainsi une poche et s'y accumuler.

La rareté de l'affection, la diversité des cas observés ne permettent pas de poser des règles fixes pour l'intervention et on ne peut qu'indiquer un programme opératoire schématique : 1° dissection de la poche ; 2° résection de ses parois jusqu'à leur abouchement avec le canal uréthral normal ; 3° fermeture à ce niveau de la perte de substance de l'urè-

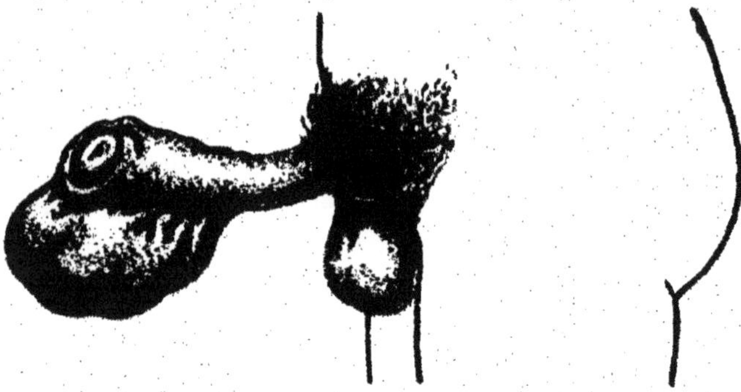

Fig. 12. — Dilatation congénitale (D'après ANGER).

thre, soit par simple avivement et rapprochement consécutif, soit par une véritable autoplastie.

D. — Rétrécissements congénitaux.

Ils sont très fréquents au méat et n'existent peut-être réellement que là. — Ils affectent les formes les plus variées. Tantôt c'est un méat presque imperforé dont la forme, au lieu de la fente normale avec ses deux lèvres latérales, s'atténue progressivement jusqu'à devenir un simple orifice arrondi, parfois pas plus gros qu'une tête d'épingle. Tantôt la fente semble normale, mais elle n'est que superficielle ; de suite derrière elle on rencontre une valvule, à la paroi inférieure du canal le plus souvent, qui cloisonne ce canal.

Tantôt enfin c'est un véritable diaphragme troué au centre, tendu en arrière de la fosse naviculaire et qui rétrécit brusquement l'urèthre derrière celle-ci.

C'est chose bien connue aujourd'hui (Valette, Poncet, Tédenat) que la prédisposition créée par ces sténoses congénitales à l'hypocondrie, aux troubles de l'urination, et même de la fécondation, à la persistance indéfinie des inflammations blennorrhagiques, enfin à la production facile et rapide des rétrécissements inflammatoires.

Le **traitement opératoire** de ces malformations est des plus simple.

On débridera le méat lui-même, ou la valvule ou la virole, avec un petit bistouri boutonné et sur une profondeur suffisante pour faire entrer une bougie métallique n° 20 ou 22 ; on pourra laisser en place celle-ci pendant quelque temps si la stricturotomie a amené une hémorrhagie un peu forte.

En dehors de ces cas d'hémorrhagie on ne laissera après l'opération aucune sonde à demeure. On engagera simplement le malade à se passer tous les jours un petit dilatateur mousse comme l'extrémité d'une bougie Béniqué dans les trois ou quatre premiers centimètres du canal, de façon à empêcher la soudure des deux lèvres du débridement.

E. — Imperforations congénitales.

L'imperforation peut être réalisée : 1° *soit par un diaphragme plein*, mais localisé en certains points du canal, et laissant celui-ci libre au-devant et en arrière de lui ; 2° soit par la *transformation de l'urèthre en cordon fibreux* sur une étendue plus ou moins considérable.

Elle peut en outre exister indépendamment de toute voie dérivative pour le cours de l'urine et alors la rétention d'urine est absolue. Ou bien elle coïncide avec la présence d'un canal anormal de dérivation par où l'urine peut s'échapper.

Sans voie de dérivation concomitante, les imperforations complètes de l'urèthre sont incompatibles avec la vie du nouveau-né, si on n'intervient pas de bonne heure, et, même dans la vie intra-utérine, elles peuvent amener la mort ou être cause de dystocie par distension ascendante de tout l'arbre urinaire, vessie, urèthre, reins.

Le **traitement** consiste, quand on verra que le nouveau-né fait de vains efforts pour uriner et qu'on constatera chez lui les symptômes locaux de rétention d'urine, à explorer le canal et à essayer de forcer l'obstacle.

Si celui-ci siège au méat ou dans la fosse naviculaire, sous forme de diaphragme, et c'est le siège ordinaire de cette imperforation, rien de plus simple que de l'enfoncer d'un coup de bistouri. Si ce diaphragme siège plus profondément, l'enfoncement se fera au moyen d'une sonde de métal à petit bout olivaire, *sous forme* de *cathétérisme métallique forcé*. — Si l'obstacle résiste à une canalisation forcée modérément tentée, il ne faudra pas continuer à pousser à l'aveugle ; mieux vaut aller explorer avec le bistouri de dehors en dedans, comme pour une uréthrotomie externe, la partie de l'urèthre située en arrière de l'imperforation. Si on rencontre alors un cordon plein, on le suivra en disséquant, jusqu'à ce qu'on arrive sur le canal perforé, on pratiquera une bouche à ce niveau pour assurer la miction, et on aura ensuite toute latitude pour reconstituer le cordon en canal par une uréthroplastie méthodique, analogue à celle qu'on pratique pour l'hypospadias.

Si le cordon s'étendait loin du côté du périnée, on pourra être amené, pour assurer l'écoulement de l'urine et attendre la réfection du canal, à pratiquer une cystotomie sus-pubienne.

S'il y a une *voie de dérivation assurant l'issue de l'urine*, l'intervention ne s'imposera plus d'urgence. On pourra réfléchir à l'aise au procédé à employer pour déboucher ou refaire l'urèthre.

Ordinairement les orifices de dérivation siègent, ou à l'ombilic (l'ouraque étant resté perméable), ou sur une des faces de la verge simulant un hypospade ou un épispade, ou dans le rectum.

Ce dernier cas rentre dans les vices de conformation de l'anus et du rectum.

F. — Urèthre double.

Beaucoup de malformations considérées comme *urèthres doubles* ne sont en réalité que des anomalies du méat (voir *hypospadias*) et, quand il y a deux orifices juxtaposés, l'un des deux conduit rapidement au fond d'un cul-de-sac. Parfois cependant il y a bien *deux urèthres sur un même pénis* ; les exemples en sont fort rares néanmoins. Généralement alors l'urèthre supplémentaire part de la face dorsale du gland, suit la partie correspondante de l'espace intercaverneux et vient ensuite s'enfoncer sous l'arcade pubienne pour aller rejoindre l'urèthre normal dans sa portion fixe. Pendant l'éjaculation, il peut sortir de ce canal accessoire un liquide muqueux et visqueux. L'urine n'y passe pas ordinairement.

Ce qui fait l'intérêt pathologique de ce vice de conformation, c'est que l'urèthre supplémentaire peut être atteint de blennorrhagie en même temps que l'autre, et que cette affection résiste là à tous les traitements. Englisch a proposé, pour le guérir radicalement, l'*extirpation méthodique* du canal accessoire, ou bien encore l'*incision complète* du trajet, faite sur petit cathéter introduit dans sa cavité, et la destruction consécutive du revêtement muqueux canaliculaire.

SECTION II

LÉSIONS TRAUMATIQUES.

Elles se résument dans les *plaies* et les *ruptures* du canal uréthral. Le chirurgien a fréquemment à inter[illegible]r ici, souvent même par *des opérations d'urgence*.

A.— Plaies par instruments piquants ou tranchants.

Des plaies proprement dites de l'urèthre nous dirons peu de chose au point de vue thérapeutique.

Si la plaie est étroite, comme celle qui résulte d'une *piqûre fine* par exemple, elle se cicatrise d'elle-même et n'offre pas d'intérêt chirurgical.

Si la plaie représente une section sur une certaine étendue les choses diffèrent encore suivant le sens dans lequel est dirigée cette section.

Est-elle *longitudinale* ? Rien de bien particulier à tenter : souvent même pas de sutures à faire, à moins qu'elle ne soit un peu longue (au delà de 1 cent. par exemple), car ces plaies longitudinales guérissent bien d'elles-mêmes ; la cicatrisation spontanée de l'uréthrotomie externe est là pour en témoigner. Elles guérissent en outre sans rétrécissement notable.

La section se rapproche-t-elle du type *transversal* ? Là le rétrécissement est toujours à craindre, et, même pour une plaie peu étendue de ce genre, il faut toujours faire une suture *soignée des deux lèvres*, pour obtenir une cicatrice linéaire non saillante et non stricturigène. *A fortiori* la suture s'impose-t-elle quand la plaie oblique ou transversale a intéressé une bonne partie ou la totalité de la circonférence uréthrale (1).

La plaie uréthrale peut être faite de dedans en dehors ; c'est la *fausse route*. On conçoit que le rôle du chirurgien pour réparer le désordre est nul en pareil cas.

Quant aux *plaies contuses*, elles rentrent dans l'histoire des lésions traumatiques suivantes, des *ruptures de l'urèthre*.

B. — Ruptures.

Guyon a très bien catégorisé les divers degrés de gravité que comportent les ruptures uréthrales et par là même précisé les indications thérapeutiques propres à chacun de ces degrés. On peut envisager trois cas généraux.

1° Les **cas légers** où l'uréthrorrhagie est peu marquée et fugitive, où les tissus péri-uréthraux sont ecchymosés mais peu infiltrés et restent plats ou seulement légèrement tuméfiés, où l'issue de l'urine n'est pas gênée, où la sonde passe sans difficulté. Ce sont les cas correspondant aux « ruptures de la corde », aux « faux pas du coït » à certaines contusions de la verge en érection, ou même du périnée, etc.

2° Les **cas moyens** où l'hémorrhagie s'est produite abondante avec caillots et récidive aisément à la moindre occasion, où les tissus péri-uréthraux fortement infiltrés peuvent être le siège de véritables hématomes circonscrits entourés d'une ecchymose diffuse mais faisant relief sous forme de tumeur appendue au canal, où la miction est encore possible, mais très douloureuse, souvent très gênée et

(1) Pour les détails de la *suture uréthrale*, se reporter au chapitre des *Uréthrectomies* où le manuel opératoire de ces sutures sera donné avec détails.

pouvant être momentanément interrompue par un caillot, du spasme, etc., où le cathétérisme doit encore réussir, mais pratiqué par une main exercée et sachant interroger les points lésés qu'il faut éviter, les portions saines qu'il faut suivre.

3° Enfin les **cas graves**, où l'hémorrhagie, l'infiltration péri-uréthrales sont à leur maximum, la perte de sang pouvant devenir inquiétante par son abondance, sa durée, l'infiltration à la fois sanguine et urinaire fusant au loin à partir du foyer principal de la contusion, foyer représenté par une poche de caillots et de tissus en bouillie, — où la rétention est complète puisque le malade se pisse sous la peau et que la discontinuité complète et l'écartement des deux bouts de l'urèthre rendent tout cathétérisme non seulement illusoire mais dangereux.

Traitement. — I° CAS LÉGERS. — *Expectation*. — A chacun des cas décrits correspond une thérapeutique appropriée. Ce qui détermine en somme la conduite immédiate à tenir en face de pareils blessés, c'est l'examen de ce qu'est la miction. Si le malade pisse aisément, largement et sans douleur, y eut-il même un épanchement sanguin assez marqué dans le périnée, il faut le laisser tranquille et attendre sans passer de sonde. Le *cathétérisme explorateur est ici essentiellement nocif*.

Il ne renseigne en effet nullement le médecin sur l'étendue de la lésion et il risque d'amorcer l'infiltration. Il faut cependant surveiller soigneusement le malade, car ces cas apparemment simples et bénins au début peuvent se compliquer à un moment donné de rétention ou d'infiltration tout comme les cas graves d'emblée.

II° CAS MOYENS. — *Incision périnéale précoce*. — Si le malade a de la gène pour vider sa vessie et n'évacue qu'un peu d'urine au prix de souffrances vives et d'efforts répétés, et si en même temps le périnée n'est pas très sensiblement tuméfié et tendu, le conseil classique est le suivant : Essayer de passer prudemment et en tâchant de suivre la paroi supérieure du canal (paroi qui à chance d'être restée indemne dans les ruptures incomplètes) une sonde métallique à courbure brusque, ou mieux encore une sonde en caoutchouc rouge conduite sur mandrin convenablement courbé, sonde qu'on pourra laisser à demeure pendant quelque temps. Plus tard on interviendra sur le périnée si des accidents sérieux surviennent.

Il est impossible de donner des règles absolues en clinique où tout est si mobile et variable, où tous les procédés de traitement peuvent être heureux, même ceux qui semblent devoir le moins le devenir. C'est ainsi que dans le cas particulier, la méthode classique décrite a donné et donnera encore de nombreux succès. Mais si on examine la chose de près, on verra que ce n'est pas une méthode sûre, et que souvent elle devra céder le pas à *l'intervention chirurgicale précoce.*

Que se passe-t-il ordinairement en effet ? Vous avez réussi à sonder; votre sonde à demeure est en place et fonctionne; et cependant les infiltrations se font lentement malgré la sonde ; le périnée se tuméfie de plus en plus ; l'uréthrorrhagie continue ou bien votre sonde se bouche avec des caillots partis de la vessie où ils ont reflué depuis l'urèthre. Il faut laver cette sonde fréquemment ou la changer ; au bout de quelques jours, elle s'incruste, elle est mal supportée, la fièvre s'allume : il ne vous reste plus qu'à proposer l'intervention. A supposer même que votre expectation ait réussi, que l'urèthre se soit cicatrisé sans gros accident, votre malade n'est pas définitivement guéri et à l'abri de toute opération. Les ruptures de l'urèthre, nous y reviendrons tout à l'heure, ne guérissent jamais complètement, même incomplètes, en ce sens que l'urèthre rompu et cicatrisé entraînera toujours un rétrécissement, et généralement un rétrécissement rapide, très élastique et sur lequel la dilatation seule n'aura jamais de prise. Ne vaut-il pas mieux dès lors, en présence de toutes ces inconnues, assurer au moins au malade un bénéfice immédiat certain au lieu de le laisser dans l'aléa.

Proposez lui donc de suite *l'uréthrotomie périnéale* qui va évacuer les caillots, arrêter l'hémorrhagie, ouvrir libre accès à l'urine et prévenir toutes les complications. Vous ne le ferez pas souffrir en fourrageant au hasard avec la sonde dans l'urèthre rompu ; il sera quitte des ennuis très réels de la sonde à demeure, et n'aura pas le cauchemar de l'incertitude qui lui fait se po er sans cesse les questions suivantes : Comment les choses vont-elles se passer ? La sonde entrera-t-elle ? Une opération sera-t-elle nécessaire ? etc., etc.

Que risque-t-on d'ailleurs ? Rien, pas même le reproche d'une opération inutile car encore une fois, même guéri des accidents immédiats, le malade reste toujours sous le coup de l'uréthrotomie tardive contre le rétrécissement ultérieur. On n'évite pas la plupart du temps ce rétrécissement avec l'incision périnéale mais on a quelques chances cependant de le prévenir ou de l'atténuer, précisément dans les cas de ruptures incomplètes où on fait l'affrontement et la suture méthodique des bouts divisés. Vignard (1) rapporte à ce sujet deux cas très intéressants de la pratique de son maître Tédenat. Nous allons en reparler tout à l'heure.

En résumé, nous dirions volontiers : dans les cas moyens où il y a de la rétention incomplète, où la miction ne se rétablit pas franchement après un cathétérisme d'essai et où vous êtes obligé de sonder plusieurs fois ou de mettre une sonde à demeure, proposez de préférence de bonne heure *l'incision périnéale*.

(1) *Arch. prov. de chirurgie*, 1894.

III° CAS GRAVES. — *Incision périnéale immédiate.* — Dans les cas graves, où la rétention est absolue, le périnée en bouillie, le cathétérisme impossible, le retard n'est pas permis. Et cependant on aurait encore ici un moyen d'attente, les *ponctions vésicales* répétées.

Il faut les bannir comme méthode thérapeutique et les ramener à leur véritable valeur, c'est-à-dire celle d'un expédient très précieux en attendant l'arrivée du chirurgien. Nous aurons du reste l'occasion de nous expliquer plus tard et longuement à leur sujet, à propos de l'hypertrophie prostatique.

Opération de l'incision périnéale dans les ruptures du canal. — Elle se propose : 1° d'ouvrir largement le foyer traumatique, pour le débarrasser de ses caillots et le désinfecter ; 2° de rechercher les bouts du canal et de rétablir si possible leur continuité, tout au moins d'assurer la libre émission des urines.

Instrumentation spéciale et soins pré-opératoires.

Comme pour une uréthrotomie externe ou une taille périnéale.

Attitude du malade, des aides et du chirurgien.

α) A. du *malade* : c'est celle de la taille (1).

β) A. du *chirurgien* : assis de façon à avoir le périnée du sujet à portée de son regard et de ses doigts, c'est-à-dire entre les jambes du malade.

γ) A. des *aides* : deux aides écartent les jambes du patient, un troisième s'apprête à relever les bourses et à tenir le cathéter enfoncé dans le canal, si le chirurgien s'en sert.

(1) Pour les détails voir ce qui a trait aux *tailles périnéales.*

Opération proprement dite.

1er Temps. — L'*incision* sera faite médiane sur le périnée, elle dépassera en avant et en arrière les limites de l'hématome périnéal — sans s'attarder elle atteindra le foyer hématique qu'on débarrassera de ses caillots avec des tampons rudes ou une forte irrigation.

2e Temps. — Alors commence *la recherche du canal et de ses deux bouts*. La situation et le trajet du bout antérieur est facile à connaître.

Un cathéter ou une simple bougie rigide introduits par le méat jusqu'au foyer traumatique, le décèlent nettement.

Pour le bout postérieur, deux éventualités peuvent se présenter :

α) Ou bien la *rupture n'a qu'incomplètement* séparé les bouts et alors le chirurgien reconnait en général facilement le bout postérieur.

Pour ce faire, on cherche à y introduire à travers la plaie uréthrale l'extrémité mousse d'un stylet vaseliné. Le trajet du bout postérieur étant ainsi jalonné, on retire le cathéter du bout antérieur et on l'y remplace par une sonde en caoutchouc rouge pas trop grosse (no 15 environ), on en fait sortir le bec par la plaie uréthrale sur une certaine longueur et on réengage ensuite ce bec, à côté du stylet servant de guide, dans le bout postérieur.

β) Quand la *rupture*, *quoiqu'incomplète*, *intéresse cependant la majeure partie de la circonférence uréthrale*, ou *a fortiori* quand elle est *complète*, accompagnée de séparation et de rétraction à distance des bouts, avec parfois perte de substance intermédiaire assez notable, les difficultés peuvent être sérieuses pour trouver le bout postérieur et on a imaginé toutes sortes d'artifices pour le découvrir. Peut-être a-t-on un peu exagéré ces difficultés, ici comme à propos de l'uréthrotomie externe sans conducteur (1).

(1) Voir ce que nous disons à propos de cette opération.

Les manœuvres que nous recommandons à cet effet sont les suivantes : 1° Bien assécher la plaie, au besoin avec de l'eau glacée, pour ne pas confondre les différents tissus entre eux, et n'être pas gêné par le sang qui bave ;

2° Rechercher ensuite soigneusement s'il ne reste pas une petite bande de la paroi supérieure ; si minime qu'elle soit, cette bande peut servir de conducteur précieux au stylet qui interroge le bout postérieur ;

3° Présenter ce stylet à différents points de la profondeur, en se tenant bien sur la ligne médiane et se guidant sur les souvenirs anatomiques ;

4° Si on ne trouve encore rien, c'est souvent parce que l'incision périnéale est trop antérieure et que des parties molles non incisées masquent le trajet profond de l'urèthre. Alors, un doigt dans le rectum pour ne pas le compromettre dans le débridement qu'on va faire, on fend le périnée aussi longuement et aussi profondément qu'on le juge nécessaire pour avoir bien sous les yeux le champ à explorer (1).

Si tout a échoué (et cela peut se voir à la suite de grands traumatismes ayant fracturé les branches ischio-pubiennes et arraché les portions très profondes de l'urèthre, en créant des déviations notables du bout postérieur) on donne classiquement le conseil de pratiquer séance tenante la *taille hypogastrique* pour faire le *cathétérisme rétrograde* (celui-ci sera décrit avec l'uréthrotomie externe).

Peut-être a-t-on le moyen de réussir plus simplement à trouver le bout postérieur.

Voici comment nous avons procédé dans deux cas de ce genre : nous avons disséqué la face antérieure du rectum comme dans la taille prérectale et jusqu'au bec de la pros-

(1) Le conseil de faire uriner le malade est bon dans certains cas, mais il n'est pas toujours utilisable. Il ne faut pas y songer si on s'est servi de l'anesthésie générale et parfois, malgré ses efforts volontaires, le malade ne peut pas uriner du tout.

tate. Celui-ci une fois bien découvert il nous a été facile de reconnaître l'urèthre immédiatement au-devant de la glande, de le ponctionner à ce niveau et d'y passer une petite sonde d'arrière en avant pour la faire ressortir par le bout postérieur de la rupture.

On pourra ainsi éviter dans beaucoup de cas une cystotomie sus-pubienne. Il est presque toujours possible de reconnaître le canal à son émergence de la prostate et de faire le cathétérisme rétrograde en l'incisant à ce niveau (1).

3e Temps. — *Introduction et fixation de la sonde à demeure.*— Le bout postérieur trouvé, la sonde molle qui remplit déjà l'urèthre antérieur y est poussée jusque dans la vessie, guidée sur un stylet et par la manœuvre déjà indiquée plus haut.

Fixation de la sonde à demeure. — Pour fixer la sonde on l'attache au canal par deux points de suture : l'un qui l'attache au méat et l'empêche de sortir, l'autre qui la lie aux lèvres de l'incision périnéale et l'empêche de glisser du bout postérieur pour se pelotonner dans la portion pénienne.

Ses indications et contre-indications. — La sonde à demeure qu'on passe dans ce 3e temps de l'opération est sûrement des plus utiles pour la réparation ultérieure des lésions uréthrales. Elle sert pour ainsi dire de *moule à la reconstitution du canal*, et prépare la voie facile à la dilatation ultérieure de l'urèthre avec les bougies rigides.

Bien surveillée du reste comme fonctionnement, lavée une ou deux fois par jour avec une solution antiseptique qui irriguera en même temps la vessie, bien fixée aussi, elle est généralement très bien supportée.

Certains chirurgiens cependant ne l'aiment pas, et préfé-

(1) C'est ce que Le Dentu a appelé le cathétérisme rétrograde *prostato-uréthral*. Voir ce que nous en disons dans la note additionnelle annexée à l'uréthrotomie externe sans conducteur.

rent, le bout postérieur une fois trouvé et débarrassé de ses caillots, la vessie bien lavée, laisser le canal débarrassé de toute sonde, le périnée largement ouvert et le malade pissant librement par sa plaie périnéale.

Nous sommes d'avis de réserver cette manière d'agir au cas de contusion étendue et intense, avec grands désordres, alors qu'on est intervenu déjà en pleine infiltration ou infection, alors par conséquent qu'il importe de laisser à l'urine une très large et très facile porte de sortie, et quand la présence de la sonde à demeure dans le canal risque de provoquer ou d'entretenir la fièvre urineuse.

Des sutures uréthrales après les ruptures. — Que penser maintenant de la *suture de l'urèthre* et des *tissus para-uréthraux* après l'établissement de la sonde à demeure ?(1)

On a plaidé beaucoup en leur faveur dans les cas où la contusion ne paraît pas trop grave, dans ceux où le chirurgien intervient de bonne heure sur des tissus non sphacélés encore ou infiltrés. On a dit qu'elles pourraient prévenir ou atténuer (2) le rétrécissement, fatalement consécutif aux ruptures spontanément cicatrisées, et qu'elles hâtaient singulièrement la réparation du périnée et de l'urèthre qui se trouve dès lors rapidement restauré sur la sonde (3).

(1) Pour le manuel opératoire des sutures uréthrales voir le chapitre spécial qui leur est consacré.

(2) Des expériences faites sur des chiens par divers expérimentateurs semblent bien montrer que les ruptures traitées par la suture immédiate sont suivies de rétrécissements beaucoup moins graves que ceux qui accompagnent les ruptures laissées à elles-mêmes.

(3) Nous l'avons déjà dit, Tédenat a fait ces sutures immédiates dans deux cas et avec plein succès. Dans le 1er cas la déchirure siégeait en arrière du bulbe et n'occupait qu'une petite étendue de la circonférence uréthrale. Dans le 2e cas la déchirure en forme d'écharpe oblique balafrait le canal sur une étendue de 2 centim. environ. Les 2/3 supérieurs de la circonférence uréthrale étaient indemnes.

Les sutures des bouts uréthraux furent faites dans les deux cas avec

Certes, une suture réussie de l'urèthre serait un résultat précieux, mais nous pensons pour notre part que, même dans les cas auxquels nous venons de faire allusion et où elle serait permise, *elle sera bien difficilement et bien rarement applicable en pratique.*

Prenons par exemple la *suture de l'urèthre* proprement dit. On conçoit facile et simple la suture d'une rupture sans perte de substance et incomplète (non étendue à toute la circonférence). Mais cette condition, de *« sans perte de substance »* est déjà l'oiseau rare en matière de contusion. Si cette perte de substance n'est pas considérable primitivement, elle peut le devenir par le sphacèle tardif, ou par l'avivement même que sera obligé de pratiquer le chirurgien sur des tissus meurtris. Or, si la perte de substance de la paroi inférieure s'étend à 2 ou 3 centim. on ne peut plus procéder par simple rapprochement des bouts divisés, car en admettant que les sutures ainsi faites tiennent, on aurait plus tard une verge courbée en crochet sur sa face inférieure et une gène facile à comprendre de ses fonctions. Il faut donc avoir recours aux sutures des tissus voisins, aux sutures para-uréthrales. Mais, précisément dans ces cas de contusion, ces tissus sont très malades eux-mêmes et peu favorables à des sutures.

Et les cas de ruptures circonférentielles totales? on peut bien évidemment régulariser les deux bouts et les rappro-

3 *points seulement de catgut au sublimé*; des sutures para-uréthrales et tégumentaires complétèrent l'uréthrorrhaphie.

Ce qu'il y a de plus remarquable dans le dernier cas c'est que le malade revu 3 ans 1/2 après l'opération, et quoique n'ayant jamais été sondé depuis, pissait à jet très large. Ces résultats sont des plus encourageants pour les sutures immédiates et préventives des rétrécissements après rupture, mais les conditions de leur application restent toujours celles que nous avons indiquées ; *pas de perte de substance notable entre les deux bouts, pas de rupture complète, pas d'infiltration urinaire* ou *de pus* déjà établie dans le périnée. Ces conditions étaient du reste celles des observations de M. Tédenat.

cher par une *uréthrorrhaphie circulaire* complète, mais n'oublions pas encore une fois que ces cas de ruptures totales avec écartement plus ou moins considérable, ne sont pas précisément des cas bénins, et dans lesquels la contusion n'a pas une large place ; des sutures compliquées dans ces conditions sont donc non seulement *dangereuses*, mais *inutiles* car elles ne tiennent pas.

Nous pourrons donc poser les conclusions suivantes :

Ne songer à la suture uréthrale et para-uréthrale que dans les cas de contusion légère, sans infiltration, sans infection et de ruptures incomplètes sans perte de substance. Par dessus cette suture de l'urèthre et des tissus juxta-uréthraux on pourra faire si l'on veut une suture musculo-aponévrotique du périnée, mais lâche, avec des fils espacés et un drain qui ira jusqu'à l'urèthre suturé. Il sera prudent de laisser toujours la plaie cutanée à sa cicatrisation spontanée. Ce sera la soupape de sûreté.

Soins consécutifs à l'opération de l'incision périnéale des ruptures.— Si on a mis une sonde à demeure, elle sera gardée *au minimum quatre ou cinq jours*, mais d'une façon générale aussi longtemps que l'état local ou général du malade le permettront.

Quand elle détermine une irritation trop vive du canal, quand elle s'incruste, quand des accès fébriles surviennent, il faut l'enlever, et observer comment le malade va uriner. Si la miction est gênée, si on craint pour l'infiltration, il ne faut pas hésiter à couper les fils du périnée au cas où il aurait été suturé, et en tous cas à rouvrir largement l'ancien foyer pour faire pisser le malade par le périnée.

Mieux vaut procéder de suite ainsi au lieu d'essayer des tentatives de cathétérisme bi ou tri-quotidiens qui feront souffrir le malade, risquent de faire des fausses routes et échouent souvent du reste.

Dans les cas heureux et correspondant aux ruptures très incomplètes, la sonde à demeure une fois enlevée, tout rentre rapidement dans l'ordre, et dès le 6e ou 8e jour on passe facilement des bougies Béniqué pour assurer le calibrage du canal.

Cathétérisme rétrograde.

α) **Par l'urèthre.** — Dans les cas en somme très exceptionnels où le chirurgien ne parvient pas à trouver le bout

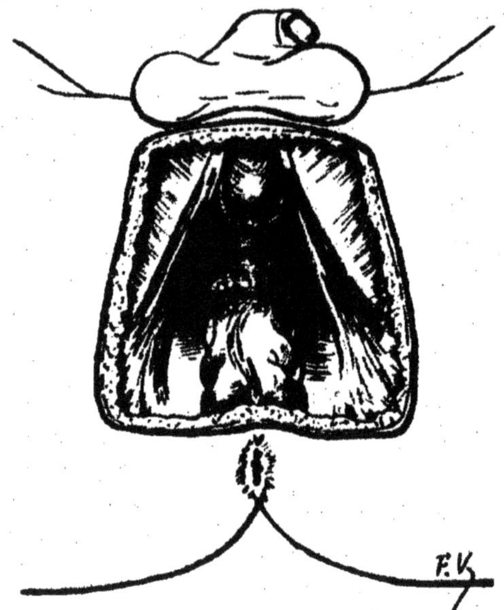

Fig. 13. — Rectum complètement isolé du canal et de la prostate. Au-devant du bec de celle-ci on découvre aisément l'urèthre.

postérieur du canal, c'est à la *méthode de cathétérisme rétrograde par l'urèthre* que le chirurgien doit s'adresser avant de recourir au cathétérisme rétrograde par la vessie.

Cette méthode qui se guide sur la prostate (Fig. 13) pour arriver sûrement sur l'urèthre n'est pas nouvelle. C'est Gaillard de Poitiers qui paraît en avoir fait mention le premier.

Le Dentu y est revenu en 1888 (1) et a cité trois succès que lui avait donnés ce procédé. Une fois seulement, ce chirurgien a eu de la peine à trouver le bec prostatique. A notre avis il n'y aurait guère qu'une contre-indication à l'emploi de cette méthode : quand c'est la prostate elle-même qui est le siège de la déchirure ou de l'inflammation suppurative et a été le point de départ des lésions pour lesquelles on intervient par l'uréthrotomie externe.

Dans ces conditions en effet il peut arriver que le chirurgien ait de grandes difficultés à trouver la prostate plus ou moins détruite ou anormalement adhérente aux tissus voisins, au rectum par exemple.

Le cathétérisme rétrograde par la vessie peut donc s'imposer parfois. Tout ce que nous venons de dire montre bien que nous ne sommes pas disposé à y recourir trop hâtivement et que nous sommes loin du cathétérisme rétrograde *hâtif* et même *primitif* proposé par certains chirurgiens (Chalot) ; ce terme primitif signifie qu'avant de commencer l'uréthrotomie externe sans conducteur, il faut toujours faire au préalable la taille hypogastrique et le cathétérisme rétrograde ensuite. Sans doute la taille hypogastrique est à l'heure actuelle une opération remarquablement réglée et innocente, mais une uréthrotomie externe, même sans conducteur est une intervention souvent assez simple aussi entre les mains d'un chirurgien exercé à ces sortes d'opérations, et en tout cas elle est bien plus simple pour le malade quand on ne la complique pas d'une cystotomie sus-pubienne.

β) **Par la vessie.** — 1° *L'ouverture de la vessie* se fait ici comme pour une taille hypogastrique ordinaire (voir chapitre des cystotomies sus-pubiennes), avec cette différence toutefois que parfois la vessie n'étant pas distendue,

(1) *Société de chirurgie*, 1888.

sa recherche derrière le pubis est assez laborieuse ; le ballon de Pétersen est également inapplicable dans les cas de ce genre. C'est alors qu'il faudra aller pour ainsi dire *pêcher* avec les doigts cette vessie rétractée du côté du petit bassin, pour l'amener sous les yeux du chirurgien.

2° La vessie une fois ouverte *il faut introduire un cathéter dans le col vésical.* Ce cathéter qu'on choisit ordinairement métallique et de grande courbure (bougie Béniqué par exemple) est conduit jusqu'au col de la vessie, guidé sur la face palmaire de l'index gauche du chirurgien enfoncé dans la vessie et allant reconnaitre l'orifice uréthro-vésical.

Une fois le bec du cathéter arrivé dans le col vésical et sa concavité regardant directement en avant, il suffit d'abaisser son extrémité supérieure en arrière, en même temps que l'index gauche resté dans la vessie le pousse vers l'urèthre, pour que cet instrument pénètre de lui-même dans l'urèthre postérieur.

3° Lorsque le bout postérieur du canal a été ainsi bien reconnu, il suffit d'y *introduire par le périnée une sonde en caoutchouc*, en retirant le cathéter métallique devant elle au fur et à mesure de sa pénétration ; la manœuvre est toujours aisée ; pas n'est besoin comme on l'a fait d'introduire par la vessie des cathéters ou des instruments particuliers sur l'extrémité uréthrale desquels se trouvent des pas de vis ou des crochets servant à y fixer la sonde périnéale qu'ils entrainent ensuite avec eux quand on les retire du bout postérieur (1).

(1) Voir ESTOR, *Cathétérisme rétrograde*, Paris, 1894.

SECTION III

LÉSIONS INFLAMMATOIRES.

Elles comprennent toutes les *uréthrites*, de quelque nature qu'elles soient, avec leurs complications immédiates et aiguës (les *abcès folliculaires*, les *abcès des glandes* de *Cowper*) et leurs conséquences lointaines (les *infiltrations*, les *rétrécissements*, les *fistules*, etc.).

A. — Uréthrites

Les *uréthrites blennorrhagiques* ne réclament de traitement chirurgical que dans leurs complications, les *uréthrites tuberculeuses*, au contraire, bien étudiées dans ces dernières années, nécessitent de petites opérations comme le *curettage*, la *thermocautérisation*, et même *l'excision* des portions fongueuses du canal. Parfois même, l'obligation où se trouve le chirurgien d'enlever une grande partie de l'urèthre altéré nécessite d'autres opérations complémentaires. C'est ainsi que Poncet (1) s'étant trouvé en présence de fongosités tuberculeuses infectant tout l'urèthre, et d'une destruction complète du canal sous leur influence, s'est vu forcé, prévoyant un rétrécissement très étendu et incurable, de sacrifier de parti-pris tout l'urèthre pénien et d'assurer la fonction urinaire par *l'uréthrostomie périnéale*, opération que nous étudierons plus tard en détails à propos des rétrécissements.

(1) BARBET, Th. de Lyon, 1893.

B. — Suppurations péri-uréthrales.

Elles sont très diverses de siège et de nature. Quant au *siège*, elles peuvent occuper : 1° Tous les points de la portion spongieuse, avec prédilection pour la fosse rétro-naviculaire et la région anti-bulbaire :

2° La région bulbo-périnéale ;

3° La prostate elle-même.

Quant à *l'origine*, elles procèdent, ou de l'inflammation blennorrhagique simple (folliculites, cowpérites, prostatites) ou d'une inflammation spécifique comme la tuberculose et parfois la syphilis (gommes tuberculeuses ou syphilitiques péri-uréthrales, cowpérite et prostatite tuberculeuse, etc.) (1).

De toutes ces suppurations nous n'étudierons pour le moment que les *abcès blennorrhagiques* ou *tuberculeux siégeant en dehors de la prostate*, nous réservant, à propos des affections de cette glande, de faire une étude détaillée de son inflammation suppurée. Or, le traitement chirurgical des premiers sera vite exposé, car il ne diffère pas ici de ce qu'il est pour les abcès en général, et les tuberculoses locales en particulier. Voici tout ce qu'on peut dire de spécial à leur sujet.

Traitement des abcès péri-uréthraux. — Les *abcès folliculaires* de la blennorrhagie seront incisés de bonne heure, même les petits abcès du volume d'un pois ou d'un noyau de cerise au plus, car le point noir de toutes les collections suppurées péri-uréthrales, c'est l'ouverture spontanée du côté de l'urèthre et la fistule urinaire qui peut en être la conséquence, quand le foyer a été ou s'est ouvert plus tard à l'extérieur : et alors, les malades, avec leur bienveillance

(1) Nous ne parlons pas ici des abcès urineux que nous étudierons longuement à propos des infiltrations.

habituelle, ne manqueront pas d'accuser le chirurgien d'avoir « crevé » le canal lors de son coup de bistouri.

Les *cowpérites* ou *péri-cowpérites suppurées* seront traitées par l'incision large et hâtive, devançant les fusées vers le périnée ou le scrotum, devançant aussi la perforation uréthrale.

Quant aux *abcès froids péri-uréthraux*, tout ce qu'on peut dire, en dehors d'une thérapeutique commune à toute tuberculose locale (ouverture et grattage de tous les clapiers, thermo-cautérisation des tissus suspects, pansements à plat à la gaze iodoformée etc.) c'est qu'il faut se tenir prêt à de nombreuses surprises et faire de nombreuses réserves, même pour le pronostic local. Nous ne parlons pas du malade de Poncet, auquel l'étendue des lésions imposait l'uréthrostomie périnéale, mais nous songeons à un autre observé par nous, qui n'avait présenté au début qu'un très petit abcès périnéal ouvert de bonne heure cependant, et qui, plus tard, se trouvait porteur, non seulement de fistules périnéales multiples et par où passait une bonne partie de l'urine, mais encore de deux fistules hypogastriques donnant aussi passage à l'urine quand on comprimait et obturait les fistules périnéales. La prostate paraissant saine et non abcédée ; il fallait donc admettre que les fongosités tuberculeuses parties du foyer primitif avaient peu à peu rongé et disséqué les couches para-uréthrales en remontant dans la profondeur du périnée du côté de la vessie. C'est, du reste, ce que vérifia l'opération destinée à nettoyer le clapier principal et ses fusées secondaires.

C. — Infiltrations d'urine.

L'infiltration du liquide urinaire dans les tissus péri-uréthraux présente, quelle que soit l'origine de la lésion qui lui a livré passage, des modalités cliniques bien différentes, tenant, soit au *mode de pénétration de l'urine* infiltrée, soit à *ses qualités*.

La poussée de l'urine s'est-elle produite violente, sous haute pression, dans un tissu cellulaire surpris sans défense et sans avoir le temps d'endiguer le flot ; ou bien encore comme le veulent certaines théories moins mécaniques, l'urine épanchée possède-t-elle une toxicité particulière due à des micro-organismes comme la bactérie septique ou leur produits solubles, le type clinique de l'*infiltration diffuse et rapidement envahissante*, avec graves symptômes locaux et généraux, est créé.

Inversement et dans des conditions tout à fait opposées, l'urine s'est-elle insinuée petit à petit, goutte à goutte, sans force de pénétration, dans des tissus déjà un peu enflammés ou sclérosés, ou qui ont le temps de s'épaissir et de se murer devant une si molle attaque ; ou bien encore l'urine est-elle stérile pour de graves infections, le tableau symptomatique sera tout différent et réduit à la production d'un *abcès bien circonscrit*, sans tendance à la diffusion, avec le minimum de réaction locale et générale.

Il peut même arriver que l'urine tout à fait innocente ne détermine autour d'elle qu'un travail d'enkystement comme celui qui entoure un corps étranger aseptique, et que des masses dures, fibromateuses, non enflammées, non suppurantes, se déposent à la périphérie de l'épine, et en imposent pour de véritables néoplasmes solides. Ainsi donc sont constitués les trois types cliniques de l'*infiltration aiguë*, de *l'abcès urineux*, de la *tumeur urineuse*.

Entre ces types on voit bien entendu tous les intermédiaires : c'est ainsi qu'entre l'infiltration proprement dite et l'*abcès urineux chronique* caractérisé par une petite collection purulente centre d'une grosse induration presque indolore, il y a place pour l'*abcès urineux aigu* avec apparence phlegmoneuse marquée, à suppuration rapide, avec tendance aux fusées si on n'intervient pas à temps. C'est ainsi encore que la tumeur urineuse peut passer elle-même à l'état d'abcès et cela sous des influences diverses.

1° Abcès urineux.

Quelle que soit la variété de ces abcès, qu'ils soient aigus ou chroniques, il faut les inciser de bonne heure, sitôt qu'on s'aperçoit de leur existence. « On ne peut que se repentir d'avoir différé » disait déjà J. L. Petit, à propos de leur traitement. Plus on se hâte, plus on a de chance d'éviter la rupture du côté de l'urèthre et les fistules urinaires consécutives.

1° Traitement de l'abcès lui-même. — *L'incision principale* sera médiane suivant la direction générale du canal ; elle sera longue et devra dépasser en haut et en bas la dureté périphérique de l'abcès.

On traverse ordinairement une forte épaisseur de tissus indurés (5, 6, 7 centimètres et plus) ; à une certaine profondeur, si le pus ne vient pas, enfoncer une forte sonde cannelée. Le pus ayant jailli, introduire le dilatateur de Tripier et élargir l'ouverture du foyer, surtout en bas, pour ne pas y laisser de point déclive. — Porter ensuite le doigt indicateur dans la poche, chercher les décollements et les inciser, même s'ils siègent aux parties supérieures, par des incisions propres à chacun d'eux et qu'on reliera par de petits drains à l'incision primitive. Il sera procédé de cette façon encore pour tous les points qui paraîtront suspects d'infiltration.

C'est ainsi par exemple que s'il y avait de la rougeur, de l'empâtement avec tendance à la diffusion vers les fosses ischio-rectales (lieu d'élection pour les fusées de ces abcès) on fera de chaque côté de l'anus, et parallèlement aux branches ischiatiques une incision de décharge, qu'on reliera par un drain à l'incision principale.

M. Guyon a spécialement insisté sur le drainage des abcès urineux ; fait convenablement il évite la production des fistules si fréquentes après la simple ouverture de ces abcès. Dans tout abcès urineux, en effet, il y a un décollement latéral qui remonte le long de la branche ischio-pubienne jusqu'à la base de la verge, et suit la face externe de l'urèthre.

Si on ne draine pas soigneusement cet espace latéro-uréthral il restera fongueux, sécrètera toujours du pus et l'ouverture demeurera fistuleuse. Aussi M. Guyon propose-t-il ce qu'il appelle le *drainage au plafond* dans ces abcès urineux. Une aiguille de Reverdin traverse la peau de la région pubienne de dehors en dedans et pénètre dans la partie la plus élevée du diverticule jalonné par l'index ou une sonde cannelée au préalable engagés dans la plaie périnéale. Le chas de l'aiguille accroche dans la cavité de l'abcès un fil auquel est suspendu un drain, introduit par le périnée, et en retirant l'aiguille on entraîne ce drain qui vient buter contre le plafond du diverticule ; on l'y fixe alors par le fil qui y est attaché et qu'on arrête par un nœud ou une petite pince sur la peau de la région pubienne.

Il serait peut-être plus simple, et c'est ce que nous faisons quand nous trouvons une cavité diverticulaire latéro-uréthrale un peu étendue, de faire une petite contre-ouverture au plafond et d'y passer un drain qui ressort d'autre part par la plaie périnéale. — Tout à l'heure du reste nous avons insisté sur la nécessité d'inciser *tous* les décollements que le doigt engagé dans l'abcès fait reconnaître comme un peu étendus.

Une fois le drainage fait on applique sur la plaie une couche épaisse de coton aseptique et un bandage en T par dessus le tout (1).

(1) Heurteloup a conseillé dans tous les cas, non pas la simple ouverture et le drainage de l'abcès urineux, mais l'*extirpation complète de ses parois* après qu'on l'a incisé. L'incision et le drainage comme on

2° Traitement des lésions urétrales, point de départ. — 1° Si c'est une *lésion traumatique* qui a été cause de l'abcès, faut-il essayer de réparer cette lésion en profitant de l'ouverture perinéale et en faisant une suture uréthrale ?

Cette question de suture a été discutée longuement à propos *des ruptures de l'urèthre* : pour le cas particulier, tout ce qu'on peut dire c'est que l'existence même d'un abcès, c'est-à-dire d'une infection et infiltration contre-indique généralement toute maneuvre de restauration uréthrale.

2° S'agit-il d'un *corps étranger* (calcul ou autre obstacle) ayant obstrué l'urèthre et déterminé l'infiltration en arrière de lui ?

Ici nous pensons qu'il y a tout intérêt à débarrasser immédiatement le malade de la cause de tous ses accidents, et à profiter de l'incision pour faire l'uréthrotomie et retirer le corps. Mais, ceci fait, on sera sage là encore de ne pas tenter la réunion immédiate de l'urèthre taillé et de laisser les plaies perinéale et uréthrale toutes deux ouvertes.

vient de les exposer, ont le gros inconvénient de laisser à leur suite et autour du canal des masses cicatricielles, dures, enserrantes, et qui, par elles-mêmes créeront plus tard un rétrécissement *excentrique*. Mieux vaut, l'abcès une fois ouvert, se mettre de suite à la dissection de ses parois et en enlever le plus possible aux doigts, à la curette, ou aux ciseaux.

Cette méthode nous paraît très rationnelle dans les cas où l'abcès urineux plus ou moins chronique et compliquant un vieux rétrécissement sera creusé lui-même dans les tissus sclérosés, épais, d'un périnée anciennement malade ; et alors elle se confond avec les maneuvres des excisions péri-uréthrales qu'on fait pour éviter les uréthrectomies et que M. Guyon a décrites sous le nom de *libération externe de l'urèthre*, ou même qui se combinent parfois avec les uréthrectomies proprement dites. Dans les cas au contraire où l'abcès est aigu, jeune, et siège dans des tissus simplement phlegmoneux, non calleux, nous ne voyons pas bien ce que la dissection pourra enlever des parois de l'abcès, ni le bénéfice qui en résultera au point de vue de la rapidité de la réparation et de la diminution du tissu cicatriciel consécutif à cette réparation.

3° Si on a affaire à un *rétrécissement*, la conduite à tenir est discutable et a été en effet longuement discutée.

Faut-il remettre la cure du rétrécissement à une séance ultérieure, quand l'ouverture de l'abcès sera en pleine réparation par exemple, et qu'on ne craindra plus la présence à ce niveau d'un foyer septique qui pourra infecter une plaie d'uréthrotomie ? Faut-il au contraire profiter de l'anesthésie pour débarrasser le malade de ses deux lésions, profiter aussi de la plaie périnéale pour faire de suite une uréthrotomie externe ?

Pour notre compte nous croyons que l'uréthrotomie externe n'ajoute pas grande gravité a la situation envisagée. Sans doute en pareil cas, l'uréthrotomie *interne* serait imprudente, car avec elle il serait difficile de désinfecter la plaie qu'on fait à l'urèthre et de la protéger contre les germes infectieux qui fourmillent dans le canal et dans les tissus para-uréthraux au moment de ces abcès urineux. Mais l'uréthrotomie *externe* n'est pas passible des mêmes reproches. Ce sera une plaie (à condition de ne tenter ensuite aucune suture uréthrale ou périnéale) qui sera aussi librement exposée et extériorisée que la plaie périnéale, qu'on pourra laver, désinfecter à volonté, et par laquelle l'urine s'écoulera sans obstacle, sans risquer de pénétrer de force dans les tissus incisés, comme après l'uréthrotomie interne où elle filtre toujours sous une certaine pression entre la sonde à demeure et le canal.

Donc, faites hardiment la section externe de votre stricture et laissez urèthre et périnée largement ouverts, abandonnés pour l'instant à leur cicatrisation spontanée.

2° Infiltration d'urine diffuse.

L'infiltration d'urine diffuse doit être traitée comme le phegmon diffus : 1° par les longues et multiples incisions ; 2° par la désinfection rigoureuse de la région incisée.

a) **Incisions.** — Les incisions seront faites longues, nombreuses « généreusement » mais parallèles les unes aux autres pour éviter les sphacèles qui suivent les incisions *en damier*.

Pour le même motif, elles resteront en moyenne distantes de trois ou quatre centimètres.

L'incision comprendra toute l'épaisseur de la peau et du pannicule sous-cutané d'où on verra sourdre l'urine comme jus d'orange sous le couteau qui la tranche.

Elle fendra même les aponévroses et les gaines musculaires, si par dessous ces lames fibreuses ternies et fanées on pressent une fusée. Elle ouvrira tous les clapiers dans les points où l'infiltration est suppurée, et ne laissera aucun recoin inexploré.

Faites ces incisions *de préférence au couteau* qui ne bouche pas les espaces cellulaires et les voies d'élimination de l'urine infiltrée. Bien entendu, ces incisions seront toujours guidées par les souvenirs anatomiques de la région où elles portent, de façon à éviter nerfs et artères importants.

Réservez peut-être le thermocautère pour les points qui paraîtront gangréneux, mais nous ne pouvons pas cacher qu'on a dû se méprendre un peu sur le rôle et l'importance du fer rouge dans ces infiltrations diffuses.

Autant il est excellent, précieux pour modifier certaines plaies ouvertes, et certains foyers infectieux bien circonscrits par exemple, autant il nous paraît suspect quand on lui demande d'ouvrir des inflammations diffusées sur une grande surface, et de remplacer le bistouri. *C'est un destructeur local des virus de premier ordre ; mais il n'est pas fait pour débrider et ouvrir des voies d'échappement à ces virus* ; il les boucherait plutôt au contraire par les eschares qu'il produit au fur et à mesure de son application.

N'oubliez pas enfin ce précepte classique formulé par Gosselin « quand il y a infiltration urineuse du scrotum, il s'est fait un épanchement préalable de pus et d'urine dans le périnée ».

La première n'est que la traduction du second, même si celui-ci est bien bridé, bien profond, et peu apparent. Donc

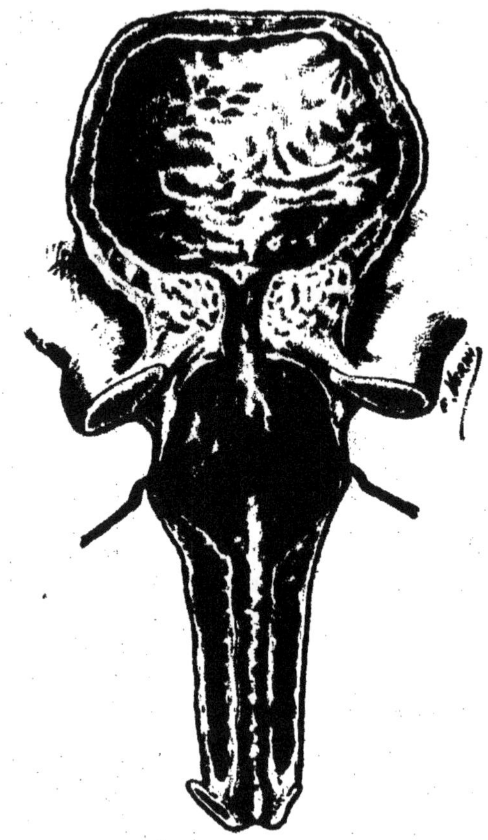

Fig. 13 (bis). — Vaste infiltration circonscrite (sanguine et urinaire) au-dessous d'une rupture complète du canal (chute à califourchon sur le rebord d'un tombereau).

vous ne vous arrêterez pas à larder le scrotum, le pénis, la paroi hypogastrique, il faudra fendre aussi tout le périnée comme pour un abcès urineux et le pus vous conduira alors souvent jusque dans la loge supérieure, à l'origine de l'infiltration, ou jusque dans les fosses ischio-rectales, aux points de fusées habituels de cette infiltration.

Les *incisions devront dépasser de 2 à 3 cent. la zone d'infiltration apparente* où la peau est encore rouge et tuméfiée, car les débridements qu'on effectue en dehors de cette zone et dans les tissus qu'on croit indemnes, laissent encore sourdre l'urine qui s'y est déjà sournoisement installée. Combien de fois n'est-il pas arrivé de voir, quand ces précautions n'ont pas été prises, de nouveaux foyers phlegmoneux se former quelques jours après l'opération et autour de la région incisée, alors qu'on croyait toute inflammation éteinte.

β) **Pansement.** — Les incisions les plus superficielles et celles qui portent sur les tissus suspects ou un peu œdématiés seulement seront simplement pansées à plat à la gaze iodoformée. — Les incisions sur les points rouges, phlegmoneux et nettement infiltrés pourront être aussi pansées avec la gaze iodoformée, mais il faudra veiller à ne pas *bourrer* les plaies avec cette gaze et ne pas l'y entasser, car *il arrive souvent que cette gaze, trop rapidement adhésive aux tissus, bouche les foyers débridés* et devient un agent de rétention. — Les points suppurés, décollés, ou même simplement dissociés par une infiltration abondante devront être drainés. On tiendra compte ici de la recommandation que formulait L. Tripier et on évitera une erreur journellement commise; *on veillera à ne pas drainer d'une incision à l'autre par des drains passant sous les portions de peau non incisées.* L'inconvénient de ce *modus faciendi* est double. D'une part le pansement aplatit ces drains couchés sous la peau et ils ne fonctionnent plus guère; d'autre part ils empêchent les réadaptations des points décollés sur les parties profondes, et peuvent devenir des agents de mortification des segments que déterminent les incisions. On drainera donc ces foyers par des drains *debout* ou un peu *obliquement* couchés dans les plaies.

Le traitement méthodique de tout phlegmon diffus se compose de deux parties : 1° le débridement ; 2° les bains antiseptiques de la région débridée. Ici, pour l'infiltration d'urine, la seconde partie du programme est difficile à remplir à cause de la région elle-même. On y suppléera par des pansements fréquemment renouvelés dans les premiers temps qui suivent l'opération. On aura encore ainsi l'avantage de pouvoir surveiller les points « de rétention ou de repique. »

Traitement de la lésion causale. — En présence d'une infiltration d'urine diffuse, le chirurgien n'a le plus souvent qu'à se préoccuper d'elle dans le traitement immédiat ; la thérapeutique des lésions qui l'ont causée sera renvoyée à plus tard.

Ainsi agira-t-on d'une façon générale toutes les fois qu'on se trouvera en présence d'un état général périclitant et qui contre-indique toute manœuvre non strictement nécessaire.

Ainsi fera-t-on en particulier dans les *infiltrations suite de ruptures traumatiques* du canal. On n'ira pas s'amuser à chercher la restauration du canal dans ces cas, encore moins du reste que dans les cas précédemment étudiés des abcès urineux. On se rapportera du reste à tout ce que nous avons dit à propos de ces abcès, eu égard au traitement de leurs lésions causales immédiatement après leur ouverture : les mêmes considérations sont ici applicables.

Inversement, dans les cas de *rétrécissement* cause de l'infiltration diffuse, nous conseillons pour la majorité des cas *l'uréthrotomie externe* de suite après les incisions de débridement. Il n'y a là que quelques contre-indications tirées : 1° de *la gravité par trop grande de l'état du malade*, gravité qui force à se contenter du bien sans s'attarder au mieux ; 2° *l'impossibilité de franchir le rétrécissement avec un conduc-*

teur. Dans ces différents cas, mieux vaudrait ajourner l'uréthrotomie que de s'exposer à de longues recherches et à laisser trop longtemps le malade sous le couteau (1).

Reste à envisager le fait d'une infiltration profonde ayant pour point de départ une *fausse route de la région prostatique*, consécutive par exemple à un cathétérisme maladroit dirigé contre une rétention due à l'hypertrophie de la prostate. Faut-il faire dans ces cas de suite une cystostomie hypogastrique, et, en enrayant l'infiltration, débarrasser le malade de nouvelles rétentions ultérieures ? Nous ne le pensons pas, au moins en thèse très générale et pour les raisons suivantes : La cystostomie, quoiqu'opération simple et rapide, est cependant une opération au vrai sens du mot et qui complique par trop le traumatisme opératoire chez un malade âgé, affaibli, qui demande à subir un choc *minimum*. D'autre part, ici bien plus encore que pour les rétrécissements, la décongestion post-opératoire, les ponctions vésicales répétées amènent promptement une détente locale et permettent bientôt à de grosses sondes de passer, là où la veille de fines bougies s'étaient invinciblement arrêtées.

3° Tumeurs urineuses.

Les tumeurs urineuses, quand elles s'enflamment, doivent être traitées comme les abcès urineux. D'une façon générale d'ailleurs, quand elles atteignent un certain volume (celui d'une noix par exemple), il faut en débarrasser le malade, surtout si elles déterminent certains accidents de compression du côté de l'urèthre. On a choix alors entre : 1° *l'incision* suivie d'une *résection plus ou moins étendue des parois*

(1) Souvent du reste après l'intervention et la saignée locale qu'elle amène, il se produit une détente, une décongestion de toutes les voies urinaires, et notamment des voies urinaires inférieures, qui rendent perméable aux sondes tel rétrécissement qui ne l'était pas du tout auparavant. A ce résultat aident encore les ponctions vésicales plus ou moins répétées.

de la poche et 2° *l'extirpation* de la tumeur, traitée alors comme un véritable fibrome. Cette 2e méthode, plus radicale, est préférable quand il n'y a pas d'adhérences trop intimes avec des organes importants à ménager.

D. — Fistules.

Elles occupent, soit la portion mobile de l'urèthre (fistules péniennes), soit la portion fixe (fistules scrotales et périnéales) ; enfin, elles peuvent faire communiquer l'urèthre avec l'extérieur par l'intermédiaire d'une cavité naturelle (fistules urèthro-rectales). Ces trois catégories de fistules ont des caractères étiologiques et anatomiques différents et entraînent chacune une thérapeutique spéciale.

I. — Fistules urèthro-péniennes.

Le caractère anatomique général des fistules urèthro-péniennes, c'est la *brièveté du trajet intermédiaire aux orifices* uréthral et cutané qui se continuent directement l'un avec l'autre, parfois même se confondent ; c'est, d'autre part, la minceur des lèvres de la fistule ; double inconvénient pour le traitement puisque la suture de l'orifice cutané sera toujours trop proche du cours de l'urine, et puisque les bords avivés de la fistule ne pourront pas être affrontés sur une bien grande hauteur.

Les fistules très petites peuvent être guéries par une simple cautérisation, ou par le cathétérisme employé à chaque miction.

Celles qui ont résisté à ces petits moyens ou les fistules plus larges, mais entourées de tissus souples et sains, et dont les dimensions ne sont pourtant pas exagérées, seront traitées par l'opération suivante qui nous a bien réussi dans quelques cas, et qui est une combinaison du *procédé « à tiroir »* et du *procédé de Voillemier*.

Opération. — 1er Temps. — *Avivement du pourtour de l'orifice cutané sur une largeur de cinq à six millimètres*, l'avivement prenant ainsi avec l'orifice uréthral qui en forme le fonds un aspect légèrement infundibuliforme.

2e Temps. — *Dissection de deux petits lambeaux latéraux*

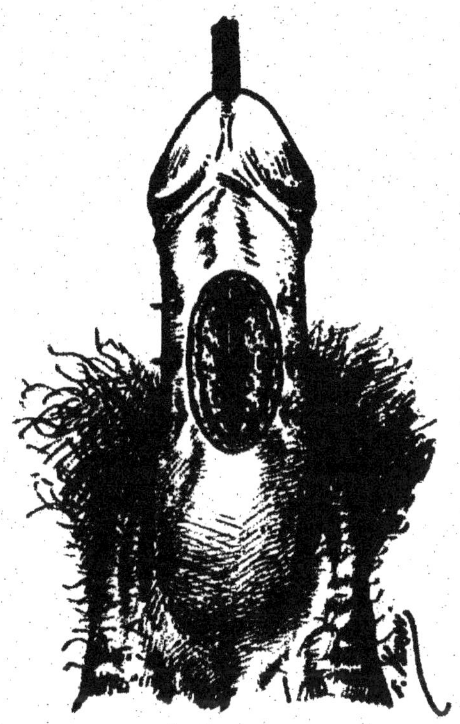

Fig. 14. — Simple avivement *en biseau* d'une fistule pénienne.

sur les côtés de l'avivement et larges eux-mêmes de quatre à cinq millimètres. Ces lambeaux seront déterminés par des incisions transversales faites au-dessus et au-dessous de la fistule avivée (fig. 15).

3e Temps. — *Affrontement des surfaces avivées* dans le premier temps, par des sutures à points perdus et à la soie fine, prenant trois à quatre millimètres d'avivement sur les côtés de la muqueuse uréthrale, mais restant juste en dehors de cette muqueuse qui ira se rebrousser dans le canal lors du resserrement des fils (Fig. 16). Prendre la précaution de bien clore avec ces sutures les extrémités supérieure et inférieure de l'avivement pour prévenir toute infiltration ultérieure.

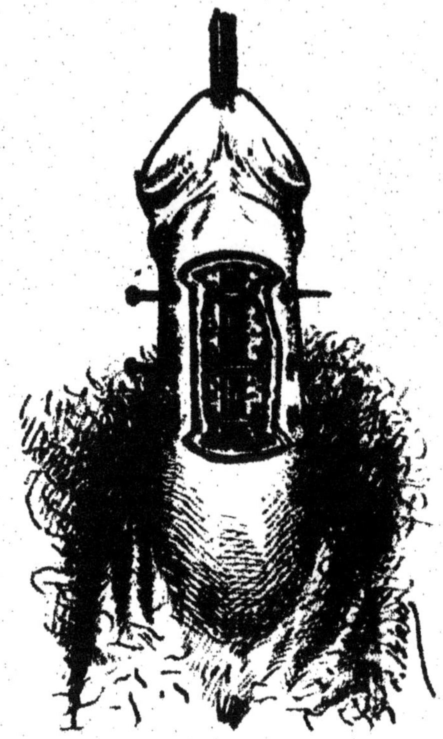

Fig. 15. — Avivement en biseau et dissection des deux petits lambeaux latéraux à adosser.

4e Temps. — *Rapprochement des lambeaux latéraux* adossés par leurs faces cruentées. Pour ce faire, se servir de deux ou trois fils métalliques passés à la base des lambeaux et qu'on serrera avec de petits tubes de Galli ; on terminera par des sutures superficielles du bord libre de la crête formée par les lambeaux adossés (Fig. 17).

Ce procédé combiné est très solide et peut obturer des fistules très longues et même larges. Mais il exige l'intégrité des à côté de la fistule et de l'étoffe prise sur la peau de la verge. Quand la fistule est environnée à distance d'indurations étendues, ou que la peau du pénis est cicatricielle

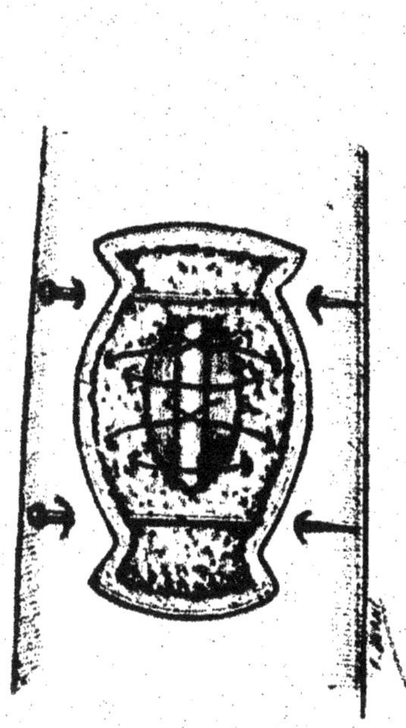

Fig. 16. — Points de sutures perdues affrontant l'avivement proprement dit sous les petits lambeaux latéraux.

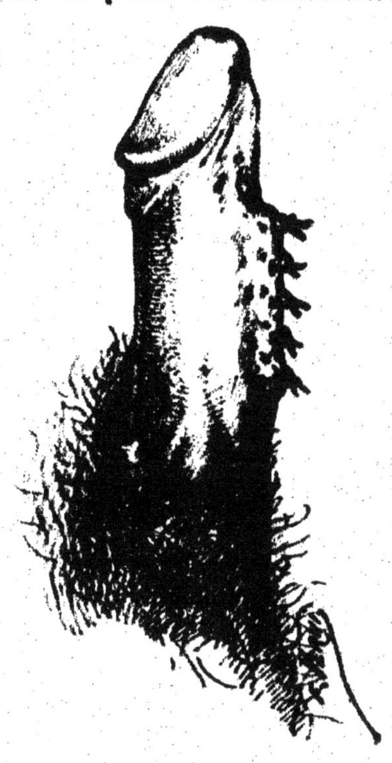

Fig. 17. — Adossement des deux lambeaux latéraux, vu de profil et formant *crête* (à la base de la crête, points d'adossement ; à la partie libre, sutures superficielles).

autour d'elle, les affrontements par glissements latéraux ne sont plus guère de mise, il faut recourir à *l'autoplastie.*

Certains chirurgiens, trouvant que la peau de la verge prête beaucoup mieux et est bien plus facilement mobilisable dans le sens de la longueur du pénis que dans le sens transversal, préfèrent faire l'avivement en biseau de la fistule pénienne au-dessus et au-dessous d'elle et non pas sur ses parties latérales. Les sutures qui en résultent, représentent alors *une ligne transversale*. — Notre procédé est encore applicable avec cette manière de faire ; mais alors les lambeaux cutanés latéraux seront remplacés par un lambeau supérieur et un lambeau inférieur.

Autoplastie. — Les lambeaux autoplastiques, on peut les prendre un peu partout et un peu de toutes les façons ; c'est ainsi qu'on les a pris sur le *prépuce*, le *scrotum*, *l'aine même*, et qu'on les a adaptés soit par glissement soit en les tordant plus ou moins sur un pédicule. On peut faire encore là de véritables *greffes par approche* aussi étoffées qu'on le désirera. Mais là n'est point l'intérêt opératoire dans le cas particulier, et de tel ou tel procédé ne dépend pas la réussite. Cette réussite dépend de l'adaptation de ces lambeaux.

Pour assurer cette adaptation, il faudra :

1° Tailler des lambeaux arrondis et sans pointes, sans angles ; on évitera ainsi de petits points de sphacèle, sans importance ailleurs, mais ici très redoutables car ils serviraient de porte d'évasion pour l'urine ;

2° Aviver les bords de la fistule sur une très large surface (un centimètre et au delà) contre laquelle viendra s'étaler le lambeau autoplastique ;

3° Ne pas seulement employer une couronne de sutures pour unir la périphérie du lambeau à la périphérie de l'avivement, mais s'arranger de façon à passer entre la face profonde du lambeau et la surface avivée une série de fils qui, une fois serrés, feront une bonne adaptation ; ils maintiendront l'adossement des surfaces sur toute leur étendue et hâteront beaucoup la prise du lambeau (fig. 18).

Dans toutes ces opérations, il faudra protéger les sutures contre l'urine, pendant les premiers jours tout au moins.

Inconvénients de la sonde à demeure. — La sonde à demeure est conseillée généralement, et elle a des avantages pour le chirurgien qui n'a plus à s'occuper de son malade, pour le malade qui n'a plus de cathétérisme à redouter. Mais elle a beaucoup d'inconvénients dont voici deux principaux : 1° Elle n'empêche pas longtemps l'urine de filtrer entre le col vésical et elle, et au bout de 24 heures, parfois plus tôt, l'urine suinte autour d'elle et vient baigner les sutures constamment, bien mieux encore que s'il n'y avait pas de sonde ; 2° Il est connu que certains urèthres supportent très difficilement la sonde à demeure, s'enflamment rapidement à son contact, suppurent, et cette uréthrite suppurée est le meilleur agent de dislocation des sutures les mieux faites.

Cathétérisme répété. — Le cathétérisme répété régulièrement 3 ou 4 fois par 24 heures et pratiqué avec toutes les précautions et avec des petites sondes mousses ou peu pointues, vaudrait sûrement mieux. Malheureusement il n'est pas toujours facile dans ces conditions et demande à être fait par une main très exercée. Si la sonde passe sans effort, si le chirurgien a le temps de « s'atteler » au résultat, le cathétérisme répété est une bonne méthode.

Si non, on a encore deux cordes à l'arc ;

1° Les *ponctions vésicales répétées autant qu'il est nécessaire* ; 2° *l'établissement d'une boutonnière périnéale provisoire.*

Nous réserverions ces deux moyens pour des cas de fistules rebelles dont la réparation a été très pénible et a déjà plusieurs fois échoué, et où une dernière chance de succès subsiste, celle de soustraire absolument le champ opératoire au contact de l'urine.

Quant à savoir ce qu'il vaut mieux faire, dans ces cas à récidive, des ponctions ou d'une boutonnière, nous serions tenté de dire : faites de préférence une boutonnière dans l'urèthre membraneux, car, 1° vous profiterez de l'anesthésie qui vous a permis de réparer la fistule et le malade n'aura plus à souffrir et à s'inquiéter de son urine ; 2° les ponctions, quoique innocentes généralement, peuvent cependant amener des accidents, tandis que la boutonnière est sans danger et, quand il n'y a pas de rétrécissement au delà, elle se ferme toujours spontanément au bout d'un certain temps (Voir plus bas l'*opération de la boutonnière périnéale*).

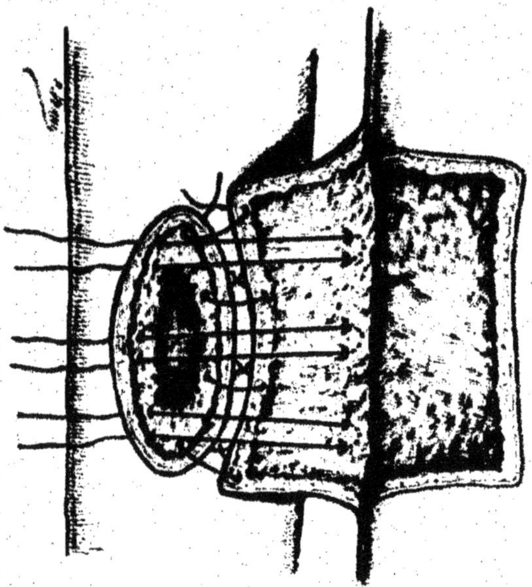

Fig. 18. — Sutures pouvant servir dans certains cas à assurer l'adaptation parfaite d'un lambeau autoplastique.

II. — Fistules urèthro-scrotales ou périnéales.

Leur caractère *étiologique* est d'être ordinairement liées à des rétrécissements et consécutives à des abcès urineux. Leurs caractères *anatomiques* sont, d'une part, la multiplicité fréquente des orifices fistuleux, d'autre part, la longueur et les sinuosités des trajets intermédiaires aux orifices cutanés et uréthraux (terrier de lapins) ; enfin, les scléroses, parfois même les dégénérescences néoplasiques qui les accompagnent.

a) *Fistules périnéales, suites d'abcès urineux compliquant des rétrécissements.*

Le traitement du rétrécissement, quand la fistule siège derrière lui, domine le traitement de cette variété de fistules. Plusieurs de ces fistules, récentes, sans trajets diverticulaires ou orifices multiples, sans trop de sclérose des tissus ambiants, et consécutives à l'ouverture d'abcès urineux chez des rétrécis, guérissent promptement, une fois le rétrécissement dilaté ou incisé ; sans qu'on ait même besoin de recourir à l'emploi de la sonde à demeure. Les urines, une fois le calibre de l'urèthre rétabli, sortent de plus en plus abondantes par la voie normale, aux dépens de la fistule qui ne laisse plus suinter que quelques gouttes et finit par se combler. Si elle tarde à se fermer et qu'on puisse supposer comme causes de ce retard, soit une incrustation calcaire de ses parois, soit l'atonie des bourgeons qui la tapissent, on hâtera son occlusion par un petit *curettage* qui enlèvera les encroûtements et excitera les processus réparateurs. Parfois on pourra même, quand la fistule est unique et entourée de tissus souples et sains, essayer, après *l'avivement ou l'excision de la fistule*, une réunion primitive des parois du trajet. Mais ces cas seront rares.

Quand les fistules sont vieilles, multiples, le périnée en pomme d'arrosoir et calleux, quand le rétrécissement, toujours récidivant, a été déjà l'objet de traitements variés, tous restés infructueux, la conduite à tenir est beaucoup moins simple et la cure des fistules plus problématique. La fistule, dans ces conditions, est une fistule *physiologiquement obligatoire* en quelque sorte, car le rétrécissement incurable dont elle dépend ne permettra plus désormais d'autre voie à l'issue de l'urine. Nous nous sommes déjà expliqué à ce sujet à propos des rétrécissements originellement *incurables*, comme certains rétrécissements traumatiques, avec cicatrisation à distance des deux bouts de l'urèthre. C'est encore le cas de ces vieux rétrécissements en filière traités déjà par toutes les méthodes, par l'uréthrotomie interne, par l'uréthrotomie externe, par l'uréthrectomie même, et qui, soit par la gravité de la stricture, soit par la négligence du malade à se sonder régulièrement ou à se faire sonder, n'ont jamais été que très temporairement améliorés.

Sans doute, même dans ces cas, on a signalé quelques succès durables par l'uréthrotomie interne, ou des uréthrotomies internes répétées, et les chances de succès sont encore plus grandes avec l'uréthrotomie externe qui permettra de découvrir et d'inciser tous les clapiers, d'aviver les masses inertes et leurs callosités, d'en enlever même les parties les plus gênantes ; mais encore une fois, il ne faut pas tabler avec des exceptions, et s'il y a des réussites non douteuses entre les mains d'opérateurs exercés, et sur des malades ayant le loisir et la raison de longtemps continuer les soins du traitement, il n'en reste pas moins vrai, qu'en règle très générale, les récidives surviennent plus ou moins rapides.

C'est contre ces cas particulièrement rebelles qu'on a proposé encore une opération curative, disent quelques-uns, je veux dire *l'extirpation méthodique du périnée fistuleux et induré, y compris l'urèthre, et suivie de l'essai de reconstitution du canal par des sutures uréthrales ou para-uréthrales* (périnéectomie et uréthrectomie).

Dans cette opération, on ne se borne plus à exciser un noyau cicatriciel uréthral ou péri-uréthral, quelques-unes des masses calleuses les plus exubérantes, quelques-uns des trajets les plus profonds ou les plus indurés : de propos délibéré on enlève tout le périnée, comme une tumeur, jusques et y compris le canal plus ou moins modifié qui y remplace l'ancien urèthre. Nous verrons, au chapitre de la *Médecine opératoire de l'urèthre*, comment on pratique semblables interventions et nous aurons, du reste, l'occasion de reparler longuement de ces uréthrectomies au point de vue de leurs indications et de leurs résultats.

M. Guyon conseille de préférence à ces uréthrectomies étendues dont les résultats sont toujours un peu problématiques, de chercher plutôt à faire ce qu'il appelle la *libération externe de l'urèthre*, c'est-à-dire de ménager autant que possible le canal, jalonné par un cathéter au milieu des tissus qu'on va attaquer, et d'exciser la majeure partie des masses cicatricielles péri-uréthrales, dans lesquelles le canal est non seulement englobé, mais comprimé. Le premier résultat de cette intervention, et rien que par elle, est un élargissement naturel de l'urèthre. En combinant cette libération externe avec l'incision du rétrécissement (de préférence par l'uréthrotomie externe) on peut obtenir des résultats très durables.

Autoplasties.— Enfin, certaines fistules urinaires périnéales se trouvent parfois correspondre à *de telles pertes de substances* de l'urèthre et des tissus mous détruits par de vastes abcès gangréneux, qu'il est impossible de songer, une fois la périnéectomie faite, à restaurer le canal par simple rapprochement ou glissement des tissus voisins restés sains. Il faudra, pour avoir des chances d'occlure la fistule et de boucher la perte de substance uréthrale, recourir à de véritables *autoplasties* (lambeaux pris au voisinage et rabattus sur la perte de substance, ou même transplantés de régions lointaines sous forme de greffes).

Les résultats fournis par ces autoplasties varient suivant les cas et suivant les soins pris par les opérateurs. Assez souvent, il faut s'y reprendre à plusieurs fois pour obturer complètement la fistule. Ce qu'il faut bien retenir, c'est que, même avec des apparences d'échec, en présence, par exemple, d'un sphacèle partiel des lambeaux ou de la greffe, l'opéré retire toujours bénéfice de l'intervention, et que le résultat obtenu, si minime soit-il, sert d'amorce pour une guérison définitive.

b) *Fistules périnéales indépendantes des abcès urineux.*

La très grande partie des fistules périnéales dépend d'abcès urineux antérieurs, nous l'avons dit. Parfois, cependant, elles en sont indépendantes. C'est ainsi qu'on a observé des fistules consécutives à des plaies chirurgicales du canal, comme la taille périnéale faite pour l'extraction d'un corps étranger ; c'est ainsi encore qu'on a toute une catégorie de fistules relevant de l'ulcération du canal, de dehors en dedans, par certains processus inflammatoires, spécifiques ou non (gommes tuberculeuses péri-uréthrales, folliculites bulbaires suppurées, etc., y compris les cowpérites).

Pour les *tailles uréthrales restées fistuleuses*, il n'est pas sûr qu'on ne doive pas invoquer comme étiologie, un rétrécissement plus ou moins latent de l'urèthre antérieur. C'est donc encore ici le calibrage de cet urèthre qui dominera la thérapeutique. Si la fistule résistait, il faudrait chercher dans l'état général du sujet, ou dans une complication locale (décollement, engagement d'une petite concrétion calculeuse etc.) la raison de cette persistance et agir suivant l'indication causale.

Le *traitement* des fistules *d'origine bacillaire* est lié à celui de la tuberculose uréthrale et péri-uréthrale : quand les foyers ont été bien grattés et nettoyés, quand l'état général est devenu meilleur, le bourgeonnement de bonne nature qui se fait dans la plaie modifiée arrive parfois à combler la perforation de l'urèthre, la sonde à demeure et les cathétérismes à chaque miction aidant. Si la fistule persistait, on verrait à la traiter par les moyens déjà indiqués pour les autres fistules (excision et réunion immédiate ou autoplasties, etc.).

Quant aux trajets fistuleux, très rares d'ailleurs et qui sont nés accidentellement *de l'ouverture d'un abcès folliculaire* à la fois dans le canal et en dehors de lui, ils ne durent généralement pas longtemps et, encore ici, quand ils persistent, il faut soupçonner ou un rétrécissement en dessous d'eux ou un petit accident local qui les entretient. Un coup de curette fine ou de thermocautère en bec de bécasse dans la fistule pour exciter le bourgeonnement; un coup de pointe sur un décollement ou une fusée développée autour de l'orifice externe, de façon à pouvoir panser bien à plat et à découvrir le foyer inflammatoire; puis, si les choses tardent encore, la précaution de ne pisser pendant quelques jours qu'au moyen de la sonde, voilà les grands traits de cette petite thérapeutique toujours suivie de succès.

Les fistules périnéales qui ont leur point de départ dans des lésions *prostatiques suppurées* seront étudiées avec ces lésions elles-mêmes. C'est l'incision périnéale large du foyer qui les entretient qui est leur meilleure thérapeutique.

c) *Fistules uréthrales restées rebelles à toutes les méthodes.*

Dans ces derniers temps certaines fistules uréthrales rebelles à toutes méthodes ont été traitées par la *cystostomie hypogastrique* préalable. Loumeau (de Bordeaux) (1) a appliqué cette opération à deux malades atteints de fistules particulièrement rebelles. Dans un cas il s'agissait d'un vieux blennorrhagien dont le scrotum, le périnée, l'hypogastre même, étaient criblés de trajets fistuleux indurés, vainement traités par tous les moyens ordinaires.

Le second malade était un hypospade opéré six ans auparavant par la méthode de Duplay, et qui gardait une large fistule pénienne contre laquelle s'étaient butés sans succès deux chirurgiens. Déjà chez le premier les fistules guérirent assez facilement, une fois la dérivation des urines assurée.

(1) 8e Congrès de chirurgie Lyon, octobre 1894.

Chez le second, après un mois de fistulisation hypogastrique, M. Loumeau opéra la fistule pénienne et obtint rapidement une guérison complète.

Nous rappelons aussi que notre collègue et ami E. Rollet a publié un cas de cystostomie pour obtenir la cure d'une fistule périnéale rebelle consécutive à un rétrécissement.

Evidemment, l'ouverture hypogastrique peut rendre de grands services dans tous ces cas. Mais pour le cas particulier des fistules péniennes, de quelque nature qu'elles soient, il nous semble que la boutonnière périnéale doit être aussi efficace que la boutonnière sus-pubienne. On devra réserver celle-ci, qui somme toute est une infirmité plus grande pour le malade, aux seules fistules périnéales.

C.— Fistules uréthro-rectales.

Leur caractéristique, c'est *la communication avec la cavité même de l'intestin, et l'échange d'urine et de matières fécales qui se fait entre celui-ci et l'urèthre.* C'est aussi la présence fréquente de grandes cavités abcédées ou néoplasiques intermédiaires aux points d'abouchement rectal et uréthral.

Nous ne nous occupons que du traitement des fistules rectales rebelles, celles qui ont résisté aux moyens simples, (à la sonde à demeure ou au cathétérisme à chaque miction, aux lavements répétés, aux injections rectales détersives, etc.).

I. — Fistules inflammatoires.

Quand la fistule a succédé à l'ouverture spontanée d'une suppuration prostatique ou périprostatique aiguë, il faut toujours soupçonner des clapiers profonds, insuffisamment ouverts et drainés, et, en pareil cas, la meilleure thérapeutique sera d'aller chercher ces foyers cachés, mal drainés, de les ouvrir complètement et les faire communiquer aisément à l'extérieur *par la voie périnéale* et suivant la méthode préconisée par Segond. Même dans certains cas de foyers tuberculeux prostatiques, ces débridements périnéaux faits largement, de façon à bien exposer le foyer profond et à réunir dans une large brèche les trajets fistuleux complexes qui s'ouvrent à la peau du périnée tout aussi bien que dans le rectum et l'urèthre, et suivis du curettage avec thermocautérisation des parois, ont donné des succès, combinés ou non aux petits moyens adjuvants dont nous parlions au début.

II. — Fistules néoplasiques.

Pas n'est besoin de dire que les fistules qui dépendent d'une dégénérescence cancéreuse prostatique ou intestinale sont au-dessus de nos ressources thérapeutiques et leur intérêt passe derrière celui de la lésion qui les provoque.

Cure radicale des fistules uréthro-rectales (opération de Ziembicki). — Une fistule uréthro-rectale a-t-elle résisté à tous les artifices décrits, soit parce qu'il existe de grands clapiers intermédiaires aux orifices uréthral et rectal, limités par des parois sclérosées, rigides, incapables de revenir sur elles-mêmes, et dans lesquelles viennent s'accumuler indéfiniment les matières fécales et l'urine — soit parce que les orifices fistuleux eux-mêmes sont représentés par de larges pertes de substance, trop étendues pour se combler par simple bourgeonnement, il faut s'adresser alors à une opération particulière pour la combler.

Le vrai principe de cette opération, celui qu'il ne faut jamais négliger si l'on veut avoir chance de succès a été bien formulé par Tillaux : *décoller l'une de l'autre les parois uréthrale et rectale et les déplacer ensuite l'une sur l'autre, de façon à changer les rapports des deux orifices uréthral et rectal*, et empêcher qu'ils se correspondent vis-à-vis l'un de l'autre.

Toutes les méthodes bonnes partent de ce principe. On

pourra suivre, le cas échéant, l'exemple de Ziembicki (1) qui a procédé à peu près de la façon suivante et d'après les mêmes données.

Voici l'opération résumée dans ses principaux temps :

1° *Incision* dont la partie circulaire embrasse l'anus, la queue postérieure allant de l'anus au coccyx, le prolongement antérieur suivant le raphé périnéal

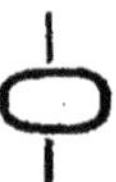

2° *Dissection et libération du rectum* sur toute sa périphérie et à une hauteur suffisante pour dépasser le point d'abouchement de la fistule.

3° Les orifices rectal et uréthral ayant été ainsi séparés l'un de l'autre, *on les avive et on les suture séparément.*

4° *Puis on imprime une certaine torsion au rectum*, pour que les orifices uréthral et rectal suturés ne se correspondent plus, et on fixe le rectum dans sa nouvelle position pour empêcher le retour au parallélisme.

D. — Rétrécissements de l'urèthre.

Le traitement chirurgical des rétrécissements uréthraux oscille à l'heure actuelle suivant les cas, suivant aussi les doctrines et les préférences du chirurgien, autour de 4 méthodes opératoires de choix.

1° La dilatation progressive de ces rétrécissements ;

2° Leur section interne ;

3° Leur section externe ;

4° Leur excision.

On peut ajouter une opération indirecte, palliative essentiellement, et ayant pour but la dérivation définitive du

(1) V. *Sem. medicale*, 1889 (Compte-rendu du Congrès de chirurgie).

cours de l'urine, dans les cas de rétrécissements rebelles à toute thérapeutique ; c'est *l'uréthrostomie périnéale* d'A. Poncet dont nous étudierons soigneusement les indications au moment voulu.

Rien n'est plus délicat que de catégoriser nettement les indications respectives de ces diverses interventions. Outre que dans beaucoup de cas leur efficacité (ou leur inefficacité) est essentiellement la même, dans beaucoup de cas aussi, c'est la préférence personnelle, le tempérament du chirurgien qui décide en faveur de telle ou telle méthode d intervention.

I. — Dilatation.

Nous devons d'abord faire une place à la *dilatation* dont la description ne rentre pas directement dans notre cadre puisque ce n'est pas une opération sanglante, et qu'en somme elle n'est pas, à proprement parler, une méthode particulière de traitement. Elle peut constituer à elle seule tout le traitement dans certains cas de rétrécissements inflammatoires jeunes, lâches, peu rétractiles, non multiples, et dans ces conditions elle donne par elle-même des résultats très durables. Il reste vrai de dire cependant que beaucoup de strictures uréthrales réclament d'autres moyens ; mais même alors et une fois ces moyens employés, la dilatation reparaît avec toute son importance pour assurer les résultats immédiats de l'opération sanglante et plus tard prévenir les récidives. Donc, la dilatation est une méthode générale qu'on retrouve partout, constamment, dans la thérapeutique des strictures uréthrales, seule ou associée aux autres méthodes de traitement, et complémentaire de ces méthodes.

II. — Uréthrotomie interne.

L'uréthrotomie interne faite avec les précautions aseptiques actuelles, et suivant de bons principes opératoires, ne porte plus le poids des méfaits dont on l'a chargée, ni des accidents parfois mortels qui lui succédaient vite. Son gros avantage qui séduira toujours les malades et certains chirurgiens, *c'est sa simplicité*. Pas de grand appareil chirurgical, pas d'anesthésie souvent, pas de balafre extérieure mettant plus ou moins de temps à se cicatriser ; quelques jours de repos et le malade peut se croire guéri. Dailleurs, dans plusieurs cas que nous spécifierons plus bas, elle donne réellement de rapides et bons résultats. Ce qui lui a fait du tort auprès de certains chirurgiens, c'est d'abord qu'on a voulu trop la généraliser et l'appliquer à des cas où elle ne peut guère donner des succès ; ce qui l'a fait d'autre part systématiquement dédaigner dans certains milieux c'est que ce n'est pas une grande opération au vrai sens du mot, vraiment chirurgicale, et vraiment digne d'un chirurgien de grande allure ; c'est une opération cavitaire, ténébreuse, a-t-on dit, qui ne permet pas de traiter la lésion au grand jour, de l'aborder par une brèche hardiment taillée avec le grand couteau des professionnels, etc., etc. C'est là évidemment affaire de tempérament, d'éducation opératoire, et ceux qui ont ce délire de la grande chirurgie trouveront beaucoup de réserves à faire dans les indications de la section interne.

Il existe pas mal de cas du reste, *à cheval* pour ainsi dire, où telle et telle intervention sont indifféremment indiquées, et où on peut choisir à son gré et suivant sa préférence personnelle entre l'uréthrotomie interne et l'uréthrotomie externe, par exemple.

Indications. — A notre avis l'uréthrotomie interne trouve ses indications dans les cas suivants, cas où la dilatation simple ne peut rien donner et qui sont autant de contre-indications à son emploi exclusif.

a) Retrecissements sous forme de brides multiples, échelonnées le long du canal ;

β) Rétrécissements très élastiques « *en caoutchouc* » ou inversement très durs « *ligneux* », revenant rapidement après la dilatation ou contre lesquels celle-ci s'épuise.

γ) Rétrécissements sur un sujet dont l'appareil urinaire est infecté profondément ou en imminence pathologique perpétuelle et réagit vivement à chaque cathétérisme dilatateur (poussées de cystite, d'orchite, accès fébriles, etc.)

δ) Rétrécissements compliqués de rétention complète, et où il importe d'ouvrir rapidement la porte à l'urine et de décongestionner de suite les voies urinaires supérieures.

Contre-indications. — Si nous ajoutons à cet exposé des indications de la section interne les mots : à condition que les rétrécissements énumérés ci-dessus ne soient pas 1° des rétrécissements infranchissables ; 2° des rétrécissements consécutifs à certaines ruptures uréthrales graves ou à de larges pertes de substance du canal, de la classe de ceux qu'on peut appeler *originellement incurables* ; 3° des rétrécissements compliqués d'abcès urineux formés ou en voie de formation ou *à fortiori* d'infiltration diffuse ; 4° des vieux rétrécissements récidivants et calleux et ayant déjà résisté à la section interne elle-même. — nous pouvons dire que personne n'est en droit de refuser à l'uréthrotomie interne les indications que nous avons présentées.

Sans doute, même dans ces cas qui justifient l'uréthrotomie interne, on peut lui substituer au gré des préférences personnelles, d'autres méthodes comme l'uréthrotomie externe. Mais on ne peut pas nier qu'alors l'uréthrotomie interne ne reste une méthode au moins égale à sa rivale. D'ailleurs dans des cas tels que brides multiples ou situées à des niveaux très différents, comme il arrive pour certains rétrécissements péniens, il nous paraît bien difficile de recommander l'uréthrotomie externe qui ira trouer le canal en plusieurs endroits et en des régions très disposées aux fistules urinaires.

Manuel opératoire. — INSTRUMENTATION SPÉCIALE : 1° *Une lame uréthrotome* de Maisonneuve, pas trop grosse ; la lame n° 2 suffit pour la majorité des cas.

2° *La glissière cannelée sur sa concavité* ; avec elle on coupe la paroi *supérieure* du canal (avantages de couper cette paroi supérieure : elle est souvent saine et sa section par conséquent permet mieux l'écartement des lèvres de la plaie et l'établissement de la « pièce d'ajouture » après l'uréthrotomie. — En outre, la lame est plus facile à glisser sur la concavité car la paroi supérieure est mieux tendue et ne se dérobe pas devant elle comme la paroi inférieure).

3° *La bougie armée* ; vérifiez bien sa solidité au niveau de l'armature, comme l'engainement exact et facile de son pas de vis dans celui de la glissière.

4° *La tige conductrice* sur laquelle on coulera la sonde à demeure après l'opération.

SOINS PRÉOPÉRATOIRES : Asepsie du canal, du gland et du prépuce. — Passer la verge à travers une boutonnière faite à une large compresse antiseptique qui garantit les doigts du chirurgien du contact des bourses, des aines, du pubis, etc.

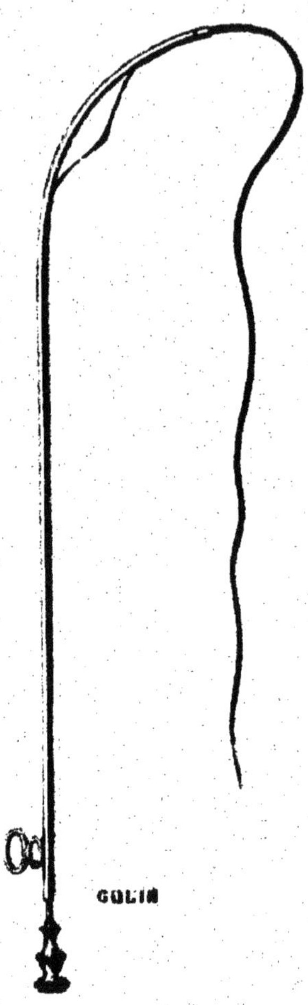

Fig. 19. — Uréthrotome de Maisonneuve (glissière courbe à laquelle est vissée la bougie conductrice filiforme, dans la glissière court la lame uréthrotome terminée par le bouton).

Anesthésie générale souvent inutile; pas de bons agents anesthésiques locaux à proposer jusqu'à présent.

Attitude du malade, du chirurgien, des aides.

Malade bien étendu sur le dos, les cuisses très légèrement écartées et fléchies.

Chirurgien à gauche du malade.

Un seul aide est nécessaire et se place au côté droit du malade en face du chirurgien, prêt à le servir comme il va être dit.

Opération proprement dite.

1er Temps. — *Introduction de la bougie armée* soigneusement huilée ou vaselinée sur toute sa longueur. — Bien s'assurer qu'elle a franchi complètement le rétrécissement, qu'elle ne s'est pas repliée au devant de lui et qu'elle joue librement dans la stricture par le mouvement de va et vient qu'on lui imprime.

2e Temps. — *Introduction du cathéter.* — Visser ce cathéter à fond sur la bougie armée et le pousser lentement à la suite de celle-ci, en suivant les règles du cathétérisme rigide. En enfonçant trop vite le cathéter à la suite de la bougie on risque, surtout quand le rétrécissement siège au périnée, de replier cette bougie au-devant du rétrécissement, et près de son armature, et de ne plus pouvoir ensuite franchir le rétrécissement avec le cathéter auquel la bougie barrera la route. Il faut que le cathéter s'insinue doucement, sans violence et sans secousse, à la suite de la bougie.

Quand il a franchi l'urèthre profond, on le confie à l'aide placé en face qui le maintient enfoncé dans *une direction légèrement oblique en avant et en haut, sans l'abaisser horizontalement entre les cuisses*, comme on le fait dans le dernier temps du cathétérisme ordinaire.

3e Temps. — *Passage et retour de la lame uréthrotome.* — Le chirurgien saisit la verge dans la main gauche et la tend sur le cathéter maintenu par l'aide.

De la main droite il engage la lame préalablement huilée dans l'extrémité libre de la glissière et la pousse assez rapidement dans le canal. — Chemin faisant, il bute contre la ou les strictures, et alors une pesée plus forte de sa main droite les fait franchir jusqu'à ce que la lame ait glissé à fond. — Puis il retire cette lame.

La lame ne doit faire qu'un aller et retour dans l'urèthre. Il ne faut pas la réintroduire après l'avoir sortie, et lui imprimer des allées et venues dans le canal.

4e Temps. — *Introduction de la sonde à demeure.* — La lame ayant fait son œuvre on retire ensuite le cathéter cannelé, et on le dévisse d'avec la bougie armée. — Sur celle-ci on visse à son tour la tige conductrice huilée qu'on pousse dans le canal jusqu'au delà du rétrécissement incisé et sur laquelle on fait glisser la sonde à demeure choisie.

Cette sonde à demeure sera de préférence en gomme élastique et du calibre n° 16 ; sonde plutôt petite par conséquent parce qu'elle ne déchirera pas les lèvres de la section qui restera nette, non contuse, et parce qu'elle laissera entre elle et la paroi uréthrale un espace virtuel facile à écarter, vraie soupape de sûreté pour l'urine qui viendrait à s'y engager et qui y circulera aisément sans tendance à s'infiltrer par la plaie opératoire. Au bout de 24 heures en effet la sonde à demeure force le col vésical pour ainsi dire, et celui-ci rendu insuffisant laisse passer de l'urine entre ses parois et la sonde.

Fixation de la sonde. — Le meilleur moyen de fixer la sonde à demeure est encore de l'attacher au méat lui-même par deux points de suture qui embrochent avec la paroi de la sonde les lèvres droite et gauche de cet orifice. La sonde à demeure est laissée 48 heures. Au bout de ce temps on permet à l'opéré de pisser tout seul et ce n'est qu'au bout de 8 à 10 jours qu'on commence la dilatation avec les Béniqués jusqu'au n° 44 environ de cette filière.

Electrolyse des rétrécissements (1).

Dans ces dernières années on a beaucoup insisté sur les avantages de cette méthode thérapeutique prônée surtout par le Dr Fort. — C'est en réalité toujours une section interne, mais la lame tranchante est remplacée ici par une lame chargée d'électricité négative.

Les principaux avantages seraient : 1° la douleur beaucoup moins aiguë ; 2° l'absence d'hémorrhagie ; 3° sa garantie contre la récidive de rétrécissement.

Les deux premiers sont réels. Le troisième n'est pas encore scientifiquement démontré. Nous avons plusieurs fois et sans parti pris appliqué la méthode ; mais les résultats lointains ne nous ont pas paru supérieurs à l'uréthrotomie ordinaire. On a parlé dans cette méthode « de *la fonte* » du rétrécissement en présence de l'action électrolytique, fonte analogue à celle notée pour certaines cicatrices ; cette espérance est probablement chimérique, et, nous le répétons c'est une variété de *section* interne ; quoiqu'il en soit et quoiqu'on en ait dit, elle est très recommandable et pour nous on peut indifféremment employer l'uréthrotomie interne ou l'électrolyse.

Lavaux décrit sous le nom d'*électrolyse linéaire double* une opération qui consiste à pratiquer chez les rétrécis, avec l'uréthrotome électrolytique, deux sections sur deux points diamétralement opposés de la stricture uréthrale, l'une sur la paroi supérieure du canal, l'autre sur la paroi inférieure en plein tissu fibreux. Il est difficile de saisir jusqu'à plus ample informé, les avantages de cette méthode. Du reste, elle ne donne pas non plus la cure radicale, et M. Lavaux

(1) Nous rapprochons cette opération de l'uréthrotomie interne ; elle a sensiblement les mêmes indications et les mêmes résultats.

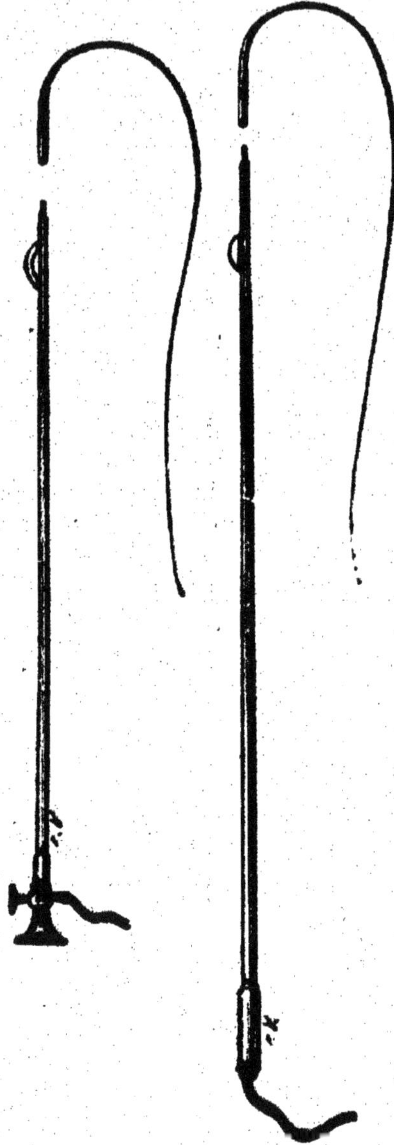

Fig. 20.— Deux modèles de *bougies à électrolyse*.— Le fil s'adaptant en haut de l'instrument, est *l'électrode* qui le met en contact avec la pile.— La saillie en croissant sur le côté et à la partie inférieure de l'instrument, est *la lame*, dépouillée à ce niveau du manchon isolant. Tout à fait en bas se visse une *bougie conductrice* ordinaire.

prend soin de nous prévenir qu'elle ne dispense nullement de la dilatation post-opératoire.

Opération de l'électrolyse. — L'instrument spécial est ici représenté par la figure ci-contre. On l'introduit vissé sur une bougie conductrice, comme dans l'uréthrotomie interne. Au moment où la lame bute contre le rétrécissement on y fait passer le courant ; quand elle l'a franchi, on interrompt ce dernier.

N'importe quel appareil à *courant continu* peut servir comme agent producteur de l'électricité.

III. — Uréthrotomie externe.

Des réserves faites pour les indications de l'uréthrotomie interne découlent les indications typiques de l'uréthrotomie externe. A-t-on affaire à des rétrécissements si serrés que la plus fine bougie ne puisse passer ? il vaut mieux à notre sens ne pas attendre longtemps, avec des ponctions répétées, que la fine bougie armée de l'uréthrotome finisse par passer. La situation est trop menaçante pour les reins, trop pénible pour le malade qu'on ponctionne à outrance, pour qu'on temporise trop longtemps. Attendez si vous le voulez le résultat d'une ponction ou deux ; et si ensuite le canal reste infranchissable, soyez sûr que vous êtes en présence d'un cas grave qui vous donnera de l'ennui plus tard encore, même quand il aura été uréthrotomisé par la voie interne, et traitez-le de suite comme tel par la section externe.

Etes-vous en présence de ces *rétrécissements traumatiques* du périnée avec viroles cicatricielles résistantes et épaisses, ou avec canal grossièrement taillé dans une gangue scléreuse ; ou encore de ces anciens rétrécissements inflammatoires à périnées calleux, fistuleux, troués en pomme d'arrosoir ? votre rétrécissement est-il compliqué d'abcès, d'infiltrations qu'il va bientôt falloir ouvrir ou drainer ; ou bien enfin voyez-vous revenir à vous un vieux rétréci récidiviste de son rétrécissement et même d'une ou plusieurs uréthrotomies internes, chez lequel l'uréthrotomie interne va tailler dans un tissu cicatriciel qui n'est plus guère susceptible d'écartement après l'entaille linéaire qui y fait la lame? Recourez dans ces conditions à la voie externe de préférence. Elle crée d'emblée une large issue à l'urine, et décongestionne mieux que toute autre l'arbre urinaire supérieur chez les vieux fébricitants urinaires; elle ouvre du même coup les abcès en voie de formation ou déjà collectés, débride les clapiers, et permet de poursuivre la cure radicale du rétrécissement par les excisions et les essais d'uréthroplastie consécutive.

Les partisans fanatiques de la voie interne lui ont encore trouvé des indications dans ces cas où nous doutons de son effet. Sans doute, on citera des observations où une uréthrotomie interne faite dans les plus mauvaises conditions, a donné un soulagement marqué, a fait pisser largement un vieux rétréci qui ne pissait plus que par le périnée, a fait avorter une infiltration, a fait tomber la fièvre urineuse; mais combien de temps a duré ce résultat? et s'il a duré, combien d'insuccès à côté de ce cas spécialement heureux?

C'est toujours le même raisonnement qu'on retrouve souvent en thérapeutique chirurgicale. Voici un cas qui a guéri par hasard, malgré une mauvaise opération, s'ensuit-il que l'opération doive être préconisée désormais et à cause de ce succès exceptionnel?

Qu'est-ce que cela prouve? sinon que les traitements mal dirigés ou mauvais n'empêchent pas de guérir, et cela pour le plus grand bonheur de bien des malades.

Résultats éloignés de l'uréthrotomie externe. — Une des principales raisons qui font préférer la section externe à la section interne dans les vieux rétrécissements uréthraux, calleux et récidivants, c'est que la première semble assurer des résultats plus durables ; et nous parlons simplement de l'uréthrotomie externe proprement dite, sans excision concomitante, sans uréthrectomie. Dubreuil, Ollier et son élève Phélip (1) qui a suivi les opérés d'Ollier pendant longtemps et a pu observer des résultats vraiment lointains (5, 6, 10 ans et plus après l'intervention) ont insisté sur leur stabilité. Stabilité relative bien entendu, car en pareille matière, nous le redirons souvent, on ne peut guère parler de guérison définitive.

A. **Opération sur conducteur.** — Instrumentation spéciale. — Cathéter cannelé de Syme, de différents diamètres, ou fines bougies conductrices.

Soins préopératoires. — Rectum vidé, périnée et verge rasés et aseptiés, lavage antiseptique uréthral et si c'est possible uréthro-vésical.

Attitude du malade, du chirurgien, des aides. — Position *dite de la taille* (voir taille périnéale).

Opération proprement dite. — 1er Temps. — *Introduction du cathéter cannelé.* — Avec lui on franchit *complètement* le rétrécissement. On le confie ensuite à un aide qui le tient bien droit sur la ligne médiane. La verge est légèrement tendue sur le cathéter et présente bien sa face inférieure au chirurgien. Quand il s'agit d'une uréthrotomie périnéale, les bourses sont relevées en même temps par le même aide et découvrent largement le périnée aux yeux et aux doigts de l'opérateur (Fig. 25).

2e Temps. — *Incision des parties molles.* — Sur la face inférieure de l'urèthre dont le trajet est rendu tangible et même visible à travers elles, grâce au cathéter. Cette incision est faite *verticale, médiane* et au *niveau même du point où siège*

(1) Thèse Lyon, 1886.

le rétrécissement. Sa longueur varie suivant l'étendue de la stricture ; elle ne doit guère être inférieure à 3 centimètres.

3e Temps. — *Incision de l'urèthre rétréci.* — Les plans superficiels une fois incisés, le chirurgien cherche à sentir avec l'ongle, et à travers les parties profondes, la cannelure du cathéter, point de repère infaillible pour l'urèthre.

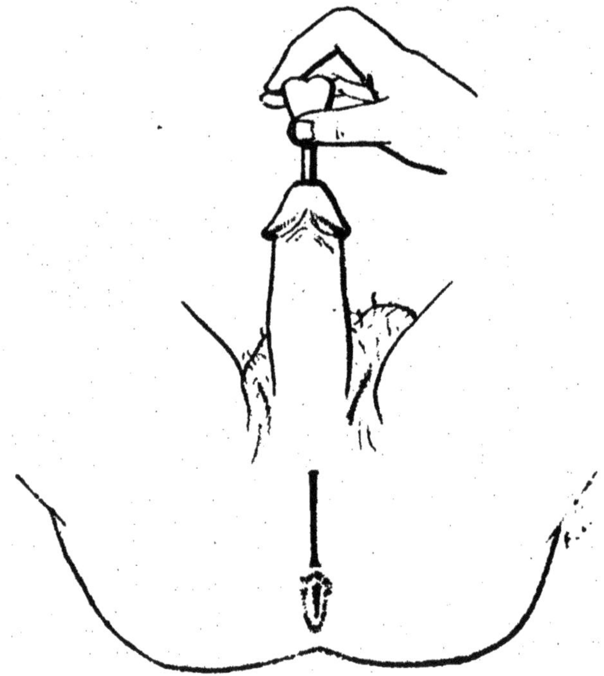

Fig. 21. — Incision de l'uréthrotomie externe périnéale *sur conducteur.*

Cette cannelure une fois bien reconnue, il incise sur elle les tissus para-uréthraux et l'urèthre lui-même. Cette section portera au niveau du rétrécissement senti à l'avance par le toucher ou reconnu directement par la vue, au fur et à mesure qu'on coupe l'urèthre.

Le rétrécissement est largement sectionné en dépassant

ses limites en haut et en bas ; il faut inciser tant que le tissu crie sous le bistouri et ne présente pas la souplesse, le moelleux normal du tissu spongieux de l'urèthre.

4e et 5e Temps. — 1° *Passage et fixation d'une sonde à demeure.* 2° *Suture* du canal. — Les indications de ces temps seront étudiées à propos de l'opération suivante. — Pour le passage et la fixation de la sonde se comporter comme il a été dit à propos des ruptures traumatiques.

B. Opération sans conducteur. — *Les premiers temps* sont identiques à ceux de l'opération précédente, seulement le cathéter cannelé n'est introduit que jusqu'au rétrécissement *exclusivement* (1). — Les difficultés spéciales à cette opération commencent au 3e temps (incision du rétrécissement).

On a beaucoup exagéré du reste, à notre sens, les difficultés de l'uréthrotomie externe sans conducteur, et en particulier celles qui ont trait à la recherche du bout postérieur du canal dans le foyer cicatriciel d'une vieille rupture uréthrale. Évidemment les cas sont très dissemblables et *il n'y a pas de règle opératoire précise et infaillible pour se guider* : mais il y a de petits moyens, de petits artifices qui aident souvent à sortir d'affaire, si on ne perd pas patience.

Nous avons fait une quinzaine d'uréthrotomies externes sans conducteur et jamais nous ne sommes resté bien longtemps sans retrouver le canal. M. Ollier qui en a fait bien davantage nous faisait un jour la même réflexion.

(1) Souvent, même avec des rétrécissements serrés, on peut encore faire l'uréthrotomie sur conducteur ; pour cela on se sert de très fins cathéters, comme la glissière courbe de Maisonneuve par exemple ou même de simples bougies filiformes ordinaires. Sans doute ces bougies sont difficilement senties à travers l'incision périnéale, mais elles permettront toujours de s'assurer si la section visant l'urèthre ne s'est pas égarée autour du canal.

Les précautions générales à prendre pour ne pas errer peuvent être résumées ainsi.

Avoir bien soin de pousser le cathéter aussi avant qu'on peut dans le rétrécissement et l'y faire maintenir. Quoiqu'il ne l'ait pas franchi, il vous conduira de suite au point délicat, et après section du canal sur l'extrémité même de ce conducteur, vous vous trouverez d'emblée à l'entrée du défilé lui-même, évitant ainsi quelques chances de prendre un cul-de-sac fistuleux ou un trajet diverticulaire pour ce défilé à inciser. Une fois l'urèthre ouvert en aval du défilé, essorez bien votre plaie et faites bien écarter les lèvres de la boutonnière uréthrale pratiquée au-devant du rétrécissement. Si vous découvrez l'entrée de la stricture ou si vous le supposez en un certain point, prenez un petit stylet d'argent flexible et mousse, graissez-le bien de vaseline, et présentez-le à l'orifice supposé. Il est bien rare qu'après quelques tâtonnements vous n'arriviez pas à enfiler ainsi le bout postérieur. Vous aurez alors un conducteur sur lequel il vous sera facile de couper le rétrécissement. Si vous butez dans un cul-de-sac, dans un trajet fistuleux borgne, incisez-les à mesure pour vous en débarrasser une fois pour toutes et ne plus être exposé à vous égarer indéfiniment dans eux.

A un certain moment votre stylet filera dans la bonne voie.

Il peut arriver cependant que vous ne réussissiez pas, et que vous usiez votre patience et celle de l'assistance à tâtonner ainsi sans résultat. C'est ce qui arrive notamment quand on a affaire à des cicatrices étendues de rétrécissements traumatiques, où les deux bouts sont restés très écartés, où le bout postérieur est devié même de sa direction normale. Vous ne trouverez pas la filière, parce qu'elle est noyée dans le tissu cicatriciel et y circule par un trajet sinueux où le stylet bute à chaque instant.

Alors, ne perdez plus votre temps de cette façon. Vous

tenant bien sur la ligne médiane, et mettant un doigt dans le rectum pour le protéger, incisez hardiment tout ce tissu de cicatrice, profondément et longuement, jusqu'au-devant de l'anus s'il le faut, pour permettre un large écartement, puis au fond de cette plaie bien exposée cherchez encore, tantôt avec le stylet, tantôt par de petites entailles au bistouri, le bout postérieur.

Enfin il est encore une dernière ressource avant le cathétérisme rétrograde par la vesssie et que nous avons déjà indiquée à propos des ruptures uréthrales, c'est le cathétérisme rétrograde par l'urèthre prostatique ouvert à sa terminaison au bec de la prostate, et reconnu grâce à un décollement du rectum comme dans la taille prérectale ; ces manœuvres permettent d'arriver sur la prostate, point de repère très sûr pour ponctionner l'urèthre. Il est évident qu'il ne faut pas hésiter à recourir au *cathétérisme rétrograde par la vessie*, quand le bout postérieur est décidément introuvable. Nous nous sommes expliqué à ce sujet à propos de ruptures de l'urèthre (1).

Le rétrécissement étant *complètement* fendu (et le bout postérieur n'est si utile à trouver que parce que c'est la seule façon de savoir précisément si la section de la stricture a été complète), que faut-il faire ? Faut-il mettre une sonde à demeure.

La conduite à tenir varie suivant les cas particuliers, et aussi suivant les chirurgiens. Nous verrons à propos des uréthrectomies et des extirpations périnéales ce qui a trait aux sutures uréthrales après ces opérations.

Nous ne parlons ici que de la simple uréthrotomie externe sans résection notable (2). Or dans ce cas nous sommes d'avis

(1) Voir ce qui a été dit de ce cathétérisme pré-prostatique à propos des *ruptures uréthrales*.

(2) Nous ne parlons plus ici non plus de l'uréthrotomie faite sur urèthre sain, pour corps étranger par exemple, où les sutures uréthrales et périnéales trouvent leur indication typique.

qu'il faut laisser le malade pisser largement par la voie périnéale dans la plupart des cas. La sonde à demeure a des inconvénients et peu d'avantages réels pour la rapidité et la régularité de sa cicatrisation, et la suture est tout à fait contre-indiquée, quand le périnée a été le siège d'infiltration ou de phénomènes inflammatoires un peu étendus.

En règle générale les plaies d'uréthrotomie externe laissées à elles-mêmes se réparent très vite ; la dilatation commencée de bonne heure après l'opération moule vite le nouveau canal et guérit rapidement la fistule périnéale. Enfin cette manière de faire donne une sécurité post-opératoire complète.

Cas où il convient de mettre une sonde à demeure et de faire des sutures. — Dans les cas de stricture entourée de tissus souples, avec plans périnéaux profonds sains et non cicatriciels, vierges d'abcès et de fistules, on pourra tenter la réunion immédiate de la plaie opératoire,

Pour ce faire, on placera une sonde à demeure et par dessus on pratiquera, non pas la suture de l'urèthre sectionné (ce qui serait absurde et reformerait rapidement la filière qu'on a incisée) mais la suture des tissus para-uréthraux restés sains, dont la réunion ajoutera « une pièce » souple et molle à la face inférieure du canal incisé (1).

IV. — URÉTHRECTOMIE.

Nous avons vu que la *stabilité* des résultats fournis par l'uréthrotomie externe n'était que *relative*, quoiqu'on en ait dit. Et cependant on a cru réaliser ce beau rêve de la cure radicale des rétrécissements, avec les *uréthrectomies* et les *uréthroplasties* consécutives. Quand Mollière est venu apporter le résultat de ses extirpations périnéales et uréthrales on

(1) Voir le chapitre des *Sutures uréthrales et para-uréthrales.*

s'est pris à espérer la cure complète des vieux rétrécissements calleux, des viroles cicatricielles rebelles à tout traitement, comme celles qui suivent certaines ruptures uréthrales.

Les faits se sont multipliés depuis la thèse de Parizot (1) qui résume les observations et les idées de Mollière. Poncet est venu notamment rapporter 9 observations d'uréthrectomie au Congrès de chirurgie de 1888, et il en a posé les indications.

Guyon a repris la question avec son autorité spéciale et a inspiré de nouveaux travaux sur ce sujet (Albarran, Noguès, Legueu et Cestan).

Plus récemment encore a paru le travail de Villard qui résume la pratique de Tédenat (*Archives provinciales de chir.*, 1894).

De la lecture impartiale de toutes ces observations il ressort nettement ceci, c'est que : 1° ou bien les résultats donnés à la suite des uréthrectomies ne sont pas assez lointains pour qu'on puisse juger de leur efficacité au point de vue de la récidive ; 2° ou bien les beaux résultats sont ceux où le malade n'a pas négligé de se sonder ou de se faire sonder. Sans doute, cette méthode radicale est bien préférable dans certains cas aux simples uréthrotomies, en ce sens qu'elle donne des résultats beaucoup plus durables et qui peuvent en imposer pour la guérison. Mais encore une fois elle n'est pas *vraiment curative* et ne dispense que rarement des soins de la dilatation consécutive.

Sur le point de juger des résultats de l'uréthrectomie il faut s'entendre du reste sur ce mot *résection de l'urèthre* avant d'en préciser les indications (2). Et d'abord la résection est *totale* ou *partielle*.

Dans le premier cas, toute la circonférence du cylindre

(1) Th. Lyon, 1884.

(2) Certains auteurs ne séparent même pas certaines résections uré-

uréthral est enlevée sur une plus ou moins grande étendue. Dans le deuxième cas, l'excision est limitée à une partie de la circonférence et presque toujours à la demi circonférence inférieure (face inférieure du canal) ; ceci s'explique aisément si l'on songe que d'une part les ruptures traumatiques, quand elles sont incomplètes,sont limitées à cette face inférieure et que les noyaux cicatriciels consécutifs occuperont par conséquent cette face — et que d'autre part, quand on fait des périnéectomies sur des périnées criblés de fistules ou porteurs de masses cicatricielles, c'est la face inférieure du canal qu'on commence à emporter avant de toucher à la supérieure.

Or M. Guyon a insisté avec raison sur ce fait, à savoir que : *les suites de la résection partielle sont toujours préférables, comme résultats, à celles d'une résection totale et qu'il fallait toujours chercher autant que possible à ne pratiquer que la première, en conservant une bande, si minime qu'elle soit, de la paroi uréthrale supérieure laissée intacte.* En laissant cette bande vous empêchez un écartement des bouts, toujours considérable quand la section est complète, et votre suture n'en est que plus aisée et plus solide ; en outre, vous conservez une surface bien régulière qui servira de bon conducteur pour vos cathétérismes ultérieurs ; enfin, même dans les cas de viroles cicatricielles complètes et entourant aussi la face supérieure du canal, vous pourrez encore sans inconvénients exciser la partie inférieure de cette virole seulement, car c'est là que le tissu de cicatrice est toujours le plus développé,et si vous mettez ensuite une pièce suffisamment large à la paroi inférieure de l'urèthre que vous venez d'exciser,

thrales de l'uréthrotomie externe. Il est bien évident que si, l'urèthre rétréci une fois incisé, on ébarbe légèrement les bords de la stricture dans ce qu'ils ont de plus saillant, on ne fait guère autre chose qu'une uréthrotomie, et c'est pourtant là un commencement de résection, à précisément parler.

ce sera du côté de cette pièce que le futur canal regagnera son calibre, sans être désormais gêné par les cicatrices laissées sur sa face supérieure.

A côté des différences de résultats suivant *l'étendue en circonférence* de la résection, il faut encore en établir d'autres non moins sensibles suivant *l'étendue de l'excision en longueur*. Quelle comparaison établir entre l'excision d'un petit nodus cicatriciel gros comme un pois, appendu à la face inférieure de l'urèthre, et l'ablation de 2 ou 3 centimètres d'urèthre, au point de vue des résultats ultérieurs. Une guérison durable, peut-être définitive, suivra la première, tandis qu'une récidive rapide guette l'opéré à la suite de la seconde. Toutes ces considérations doivent peser dans la balance, quand on veut juger sainement de l'efficacité des uréthrectomies.

Villard (1) se montre enthousiaste des résultats de l'uréthrectomie, surtout quand elle est suivie de la reconstitution du canal par la suture des bouts uréthraux ou la suture du périnée.

Il n'hésite pas à prononcer le mot *cure radicale*, et de fait il rapporte des observations de différents chirurgiens avec résultats variant entre 1 et 5 ans. Dans la pratique de son maître Tédenat, il cite même un résultat de 3 ans 1/2; mais cette observation a trait à la suture immédiate d'un urèthre rompu.

Malgré tous ces faits des plus intéressants et des plus concluants au point de vue de la valeur d'une méthode qui donne des résultats si durables dans des cas où tous les autres moyens ne peuvent produire que des améliorations éphémères, nous pensons qu'il faut encore attendre de longues années avant de prononcer le mot de *cure radicale*. Est-ce qu'un résultat de 5 ans, 10 ans même, est un résultat dé-

(1) *Loc. cit.*, p. 158.

finitif? et n'est-il pas arrivé souvent à de vieux chirurgiens d'avoir à dilater de nouveau un urèthre depuis longtemps perdu de vue et considéré comme guéri?

Dernièrement encore, je revoyais un malade uréthrotomisé, il y a dix ans et par un maître lyonnais, resté guéri et pissant assez largement pendant toute cette période, figurant du reste dans les statistiques des résultats définitifs de l'uréthrotomie externe; je le trouvais en rétention incomplète avec une récidive assez serrée de sa stricture. Voilà ce qu'on ne doit pas rencontrer avec une méthode dite de *cure radicale*, même au bout de dix ans. Encore une fois cela n'infirme pas la valeur de l'opération employée, bien au contraire, mais il ne faut pas jouer sur les mots, et ne pas dire guérison absolue, là où elle est seulement relative.

Pour être autorisé à dire *méthode curative* il faut : 1° attendre des résultats beaucoup plus éloignés que ceux qu'on a pu encore fournir jusqu'ici, et pour l'excellente raison du reste que la méthode n'est guère couramment employée que depuis une dizaine d'années ; 2° avoir des résultats produits par l'excision seule, sans que la dilatation consécutive intervienne pour les maintenir.

Résultats vrais des uréthrectomies. — La vérité la voici. C'est que : 1° dans quelques cas spécialement heureux (par exemple nodus cicatriciels petits et bien limités, traités par l'extirpation suivie d'une uréthroplastie soignée) on peut espérer une cicatrice linéaire et une guérison complète ; 2° dans des cas graves, invétérés et rebelles à toute autre méthode thérapeutique, on obtient par l'uréthrectomie des résultats remarquables comme durée et comme fonction ; 3° c'est après l'uréthrectomie que la dilatation donne son maximum d'efficacité pour entretenir le résultat obtenu.

Indications. — Les indications précises de l'uréthrectomie peuvent se résumer ainsi :

1° *Rétrécissements suite de lésions traumatiques.* — Cicatrices peu étendues succédant aux ruptures uréthrales, mais cicatrices épaisses, denses, comprenant en même temps que l'urèthre une partie des tissus para-uréthraux, et se traduisant à la palpation extérieure sous forme de nodus plus ou moins volumineux. La dilatation et l'uréthrotomie n'ont aucune action durable sur pareilles cicatrices. Les sutures *uréthrales* (1) seront ordinairement possibles une fois l'excision de ces cicatrices faites, et le résultat sera très bon. A *fortiori*, l'uréthrectomie sera-t-elle encore indiquée quand la rupture aura laissé, non plus une petite virole cicatricielle mais de *grosses masses scléreuses* englobant l'urèthre et les tissus voisins sur une assez grande étendue. — Ici il n'y aura guère de possibles que les sutures *para-uréthrales* après l'uréthrectomie.

2° *Rétrécissements inflammatoires.* — Rétrécissements anciens, indéfiniment récidivants, à périnée induré, fistuleux, et sur lesquels dilatation et uréthrotomies ont plusieurs fois échoué.

Contre-indications. — La seule contre-indication à l'uréthrectomie dans ces différents cas, c'est l'étendue de la perte de substance à faire dans des rétrécissements diffusés sur une grande longueur, et entourés de masses calleuses énormes comprenant jusqu'aux tissus sous-cutanés.

Dans ces conditions, il faudrait trop enlever pour songer même à des sutures para-uréthrales car les tissus voisins de l'urèthre seront malades eux-mêmes. On aurait bien peu de chance pour la réussite d'une uréthroplastie. C'est alors que la simple uréthrotomie externe donnera les résultats palliatifs les plus satisfaisants.

(1) Voir plus loin pour les *sutures uréthrales* en général.

Résumé des indications respectives des différentes méthodes dans la cure des rétrécissements. — Nous sommes maintenant en mesure de nous prononcer sur les véritables *indications de l'uréthrotomie externe*. D'après tout ce que nous venons de dire, on peut voir que cette opération comporte, depuis les progrès de l'uréthrectomie, des indications plus limitées qu'autrefois mais aussi plus précises.

Pour les rétrécissements relativement simples, le traitement c'est la dilatation, seule ou aidée de l'uréthrotomie interne. Pour les rétrécissements rebelles et graves, mais où l'extirpation et l'uréthroplastie consécutives sont encore possibles, c'est l'uréthrectomie.

Pour les rétrécissements trop étendus ou trop compliqués, où l'uréthrectomie avec chance de succès n'est guère de mise, c'est l'uréthrotomie externe qui reprend ses droits.

En somme à l'heure actuelle l'uréthrotomie externe (si l'on prend ce nom au pied de la lettre et qu'on lui fasse signifier la simple section du canal, sans aucune resection des bords de la plaie uréthrale ou des tissus para-uréthraux) a été dépossédée d'une grande partie de son champ d'action par l'uréthrectomie qui donne évidemment des résultats encore plus durables. Elle reste cependant comme méthode palliative excellente, dans les cas où l'uréthrectomie n'a pas de chance de réussite.

V. — Uréthrostomie périnéale.

Dans ce qui précède nous avons eu en vue les rétrécissements pour lesquels une intervention chirurgicale avait chance d'être réellement efficace. Nous devons maintenant envisager les cas où toute thérapeutique ne donne que des résultats mauvais ou peu durables. Ces cas ont été spécialement étudiés par Poncet et il a proposé pour eux une opération palliative, qui dérive définitivement le cours des urines : *l'uréthrostomie périnéale* (1).

On peut les résumer de la façon suivante :

1° Beaucoup de *rétrécissements d'origine traumatique*, ceux qui par exemple sont consécutifs à des ruptures complètes avec écartement des deux bouts, et pour lesquels les traitements d'uréthroplastie sont restés généralement infructueux (rétrécissements *originellement* incurables).

2° Certains rétrécissements *inflammatoires* ayant évolué, pour une cause ou pour une autre (manque de soins, négligence du malade à se dilater de temps en temps ou gravité même de la stricture) vers les abcès, les infiltrations, avec périnée calleux et fistuleux, etc. — et chez lesquels les uréthrotomies faites à différentes reprises, ou l'uréthrectomie même sont restées peu efficaces et n'ont donné qu'une amélioration trop fugitive. — Il y a des cas d'ailleurs où l'étendue des lésions et les sacrifices qu'il faudrait faire dans une extirpation du périnée contre-indiquent toute opération de ce genre (2).

3° Les *rétrécissements chez de vieux urinaires* et compliqués déjà de lésions profondes du côté de l'appareil urinaire supérieur, lésions traduites par la cachexie urineuse, par des accès fébriles fréquemment renouvelés à l'occasion d'un simple cathétérisme par exemple. — Ces urinaires sont en quelque sorte de *nolime tangere*, et le méat périnéal les garantit précisément de toutes manœuvres sur un terrain « prêt à brûler ».

Résultats de l'opération. — A la suite de l'uréthrostomie périnéale les malades n'ont point d'incontinence, car

(1) Coignet, thèse Lyon, 1893.

(2) Les uréthrectomies qui dépassent 3 et 4 centimètres semblent de mauvaises opérations. Tous les expérimentateurs et beaucoup de cliniciens ont insisté sur ce fait.

ils conservent leur sphincter uréthral profond et la miction reste volontaire. Mais, pour que l'urine s'échappe facilement et sans souiller les vêtements, la miction doit se faire dans la position « accroupie » *more feminarum*.

La fécondation sera difficile à réaliser désormais ; mais la plupart des fonctions génitales demeurent ; l'appétit sexuel reste intact ; les érections se font comme à l'état normal et l'éjaculation se produit derrière les bourses avec les sensations habituelles.

L'opération supprimant le passage de l'urine au travers du rétrécissement supprime d'emblée la plupart des accidents qui découlent de ce rétrécissement. Si les lésions vésico-rénales ne sont pas trop anciennes et trop graves déjà, elles peuvent disparaître complètement. En tous cas elles sont considérablement améliorées, et les accidents fébriles n'ayant plus leur *primum movens* habituel (cathétérisme et manœuvres sur l'urèthre) vont en s'atténuant dans une large mesure.

Dans le cas très grave d'un homme de 60 ans, non prostatique, atteint d'anciens et multiples rétrécissements, 13 fois uréthrotomisé (soit par la voie interne, soit par la voie externe), en proie à des crises répétées de rétention presque complète et chez lequel le cathétérisme le plus soigneux déterminait de violents accès fébriles, nous avons pour notre part, obtenu un succès très remarquable ; l'opéré dont l'état général est devenu très bon nous est très reconnaissant de l'avoir rendu à la vie active et de lui avoir ôté la préoccupation obsédante, le cauchemar de son canal à sonder ou à dilater tous les jours.

Cette sensation de contentement chez l'opéré paraît assez générale (1) et même chez de jeunes opérés. Sans doute, c'est un désagrément pour un jeune que d'être obligé d'uriner

(1) Cognet, *loc. cit.*

comme une femme et c'est une déchéance que de ne plus pouvoir se reproduire.

Mais d'abord cette stérilité n'est en rien comparable à celle qui suit une castration double par exemple.

La puissance et les satisfactions sexuelles persistent ; le sperme est toujours fécondant : c'est le moyen seul de le faire porter sûrement à destination qui manque, et l'opéré garde la possibilité de la fécondation artificielle.

Mettez en balance (sans parler de ces cas graves de cachexie profonde, de lésions rénales avancées où c'est une question de vie ou de mort) ces inconvénients avec ceux d'une vie sans cesse arrêtée par des accidents qui font souffrir et immobilisent pendant longtemps, empoisonnée par le souci constant d'assurer la miction, un des besoins les plus pressants de l'existence, et vous verrez pencher cette balance en faveur de l'uréthrostomie périnéale ; *dans les cas bien entendu où il sera bien démontré qu'aucune autre méthode ne peut donner de soulagement durable.*

Faites enfin la part des professions et de la situation sociale du malade.

Un malade riche, oisif, soigneux de sa personne, peut obtenir d'une uréthrotomie et de la dilatation de son rétrécissement des résultats bien différents de ceux que peut espérer un ouvrier qui n'a pas le loisir de se sonder quand il faut, pour lequel les jours représentent du pain, et auquel il faut assurer un résultat définitif, et épargner un traitement minutieux ou trop souvent renouvelé.

Opération. — Les premiers temps faits pour découvrir la région bulbo-membraneuse sont identiques à ceux d'une *boutonnière perinéale* (1).

(1) Si le rétrécissement n'a pu permettre l'introduction d'un fin cathéter, on procède comme pour l'uréthrotomie externe sans conducteur et on recherche le bout postérieur de l'urèthre par les moyens et artifices déjà indiqués à propos de cette opération.

On recherche exactement le siège du dernier rétrécissement et derrière lui on incise transversalement l'urèthre. Cette incision s'étend jusqu'aux corps caverneux pour faciliter la dissection suivante.

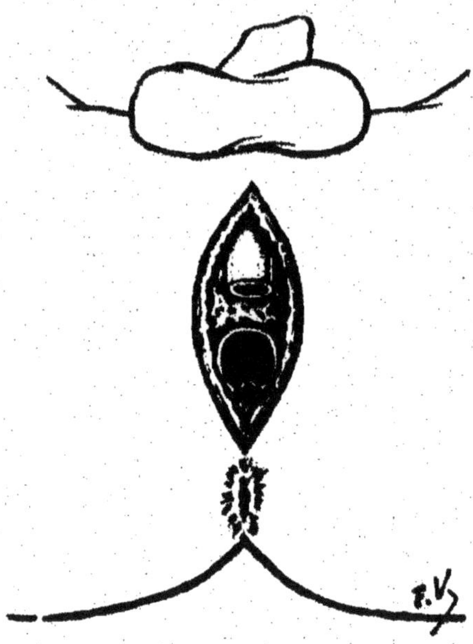

Fig. 22. — *Uréthrostomie périnéale.* — La séparation complète des 2 bouts de l'urèthre est faite. — La paroi inférieure du bout postérieur est fendue pour agrandir le futur méat.

Le *bout postérieur* est disséqué sur une étendue de 10 à 12 millimètres ; le *bout antérieur* est fermé par quelques points de suture séparés, ou par une suture en bourse.

La paroi inférieure du bout postérieur est alors fendue d'un coup de ciseaux sur une longueur de 8 à 10 millimètres ; cette manœuvre a pour but d'éviter le rétrécissement ultérieur du nouveau méat et de créer là un large orifice (Fig. 22).

On suture ensuite méthodiquement l'orifice ainsi modifié du bout postérieur avec la peau du périnée, qui s'enfonce à sa rencontre (Fig. 23).

Quant à la plaie périnéale, elle sera réunie, au-dessus, par quelques sutures métalliques, à moins qu'on ne se trouve en face d'un périnée infecté et abcédé. Ces indications des

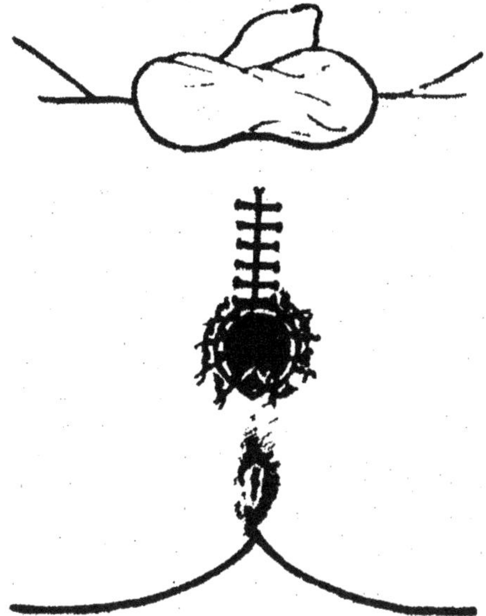

Fig. 23. — *Uréthrostomie périnéale.* — 1° Suture du périnée. — 2° Sutures circulaires du nouveau méat (supposé écarté par une sonde).

sutures périnéales ont déjà été maintes fois discutées dans le cours des précédents chapitres.

SECTION IV

NÉOPLASMES.

Ils se résument dans les végétations ou les tumeurs polypeuses, et dans le cancer de l'urèthre.

A — Tumeurs bénignes.

Ces tumeurs sont de différentes catégories : elles représentent, sous forme de petites saillies papilliformes ou villeuses, une évolution particulière des plaques granuleuses des vieilles uréthrites, bien étudiées depuis ces dernières années et grâce à l'endoscope reconnues beaucoup plus fréquentes qu'on ne le pensait ; ou bien elles constituent de véritables *polypes* et c'est alors surtout chez la femme, qu'on les a observées. Ces polypes peuvent siéger tout près du méat, mais souvent aussi ils ont leur point d'implantation beaucoup plus profondément, tout près du col vésical par exemple ; la mass : bourgeonnante arrive peu à peu à remplir tout le canal en le dilatant jusqu'à ce qu'elle sorte à l'extérieur. Une fois sortie, elle s'épanouit sous forme de choux-fleurs, ou parfois sous forme de grosses carnosités débordant en doublure d'habit le pourtour du méat et pouvant en imposer pour un prolapsus de la muqueuse uréthrale.

Opérations dirigées contre les polypes.

Ablation, curettage, cautérisation des petites végétations endo uréthrales. — Les gros polypes seuls réclament une intervention vraiment chirurgicale. Les végétations endo-uréthrales qu'on voit chez l'homme, d'un certain volume et dont le siège exact a été reconnu à l'endoscope, ont bien été traitées par certains spécialistes au moyen de fins polypotomes introduits jusqu'à elles (Grünfelt) ; mais ce sont là des opérations d'artistes et tout ce qu'on doit retenir, quand elles occupent une certaine surface et n'ont pas été détruites par des instillations locales ou mieux des attouchements directs au crayon de sulfate de cuivre (1), c'est qu'on peut fort bien les « euretter » avec de petits abraseurs spéciaux.

Excision des gros polypes. — Quand on a affaire, comme chez la femme, à de vrais polypes implantés sur le méat ou à peu de distance de lui, le manuel de *l'excision* est des plus simples. La tumeur, saisie avec une petite pince à griffes et à arrêt *près de son insertion* pour *ne pas déchirer le tissu friable de sa surface*, est attirée hors du méat avec son pied rendu ainsi visible. Sur ce dernier on passe une anse coupante ou on donne un coup de ciseaux. S'il y a une petite hémorrhagie une sonde à demeure un peu grosse suffit à l'arrêter.

Quand le polype s'insère profondément, les moyens d'excision restent les mêmes, seulement il faut dilater l'urèthre auparavant pour voir clair et agir sur le point précis d'implantation. On s'exposerait sans cela à n'enlever qu'une partie du bourgeon et à avoir des récidives.

Cette *dilatation uréthrale* se retrouve souvent chez la femme comme opération préliminaire. Nous la rencontrerons plus tard à chaque pas dans les affections de la vessie (exploration digitale, cystoscopie, calculs, corps étrangers, tumeurs, etc.). Nous devons donc y insister un peu et la décrire comme opération réglée.

(1) Rochet, *Archiv. prov. de chirurg.*, 1894. Uréthrite granuleuse et son traitement par le sulfate de cuivre.

Dilatation de l'urèthre féminin. — La dilatation de l'urèthre féminin demande, pour rester une opération innocente, simple et très recommandable dans beaucoup de cas, à être pratiquée sans brutalité (1). Bien entendu aussi elle sera aseptique.

La dilatation immédiate mais progressive avec les *bougies d'Hégar* nous paraît la méthode la plus satisfaisante. A partir d'un certain numéro on essaie l'introduction du petit doigt, puis celle de l'index et on peut s'arrêter à ce moment (2).

On peut se servir aussi de dilatateurs spéciaux, la *dilatateur à mandrin* de Guyon-Duplay ou encore un petit *spéculum dilatateur* construit sur le modèle du dilatateur anal d'A. Paré (fig. 24).

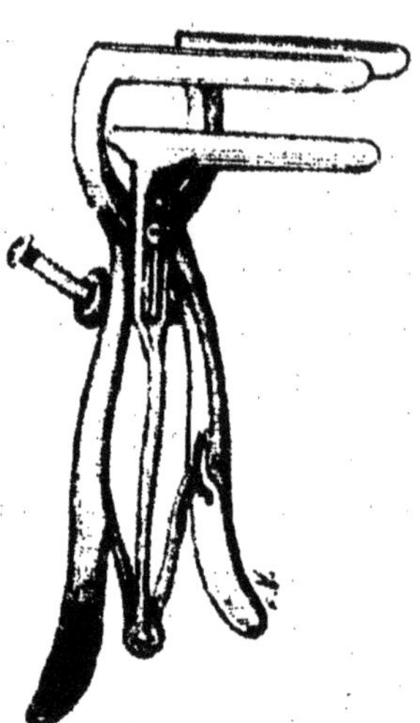

Fig. 24. — Petit dilatateur pour l'urèthre féminin. — Instrument ouvert (construit sur le modèle de celui d'A. Paré pour l'anus).

A la rigueur, pour l'extirpation de petits polypes pas trop profonds et quand il s'agit d'*écarter* les parois du canal plutôt que de le *dilater* à proprement parler, une simple pince hémostatique qu'on introduit vaselinée et fermée et qu'on ouvre ensuite en en confiant à un aide les branches écartées, peut suffire à éclairer le champ opératoire.

On a conseillé parfois les *débridements multiples* autour du méat

(1) Des ruptures du canal, des douleurs et épreintes rebelles au niveau du col vésical, une incontinence d'urine souvent incurable, voilà les accidents à redouter pour des mains brutales, et qu'on a parfois observés.

(2) Le volume de l'index adulte représente en effet à peu près la limite de la dilatabilité uréthrale sans déchirures graves et au-dessus de laquelle l'urèthre risque de ne plus pouvoir revenir sur lui-même.

et au bistouri. Il nous semble qu'il faut les réserver aux méats sclérosés ou cicatriciels, car en commençant la dilatation par de fines bougies on arrive presque toujours au but sans incisions.

B. — Tumeurs malignes.

Le *cancer de l'urèthre* est le plus souvent *secondaire* à une tumeur du gland, de la prostate ou de la vessie (1) ; quand il est *primitif* il se greffe ordinairement sur de vieilles fistules urineuses qui ont subi la dégénérescence cancroïdale (Poncet).

Il va de soi que le traitement chirurgical pour les formes secondaires dépend absolument de celui qu'indique la tumeur péri-uréthrale primitive, et que, suivant les cas, ce sera une *amputation pénienne* plus ou moins large ou une *extirpation vésicale* ou *prostatique* qui dominera le tableau opératoire.

Si le chirurgien est assez heureux pour saisir un cancer primitif au début, il aura chance de rendre service à son malade en faisant une généreuse ablation de la partie infiltrée, une *uréthrectomie* étendue.

Cette uréthrectomie sera suivie ou non de suture des deux bouts du canal suivant que l'étendue de la résection le permettra ou le contre-indiquera.

La conduite à tenir ne diffère donc guère de celle que nous avons étudiée à propos des résections uréthrales pour rétrécissement et nous renvoyons à ce chapitre.

Émasculation totale.

Dans beaucoup de *néoplasmes secondaires de l'urèthre*, ceux

(1) On a noté des cas où la tumeur avait débuté dans les glandes de Cowper.

qui sont consécutifs par exemple à des cancers du pénis, on peut être amené à faire des opérations complexes comme celle qui a été décrite par Chalot sous le nom *d'émasculation totale*. Certains *cancers primitifs* de l'urèthre, comme Albarran vient d'en rapporter un exemple très intéressant au congrès de Chirurgie de Lyon, peuvent aussi, à un moment donné et par leur extension, nécessiter une intervention à peu près analogue. Cette opération veut dire *ablation de tous les organes génitaux externes, y compris les racines des corps caverneux*. Les principaux temps sont les suivants :

1er Temps. — *Ligature des cordons.* — Les cordons ayant été mis à nu, on les isole et on jette sur chacun d'eux une ligature massive à la soie forte, et le plus haut possible.

2e Temps. — *Ablation du scrotum et du pénis.* — Les organes génitaux sont contournés de chaque côté par une incision qui part de celle qui a servi à découvrir le cordon en haut et qui vient tomber en bas sur le raphé périnéal à trois centimètres au-devant de l'anus.

Ceci fait, les extrémités supérieures des incisions funiculaires sont réunies l'une à l'autre par une incision légèrement concave en bas qui croise le dessus de la racine de la verge.

Avec de forts ciseaux on détache ensuite à grands coups les cordons, le ligament suspenseur du pénis, et finalement ce dernier lui-même à sa racine.

3e Temps. — *Dissection et ablation des racines caverneuses.* — Après avoir reconnu la tranche du canal de l'urèthre, le chirurgien introduit un cathéter dans sa lumière ; puis, encore avec les ciseaux, il sépare l'urèthre d'avec les corps caverneux au fond du périnée, et jusqu'à dégagement suffisant des racines de ces corps. Alors celles-ci sont à leur tour détachées dans toute leur longueur des branches ischio-pubiennes, toujours avec les ciseaux qui rasent de près le plan osseux.

On vérifie le moignon uréthral périnéal et on en résèque tout ce qui ne paraît pas très sain.

On fend ensuite la face inférieure de ce moignon et on suture les bords de la coupe uréthrale à la peau du périnée, comme il a été dit dans l'*uréthrostomie périnéale* (voir cette opération).

4e Temps. — Si on trouve des ganglions suspects dans les aines, on n'a qu'à prolonger à droite et à gauche les incisions funiculaires du côté du triangle de Scarpa, et on procède au curage ganglionnaire de cette région.

La réunion des parties molles après cette opération se fait suivant une figure en T, dont la branche transversale suit le bord supérieur du pubis, et la branche verticale longe le milieu du périnée en aboutissant en bas au méat périnéal.

En agissant par une intervention aussi rationnelle et aussi radicale, le chirurgien a des chances d'enrayer l'infection cancéreuse, surtout s'il intervient de bonne heure. Malheureusement le cancer occupe souvent, surtout au périnée où est son siège d'élection, une large surface et pousse de bonne heure de profondes racines vers les fosses ischiorectales, vers le squelette ischio-pubien, vers le rectum, et dès lors l'opération n'est plus que palliative.

SECTION V

CORPS ÉTRANGERS.

Les corps étrangers uréthraux solides, de quelque nature qu'ils soient (corps venus du dehors ou calculs descendus de la vessie ou de la prostate), demandent à être enlevés au plus tôt en raison des accidents qu'ils peuvent provoquer.

On les extrait suivant les cas, *soit par les voies naturelles* (méthode de choix), *soit par une boutonnière faite à l'urèthre* (méthode d'exception ou de nécessité).

Extraction par les voies naturelles.

Par les voies naturelles, les *procédés d'extraction* sont nombreux et les *instruments* dont on se sert aussi.

Nous ne retiendrons de ces derniers que ceux qui nous paraissent les plus utiles et qui trouvent parfois chacun leur indication suivant les cas particuliers. Telles sont : la *pince de Hunter* qui retire les corps après préhension directe : la *curette de Leroy d'Etiolles*, qui accroche l'obstacle par derrière ; enfin les *petits brise-pierre* spéciaux destinés à fragmenter des calculs trop volumineux ou trop irréguliers de surface pour être commodément extraits. Si le corps étranger est situé tout à fait dans l'arrière-canal, et trop profondément engagé pour être extirpé par ces divers instruments, le conseil classiquement donné est de tenter le refoulement du côté de la vessie avec une grosse bougie ou une sonde métallique. Une fois dans la vessie, il sera vite émietté par un lithotriteur.

Cette question de l'extraction par les voies naturelles vient d'être élargie par l'invention d'un nouvel extracteur, celui de M. Boimond (1).

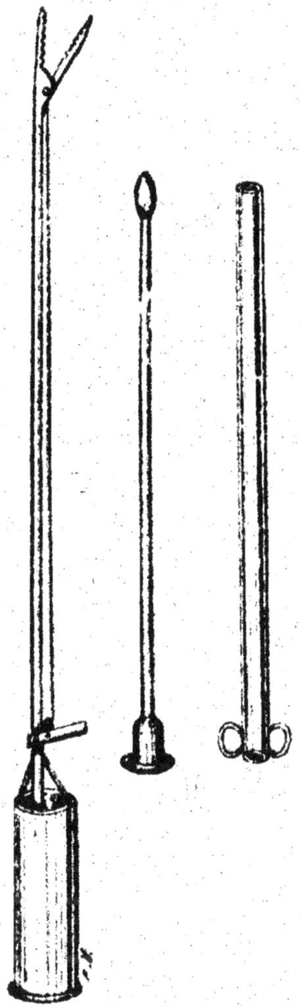

L'instrument de ce médecin correspond à la triple indication suivante : 1° faire cesser le spasme de l'urèthre, cause principale de l'emprisonnement du corps étranger dans le canal ; 2° protéger la muqueuse uréthrale et empêcher que le corps ne vienne la blesser quand on le retire, blessure qui augmente encore le spasme ; 3° faciliter la manœuvre de la pince extractive en mettant à découvert, dans le fond de la sonde, le corps étranger lui-même ; la sonde éclaire en effet les corps étrangers et permet de les *voir* jusque vers la prostate.

Fig. 25. — Instrument de M. Boimond pour les corps étrangers de l'urèthre (sonde dilatatrice et son mandrin à bout olivaire, pince proprement dite).

L'appareil se compose de deux pièces : 1° une sonde et son mandrin ; 2° une pince (fig. 25).

Le 1er TEMPS de l'opération se réduit à un cathétérisme rectiligne avec la sonde armée de son mandrin ; on introduit ainsi cette sonde jusqu'à ce que l'olive du mandrin touche le corps étranger : on retire alors le mandrin.

Dans un 2e TEMPS, on introduit la pince fermée dans la sonde et on la pousse jusqu'à ce que ses mors touchent le corps étranger. Alors on ouvre la pince, on invite le patient

(1) BOIMOND, Th. Lyon, 1894.

à faire un effort, comme pour uriner, et le corps s'engage entre les mors. On ferme la pince à ce moment sur le corps étranger, et on la retire en même temps que la sonde qui calibre le canal au-devant du corps et permet à celui-ci de suivre facilement la pince, sans s'accrocher à la muqueuse uréthrale.

S'il est vrai que l'appareil Boimond fonctionne toujours aussi efficacement que les deux observations de son auteur et le raisonnement semble l'indiquer, il en découle que : 1° les corps étrangers, même très profondément situés, à l'origine même de l'urèthre, seront, comme ceux de l'urèthre pénien, justiciables de l'extraction directe par le canal, et la méthode du refoulement n'aura plus sa raison d'être ; 2° les indications de la taille uréthrale pour corps étrangers seront considérablement restreintes. On avait précisément proposé la taille à l'inventeur de l'instrument, car il était porteur d'un calcul enclavé dans le canal ; et c'est justement pour éviter cette taille que M. Boimond inventa son appareil.

Extraction par voie artificielle.

L'extraction par une taille artificielle (*taille uréthrale*) sera, d'une façon très générale, réservée : 1° aux corps étrangers qui ne pourront pas être extraits par les voies naturelles (pierres volumineuses, irrégulières de forme, solidement piquées dans les parois du canal) ; 2° aux corps étrangers arrêtés depuis un certain temps dans le canal et s'étant, peu à peu, creusés une loge excentrique sur un des côtés de l'urèthre, ou bien ayant déjà déterminé une inflammation (suppurée ou non) dans la région qu'ils occupent ; 3° aux calculs enlisés derrière un rétrécissement assez serré pour empêcher d'introduire l'extracteur de Boimond, ou tout au moins un petit brise-pierre uréthral.

Cette taille uréthrale qui peut être faite tout à fait aseptique et qu'on fera suivre, dans la généralité des cas, d'une suture méthodique et soignée de la plaie du canal (1), qui, par conséquent, peut être regardée comme innocente en tant qu'opération et comme devant être suivie de réunion immédiate sans cicatrice et sans rétrécissement consécutif, ne doit plus aujourd'hui être considérée comme un *ultima ratio*. Il n'y a aucune crainte à la proposer et à l'accepter de bonne heure, quand il paraît bien démontré que les manœuvres d'extraction par la voie naturelle ne donnent pas de résultats. Mieux vaut sûrement un canal taillé ainsi dans de bonnes conditions, qu'un canal déchiré, labouré par des instruments, ou par l'arrachement d'une pierre anguleuse, et alors qu'on s'est acharné à plusieurs reprises à vouloir faire sortir, bon gré mal gré, le corps étranger par la voie naturelle.

Taille uréthrale.

La taille uréthrale pour corps étranger se fait sur le corps étranger lui-même senti à travers les parois du canal. Elle n'a donc pas de siège déterminé d'avance, et, suivant les cas, elle sera pénienne, scrotale, périnéo-scrotale, etc.

Opération. — Même INSTRUMENTATION, mêmes SOINS PRÉPARATOIRES, mêmes ATTITUDES que pour une uréthrotomie externe.

Parfois le corps étranger permet de passer à côté de lui un petit stylet ou une petite bougie qui sert de conducteur. Ordinairement, le corps étranger remplit lui-même l'office de conducteur. Quoi qu'il en soit, on peut se reporter à *l'uré-*

(1) C'est dans les cas de taille pour corps étrangers que la suture immédiate de l'urèthre divisé trouve ses indications typiques. Il n'y a comme contre-indications à cette suture qu'un traumatisme local trop accentué, produit par le corps étranger ou les manœuvres d'extraction, ou des lésions inflammatoires avancées compliquant la présence du corps étranger.

throtomie externe ou à la *boutonnière uréthrale* pour les détails des temps opératoires et nous ne faisons que les indiquer sommairement. Nous insistons seulement sur la nécessité de soigner ici particulièrement la suture uréthrale dont le manuel opératoire précis sera détaillé dans le chapitre des *sutures uréthrales.*

1er Temps. — *Incision de la peau ou des parties molles jusqu'à l'urèthre.* — Incision verticale, médiane, sur la face inférieure de la verge ou sur le périnée, sur une étendue variable suivant les dimensions présumées du corps étranger, et faite au niveau même où il est arrêté (1).

2e Temps. — *Ouverture de l'urèthre sur le corps étranger. — Extraction de ce corps.* — L'incision uréthrale sera faite petite d'abord et on ne l'agrandira que dans l'étendue qu'exige le volume ou la forme du corps à extraire.

L'extraction se fera souvent d'elle-même pour ainsi dire, le corps tendant à s'échapper spontanément par l'ouverture uréthrale. Parfois de petites pinces sont nécessaires : d'autres fois la nature du corps exige des manœuvres spéciales que l'ingéniosité du chirurgien met immédiatement en œuvre (aiguilles à cheveux implantées sur les parois qu'elles ont trouées à différents niveaux, etc., etc.).

3e Temps. — Suture uréthrale.

(1) A moins qu'il ne s'agisse d'un corps siégeant très profondément, du côté de la prostate par exemple ; dans ce cas l'incision est faite bien en avant du corps étranger à attaquer, et les temps préliminaires à l'extraction sont alors exactement ceux de la boutonnière périnéale.

SECTION VI

MÉDECINE OPÉRATOIRE GÉNÉRALE.

Nous avons parlé déjà souvent des sutures à propos des lésions traumatiques de l'urèthre, à propos aussi de certaines opérations spéciales à ce canal, et nous avons discuté ses *indications* et *contre-indications* suivant les différents cas. Nous envisagerons donc seulement ici ce qui a trait à la *technique opératoire* de ces sutures.

Les sutures uréthrales sont *longitudinales* ou *transversales*. Dans le premier cas elles s'adressent à une division de l'urèthre dans le sens antéro-postérieur. Dans le 2e cas la suture réunit les deux bouts antérieur et postérieur du canal, incomplètement ou complètement sectionné en largeur.

Les sutures destinées à refermer le canal divisé se distinguent encore en :

1° Sutures réunissant les *tissus constitutifs de l'urèthre* lui-même (*sutures uréthrales* proprement dites) ;

2° Sutures réunissant les *tissus voisins de l'urèthre*, et destinés à remplacer l'urèthre détruit sur une grande étendue ou avec bouts trop écartés pour être aisément rapprochés (*sutures juxta ou para-uréthrales*).

A. — Sutures uréthrales.

INSTRUMENTATION. — Fines aiguilles droites et courbes, rondes comme des aiguilles à suture intestinale.

Catgut chromique ou fine soie.

1° *Sutures longitudinales.* — Passer une série de points

séparés, assez rapprochés les uns des autres (6 ou 7 millim. de distance maxima entre deux points voisins).

Ne pas traverser la muqueuse avec le fil et prendre simplement avec lui le tissu extra-muqueux et une partie du tissu spongieux dans les points du canal où celui-ci existe (1).

2° *Sutures transversales.*— Employer, encore ici, les points séparés pour réunir les lèvres antérieure et postérieure de la division. — Les rapprocher encore davantage que pour la suture longitudinale (2), (à des intervalles de 5 millimètres environ). S'il s'agit d'une *plaie transversale incomplète*,

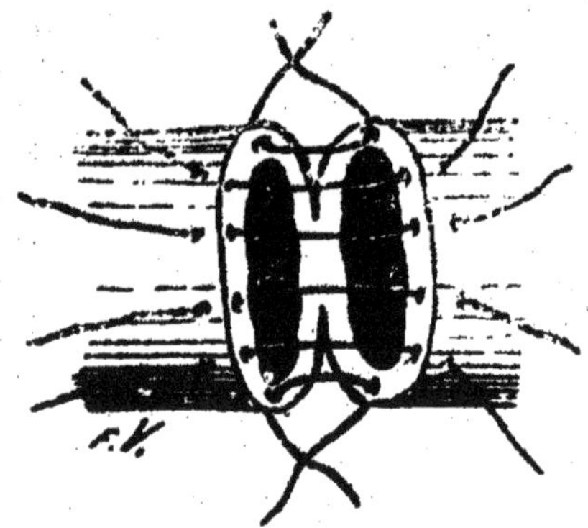

Fig. 26. — Manière de passer les fils dans une section *incomplète* de l'urèthre (Tous les fils seront noués sur la face externe du canal).

(1) On ne fait jamais du reste de sutures uréthrales longitudinales en arrière de la partie spongieuse du canal.

(2) Car la suture transversale, surtout si elle est faite pour une section complète du canal, sera exposée aux tiraillements de l'érection et devra donc être plus solide que la suture longitudinale.

Dans certaines observations on mentionne 2 ou 3 points de suture comme largement suffisants pour maintenir l'affrontement d'une rupture limitée à la moitié, et même aux deux tiers de la circonférence, et on fonde cette affirmation sur le résultat final obtenu malgré cette rareté des fils.

Mais il y a peut-être là une erreur d'interprétation qui tient aux sutures para-uréthrales faites en même temps que les sutures uréthrales proprement dites ; il se peut fort bien en effet que les secondes aient lâché ou aient été insuffisantes, et le résultat est dû alors tout entier aux premières.

limitée à la demi-circonférence inférieure de l'urèthre, les nœuds de tous les fils se trouveront placés à l'extérieur du canal (Fig. 26), et ces fils seront du reste commodes à passer.

S'il s'agit d'une section *complète* du canal, comment coudre la demi circonférence supérieure, le plafond de l'urèthre adhérent au corps caverneux ?

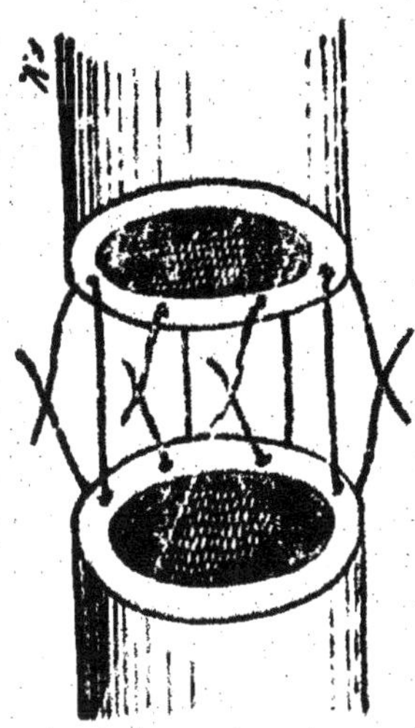

Fig. 27. — Sutures de 2 bouts séparés. — Fils réunissant les faces supérieures des bouts; ils seront noués *dans la cavité* même de l'urètre (ce sont les 2 fils du milieu).

On peut user de deux moyens. 1° On bien, sans disséquer le canal de ses adhérences avec les corps caverneux en haut, passer les fils destinés à la demi circonférence supérieure, de la muqueuse d'un bout vers l'extérieur de ce bout, pour rentrer en suite de l'extérieur du bout opposé dans la muqueuse puis à l'intérieur de ce bout. Le nœud du fil ainsi placé sera serré non plus à l'extérieur du canal mais dans sa cavité (fig. 27). 2° Ou bien, on séparera chaque bout, à coups de ciseaux et sur une certaine étendue, des corps caverneux où ils sont attachés en haut, et après les avoir ainsi bien libérés sur leurs faces supérieures, on pourra ramener celles-ci bien sous les yeux et le doigt, et on y placera des fils, noués à l'extérieur du canal tout comme pour la face inférieure.

B. — Sutures para-urétrales.

Quand l'urèthre 1° est trop atrophié, trop mince pour servir de support à une suture, ou bien 2° quand il a disparu sur une trop grande étendue pour qu'on puisse songer à rapprocher les bords de sa division, on a recours aux sutures dites *para-uréthrales* pour fermer le canal.

Le 1er cas se présente souvent en réalité, à la suite des uréthrotomies faites pour des rétrécissements, par exemple; on ne trouve plus alors qu'un tissu de sclérose à la place du rétrécissement incisé, et les différentes tuniques de l'urèthre, y compris le corps spongieux, ne sont plus représentées à ce niveau que par une bande, plus ou moins épaisse, de tissus fibreux durs et denses.

Il est difficile de passer des sutures dans un pareil tissu; en outre, si on accole ces lèvres fibreuses par une suture serrée, ne s'expose-t-on pas à reconstituer de gaîté de cœur et rapidement la filière qu'on a ouverte? C'est dans ce cas qu'on excise en général les portions les plus calleuses de cette boutonnière et qu'on réunit ensuite par dessus l'excision, les tissus sous-jacents restés souples.

La suture sera bien alors para-uréthrale. En réalité, il faut bien le dire, la suture uréthrale, au sens propre du mot, ne trouve son indication typique que dans les cas de taille pour corps étrangers, parfois aussi dans quelques ruptures traumatiques, c'est-à-dire en somme quand la *suture doit se faire s r un urèthre sain ou presque sain et non transformé par une inflammation antérieure.*

Le 2e cas correspond aux *restaurations de l'urèthre* par *les tissus profonds du périnée.* Quand l'étoffe uréthrale manque, pour une raison ou pour une autre, on cherche à la remplacer par le tissu voisin; chose remarquable *ce tissu para-uréthral s'adapte plus tard très bien à sa nouvelle destination et arrive à faire fonction d'urèthre* (1).

(1) C'est là un fait physiologique du plus haut intérêt et bien avéré; les restaurations uréthrales obtenues ainsi, sans mettre bien entendu à l'abri de la récidive si on néglige le cathétérisme dilatateur ultérieur, sont bien plus durables et bien meilleures au point de vue fonctionnel que les restaurations obtenues par bourgeonnement d'une réunion laissée à elle-même.

On devra notamment s'adresser à ces sutures para-uréthrales dans tous les cas de division transversale complète, où les bouts de l'urèthre sont écartés de plus de 3 cent. ; ou dans les cas de divisions transversales incomplètes mais avec perte de substance de plus de 2 cent. sur la paroi inférieure.

Quand l'écartement des bouts divisés dépasse en effet 3 cent., on aura bien de la peine à faire l'affrontement de ces bouts et surtout à le maintenir (1).

Quand on a affaire à une division ou à une perte de substance de l'urèthre limitée à sa paroi inferieure, mais assez écartée ou assez étendue pour gêner l'affrontement de ses bouts antérieur et postérieur, et exiger, pour obtenir cet affrontement, une forte coudure de la verge sur sa face inférieure, il ne faut pas songer à retirer grand bénéfice d'une suture des deux lèvres uréthrales.

Au cas ou cette suture tiendrait, que deviendrait pour le coït cette verge coudée en crochet et fortement cordée sur sa partie inférieure ?

C'est donc dans ces conditions qu'on tâchera de reconstituer la partie manquante au moyen d'une suture empruntée aux tissus para-uréthraux, ou même dans certains cas au moyen de véritables lambeaux taillés sur ces tissus (*autoplastie* proprement dite).

Le **manuel opératoire** de ces sutures para-uréthrales est des plus simple.

Les tissus conjonctifs péri-uréthraux et en même temps les lèvres du muscle bulbo-caverneux, si la section a porté à son niveau, seront rapprochés sur une sonde à demeure n° 18 ou 20 servant de moule au futur canal, et au moyen de fils fins de catgut chromique, employés par points sépa-

(1) C'est ce que semblent démontrer les recherches de Noguès, Thèse Paris, 1892.

rés et peu distants (5 ou 6 millimètres d'intervalle au maximum).

Pour donner plus de solidité à la suture et mieux la garantir contre l'infiltration urinaire, on pourra suivre le conseil donné par Noguès, c'est-à-dire chercher à adosser les lèvres de la suture à la façon de Lembert.

C. — Sutures des parties molles au-devant des sutures uréthrales.

Par dessus les sutures faites pour reconstituer le canal et obtenir sa réunion immédiate (sutures uréthrales proprement dites ou sutures para-uréthrales) il est assez souvent indiqué de réunir le reste de la plaie (1).

1° *Pour le* **périnée et la région bulbaire** cette réunion se fait par deux plans de suture.

α) *Un plan profond* au catgut ou à la soie perdue comprenant les parties musculo-aponévrotiques de la plaie (s'il s'agit d'un cas de suture para-uréthrale tout ce qui n'a pas été compris déjà dans la suture).

β) *Un plan superficiel* au fil métallique comprenant le tissu cellulaire sous-cutané et la peau.

Faut-il drainer la suture périnéale ainsi faite par dessus une suture de l'urèthre ?

Certains auteurs rejettent tout drainage, craignant, d'une part que le drain n'engendre une irritation locale favorable à la production d'un tissu de cicatrice, d'autre part qu'il ne serve d'amorce à la nouvelle production d'une fistule. Pour notre compte, malgré la sécurité que donne une sonde à demeure fonctionnant bien, nous mettons

(1) Nous avons déjà discuté ces indications à propos des uréthrotomies pour corps étrangers, rétrécissements etc., et des ruptures périnéales.

toujours un tout petit drain debout à la partie inférieure de la plaie et allant prendre très léger contact avec la suture uréthrale, surtout dans les cas où celle-ci aura été faite pour une division d'une certaine étendue. On le laisse très peu de temps, 48 heures seulement si l'on veut, mais c'est encore la meilleure garantie contre une infiltration sournoise derrière les plans de suture, et l'irritation laissée par ce court séjour est insignifiante pour les tissus réunis.

2° Pour les **parties molles de la « pars-pendula »**. Ici, en raison de l'absence des muscles, la suture des parties molles au-devant de l'urèthre ne comprend qu'un plan, *le plan cutané*.

Pour être plus solide, la suture se fera en affrontant les parties profondes des lèvres cutanées, et non seulement leurs bords, de façon à avoir une *suture en crête*. Cet adossement en surface s'obtiendra au besoin par deux ou trois tubes de Galli. On pourra se passer de drain dans cette région car, l'urèthre étant très superficiel, une infiltration commençante serait vite décelée et facilement combattue par l'ablation des points de suture, avant que l'urine ait eu le temps de produire des désordres lointains.

D. — Autoplasties vraies.

Les sutures uréthrales ou même para-uréthrales supposent, pour qu'elles soient suivies de succès, en même temps qu'une perte de substance pas trop étendue de l'urèthre, une certaine intégrité des tissus proches du canal. Si une grave contusion, si une inflammation gangréneuse étendue ont détruit au loin, non seulement le canal mais les parties molles voisines et ont enlevé trop d'étoffe, il ne faudra plus songer à emprunter celle-ci aux tissus para-uréthraux devenus cicatriciels ; et dans les cas où l'excision d'un rétrécissement aura emporté par exemple une masse volumineuse de callosités et de fistules on peut se trouver en présence d'une très vaste brèche, à laquelle il faudra mettre une pièce et qu'on ne pourra plus cependant combler par simple rapprochement ou glissement des parties molles adjacentes. Ce sont là les indications des méthodes dites *autoplastiques* (1).

Ces méthodes sont elles-mêmes variées. L'autoplastie peut se faire au moyen de lambeaux pris sur les régions voisines (scrotum, région anale etc.), restés adhérents par un pédicule à ces régions et rabattus ensuite sur la perte de substance (*méthode indienne*). Ou bien on se sert de véritables *greffes* prises au loin et transportées sur la brèche à combler. Ces greffes peuvent enfin être empruntées au sujet lui-même (*greffe autoplastique*) ou à la série animale (*greffe hétéroplastique*.

La question des greffes hétéroplastiques est aujourd'hui à l'étude. Wolfler a eu, parait-il, des succès en greffant sur des périnées incisés des lambeaux de muqueuse utérine ou vaginale pris sur la chienne. On pourra les essayer, alors que les autres méthodes auront échoué. Il faut jusqu'à nouvel ordre retenir que la méthode de choix pour ces autoplasties c'est la méthode à lambeaux pris sur la région voisine et rabattus sur la perte de substance (2).

Cependant on doit encore attendre de nouveaux faits pour se prononcer définitivement sur la valeur pratique de ces greffes hétéroplastiques. Au congrès de Rome 1894, Sapiejko

(1) Il ne faut pas confondre *autoplastie de l'urèthre* avec *uréthroplastie*. Uréthroplastie veut dire simplement *rétablissement du canal de l'urèthre* ; or il y a des uréthroplasties obtenues par simples sutures uréthrales ou para-uréthrales, et il y a des uréthroplasties par autoplastie.

(2) On pourrait aussi se servir des greffes dites *par approche* et *par la méthode italienne modifiée*, mais on aurait peut-être des difficultés spéciales à faire l'approche vu la région à recouvrir, région où du reste les fonctions de la miction et de la défécation gêneraient le maintien de l'approche.

de Kiew, a communiqué plusieurs observations de transplantation de muqueuse labiale sur des plaies d'excisions uréthrales, transplantation suivie de succès tels qu'ils nous paraissent surprenants.

Il est difficile de tracer le **manuel opératoire** exact de ces autoplasties. La forme, la direction des lambeaux, la région où on les empruntera sont si variables suivant les cas !

A propos des *fistules uréthro-péniennes*, nous avons déjà donné quelques renseignements sur les autoplasties de choix à pratiquer dans cette région.

A l'égard des *fistules périnéo-scrotales*, tout ce qu'on peut dire c'est que les lambeaux pris sur le scrotum et ramenés avec plus ou moins de torsion sur la brèche périnéale sont généralement commodes et faciles à adapter. — Si on veut avoir une étoffe épaisse, on pourra superposer deux lambeaux. C'est la méthode que M. Guyon a mise en œuvre dans un cas où le succès a du reste été très beau (1).

Voici, en résumé, comment il a procédé. Sur le côté gauche de la perte de substance il tailla un lambeau à peu près carré de 4 cent. de côté, dont le bord interne fut laissé adhérent. Ce lambeau fut disséqué de dehors en dedans jusqu'à 1/2 cent. de la lèvre gauche de la fistule, et rabattu ensuite sur elle de façon que sa face épidermique regardât le canal. La face saignante fut alors recouverte par un second lambeau pris sur le côté droit, celui-là à bord externe adhérent, qui fut disséqué de dedans en dehors et dont le bord interne libre fut amené vers la gauche, pour recouvrir à la fois la face cruentée du premier lambeau et la perte de substance laissée par la taille de ce lambeau. — Le 1/4 postérieur de ce double plan de lambeaux se gangréna. Pour combler cette nouvelle brèche, on tailla plus tard au-devant de

(1) Voyez Noguès, *loc. cit.*, obs. 110.

l'anus un lambeau rectangulaire à grand diamètre vertical, disséqué d'arrière en avant et laissé adhérent par son bord antérieur. Ce lambeau fut alors rabattu de bas en haut et suturé aux bords avivés de la fistule laissée par le sphacèle des lambeaux primitifs.

Après quelques incidents peu importants à noter le malade finit par guérir complètement de sa fistule.

LIVRE DEUXIÈME

VESSIE

CONSIDÉRATIONS ANATOMIQUES ET PHYSIOLOGIQUES

La vessie, cette poche où vient s'accumuler l'urine dans l'intervalle des mictions, se trouve située dans l'excavation pelvienne immédiatement derrière le pubis.

Chez l'adulte elle se dissimule entièrement derrière la symphyse, à l'état de vacuité ; *chez le fœtus* et même le *nouveau-né* sa partie supérieure est nettement intra-abdominale.

Entre la vessie et le pubis se trouve un espace virtuel, cellulaire, ou cellulo-graisseux, limité en bas par les ligaments pubio-vésicaux et qui se prolonge en haut sous la paroi abdominale antérieure jusqu'au niveau de l'ombilic. Cet *espace pré-vésical* est classiquement connu sous le nom de *cavité de Retzius*. Il est important à considérer en pathologie chirurgicale à cause des infiltrations et des abcès dont il est le siège fréquent, important aussi en médecine opératoire, car on doit le traverser pour ouvrir la vessie au-dessus du pubis (Fig. 28).

Testut en donne une excellente description.

Sa limite immédiate en avant est constituée, en haut par le feuillet postérieur de la gaine du muscle droit, en bas par le *fascia transversalis*. En arrière il est fermé par l'aponévrose *ombilico-prévésicale*, de forme triangulaire à base inférieure comme l'espace lui-même. Le sommet de cette aponévrose s'attache en haut à la partie inférieure de la cicatrice ombilicale, et en bas sur les ligaments pubio-vésicaux eux-mêmes. Latéralement ses bords vont obliquement de bas en haut et de dehors en dedans depuis les grandes échancrures sciatiques jusqu'à l'ombilic, en suivant assez exactement le trajet des artères ombilicales. Cette lame fibreuse ombilico-prévésicale descend du reste immédiatement au-devant de l'ouraque et des artères ombilicales.

L'espace pré-vésical est solidement fermé en bas et en haut ; c'est sur ses bords latéraux seulement que se trouvent

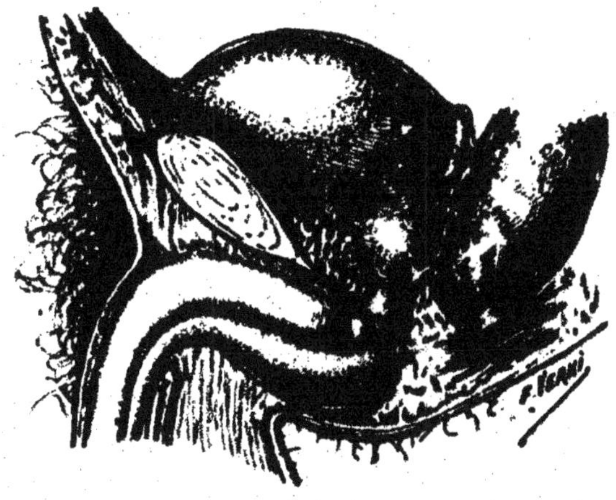

Fig. 28 (empruntée en partie à Testut). — *Vue latérale* de la prostate, de l'urèthre membraneux et du rectum. — En avant de la vessie, *espace pré-vésical* avec sa lame postérieure ombilico-prévésicale.

quelques points faibles où pourront s'échapper les liquides qui y seraient contenus.

En arrière la vessie est en rapport : 1° chez l'homme, avec *le rectum* dont elle est séparée, en haut dans la plus grande étendue de sa face postérieure par le cul-de-sac vésico-rectal, en bas au niveau de sa base, par l'aponévrose prostato-péritonéale ; 2° chez la femme, avec *l'utérus* dont elle est séparée le long de sa face postérieure par le cul-de-sac péritonéal vésico-utérin. Sa base repose sur la face antérieure du col utérin et au-dessous de ce col sur la paroi antérieure du vagin avec laquelle elle est fusionnée (cloison vésico-vaginale).

Les rapports de la vessie en arrière avec le rectum chez l'homme sont des plus importants (exploration de la vessie par le rectum, taille par le rectum, etc.). Ce qu'il faut retenir surtout, c'est qu'au niveau de ce que Testut appelle le triangle *inter-déférentiel* (triangle à base supérieure sous le cul-de-sac vésico-rectal, et à côtés formés par les canaux déférents eux-mêmes), la vessie est en rapport immédiat avec le rectum simplement séparé d'elle par le mince feuillet prostato-péritonéal, et sans interposition du péritoine entre les deux organes.

Les rapports avec l'utérus et le vagin chez la femme sont aussi des plus importants à savoir en gynécologie.

Les faces latérales de la vessie n'existent pour ainsi dire qu'à l'état de réplétion du réservoir urinaire ; quand ce dernier est vide, ses faces sont remplacées par des bords plus ou moins épais.

Le péritoine enveloppe l'organe de façon très inégale suivant les portions de vessie considérées. Nous avons déjà parlé des culs-de-sac postérieurs. Sur les parties latérales de la vessie la séreuse abdominale se réfléchit suivant une ligne oblique de haut en bas et d'avant en arrière, n'enveloppant par conséquent que la partie supérieure de ces faces et descendant sur elles d'autant plus bas qu'on se rapproche davantage de la partie inférieure.

C'est en avant que le péritoine a les rapports les plus intéressants au point de vue chirurgical. Il est classique de dire que le cul-de-sac péritonéal anté-vésical descend jusqu'au pubis et masque complètement la vessie dans l'état de vacuité de celle-ci, mais que ce cul-de-sac remonte au fur et à mesure que la vessie se distend et finit par découvrir une certaine hauteur de la face vésicale antérieure, quand cette distension a été poussée à un certain degré. D'où il s'ensuivrait, en pratique, qu'on pourrait toujours aborder le devant de la vessie sans blesser le péritoine, sans même être obligé de le décoller, quand la poche vésicale a été suffisamment distendue.

Rien n'est plus erroné que cette croyance. Il est facile de se rendre compte de la variabilité extrême des effets de la distension vésicale sur la modification du cul-de-sac péritonéal antérieur. Cette vérification peut se faire à l'amphithéâtre et aussi en clinique au cours des cystotomies sus-pubiennes qu'on pratique. Et d'abord, il y a des vessies qui s'étalent *latéralement* par la distension, et il faut pousser celle-ci à un très haut degré pour arriver à faire monter sensiblement la poche au-dessus du pubis. En outre, il y a une série de configurations très variables du cul-de-sac suivant les sujets et suivant les âges. Chez certains sujets, le cul-de-sac pré-vésical descend assez bas derrière la symphyse pubienne, et chez les vieux urinaires en particulier où les affections vésicales anciennes se sont ordinairement compliquées de péricystite, le cul-de-sac péritonéal est pour ainsi dire soudé à l'atmosphère celluleuse anté-vésicale et ne se laisse pas décoller du tout par la distension.

La *cavité de la vessie* est tapissée par une *muqueuse* d'aspect très variable ; unie, lisse chez le fœtus et le tout jeune enfant, elle prend plus tard un aspect tourmenté, avec saillies et dépressions alternatives de sa surface, et chez le vieillard elle arrive à caractériser ce qu'on a appelé les vessies à colonnes, les vessies à cellules.

Sa couleur varie aussi; de rose ou rouge pâle qu'elle était chez le jeune sujet, elle devient de plus en plus rouge foncé chez les vieux. Son épaisseur est peu considérable (1/2 mm. à 1 mm.), mais elle est assez résistante.

Ce qui frappe de suite à l'ouverture de la vessie, c'est la présence sur la base de l'organe de ce qu'on a appelé le *triangle de Lieutaud*, triangle dont les trois angles sont formés par autant d'orifices : en arrière les orifices urétéro-vésicaux, en avant l'orifice uréthro-vésical. Les deux angles postérieurs du triangle sont réunis par une ligne transversale saillante, *le bourrelet inter-urétérique*. L'orifice uréthro-vésical est arrondi chez l'enfant, mais au fur et à mesure

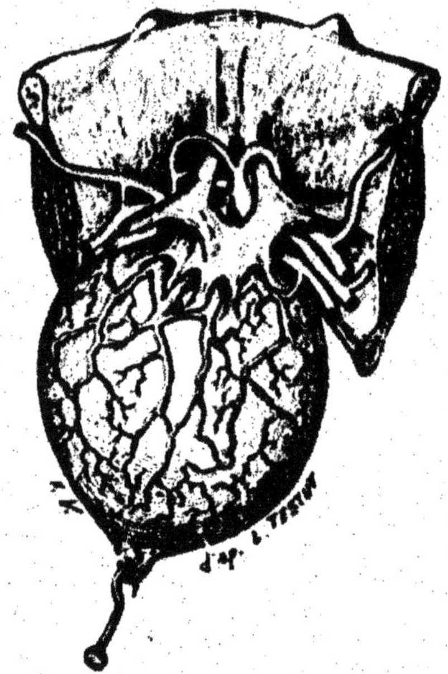

Fig. 29. — Ligaments pubio-vésicaux. — Plexus vésical antérieur.

du développement prostatique il prend l'aspect d'une fente transversale à deux lèvres, l'une postérieure, l'autre antérieure. En arrière du triangle de Lieutaud, se voit une dépression, légère fossette chez les jeunes sujets, plus tard profond diverticule et qui mérite bien chez le vieillard le nom de *bas-fond* qu'on lui a donné. Ce bas-fond est surtout marqué dans l'hypertrophie prostatique qui a repoussé fortement en haut le triangle de Lieutaud et accusé le bourrelet inter-urétérique d'autre part.

La vessie est une cavité essentiellement contractile. *La tunique musculaire* est puissante. Elle peut acquérir un volume et une force considérables dans certains cas pathologiques (rétrécissements) où l'effort répété contre l'obstacle a développé au maximum la fonction contractile. Elle devient au contraire débile chez le vieillard où la sclérose interstitielle a dissocié et éparpillé les fibres musculaires.

Ce qui intéresse le chirurgien dans la vascularisation de la vessie, c'est la disposition des *veines* péri-vésicales.

Les *veines vésicales antérieures* ont une direction verticale générale, qui est pour ainsi dire caractéristique et qui fait aisément reconnaître la face antérieure de la vessie au cours d'une taille sus-pubienne. Toutes les veines vésicales aboutissent à un riche plexus entourant la base de la vessie et qu'on a distingué en trois groupes veineux principaux, plexus antérieurs ou de Santorini (Fig. 29), plexus vésico-prostatiques sur les côtés, plexus séminal en arrière. La présence de tous ces plexus fait de la base de la vessie une région encore dangereuse aujourd'hui pour les hémorrhagies, dangereuse autrefois aussi pour les absorptions septiques.

La vessie a été considérée longtemps comme dépourvue de *vaisseaux lymphatiques*. Déjà signalés il y a longtemps par Moscagni, ils ont été confirmés par les recherches de Lluria et Albarran. C'est là un point important pour expliquer la marche de certaines tumeurs malignes.

La vessie est douée d'une *sensibilité* très spéciale et du reste très variable suivant l'état de santé ou de maladie de l'organe.

La *sensibilité au contact* (corps étrangers, instruments, etc.) est des plus obtuse, pour ne pas dire presque nulle dans une vessie normale et non enflammée. Dans une vessie pathologique au contraire, cette sensibilité au contact devient très vive, et il suffit de rappeler les douleurs que causent les secousses d'un calcul dans une vessie en même temps atteinte de cystite.

La *sensibilité à la distension* est très spéciale à la vessie, et c'est avec raison que M. Guyon a longuement insisté sur elle. Même dans une vessie saine cette sensibilité particulière est très développée.

Il suffit de rappeler les sensations que perçoit, bien qu'endormi du plus profond sommeil, l'individu dont la vessie est pleine, et qui aboutissent parfois au réveil complet par besoin d'uriner. Cette sensibilité s'accuse encore dans les vessies enflammées ; dans ces conditions et au plus profond de l'anesthésie, alors que les incisions tégumentaires ou les manœuvres sur les parois de la vessie ne sont plus du tout ressenties, il suffit de pousser une injection de liquide sous une certaine pression et avec une certaine brusquerie dans le réservoir urinaire pour voir le malade accuser par son agitation et ses mouvements la sensation perçue.

C'est dans ces cas de vessies douloureuses qu'il faut bien surveiller, sinon bannir, les injections dans la cavité de l'organe. La vessie réagit avec une violence de contraction inouïe contre le liquide qui essaye de la distendre, et dans certains cas la tétanisation de ses parois sur le liquide injecté de force est telle qu'elle peut amener sa rupture.

SECTION I

VICES DE CONFORMATION.

Exstrophie vésicale (1).

Les graves inconvénients de cette infirmité au double point de vue urinaire et sexuel, la « *minorisation* » qu'elle impose au point de vue social à celui qui en est frappé d'une part — d'autre part la difficulté et la longueur de sa cure, expliquent suffisamment la nécessité d'une intervention chirurgicale et les efforts d'ingéniosité déployés par les chirurgiens, leurs inventions multiples pour la guérir ou la pallier. Actuellement et avec l'antisepsie, nous sommes en bonne position pour y remédier par l'autoplastie ; malheureusement, il y a encore place pour de nombreuses récidives et même de nombreux insuccès.

Tout dépend du reste de la gravité des cas, et l'affection congénitale que nous étudions avec ses formes et ses complications par d'autres vices de conformation concomitants, ne permet guère d'envisager au point de vue opératoire une exstrophie mais des exstrophies à pronostics très divers.

C'est ainsi que, pour ne parler que des principales variétés, nous devons signaler :

1° *L'épispadias compliqué d'écartement du pubis, sans exstrophie* proprement dite, mais avec une membrane mince et d'aspect cicatriciel remplaçant la paroi abdominale (muscles, aponévroses, peau) pré-vésicale normale ;

2° *L'épispadias avec fissure inter-pubienne et hypogastri-*

(1) Les autres vices de conformation seront étudiés avec les fistules urinaires vésicales.

que complète, laissant à nu la vessie herniée à travers cette fissure, mais conservant sa paroi antérieure intacte pour former encore cavité close de toutes parts ;

3° *L'épispadias avec fissure hypogastrique et absence d'une petite portion seulement de la paroi vésicale antérieure.*

4° *L'épispadias avec fissure hypogastrique et absence d'une assez grande partie de la paroi vésicale antérieure* ;

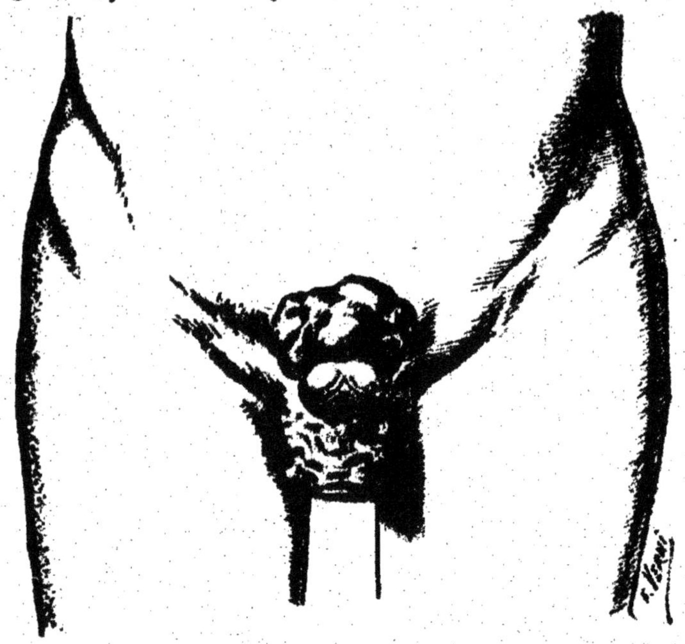

Fig. 30. — *Exstrophie vésicale* compliquée d'épispadias.

5° Même cas, mais avec *absence de toute la paroi antérieure de la vessie y compris son sommet* ;

6° *Exstrophie complète*, comme dans le cas précédent, mais sur une large surface et avec perte de substance d'une surface équivalente de la paroi amenant une véritable éventration, au fond de laquelle s'étale la muqueuse de la face postérieure de la vessie. Nous ne ferons que signaler les malformations locales concomitantes parfois observées (imperforation de l'anus, ouverture du rectum sur la surface même de l'exstrophie, l'absence de la prostate, etc.).

Ce qui domine le pronostic opératoire de l'exstrophie en général, c'est 1° la fissure osseuse inter-pubienne ; 2° l'absence de tout sphincter vésical, ce qui laisse le malade incontinent après comme avant l'opération.

Ce qui domine le pronostic opératoire des exstrophies en particulier, c'est *le degré d'écartement des pubis*, c'est *la lar-*

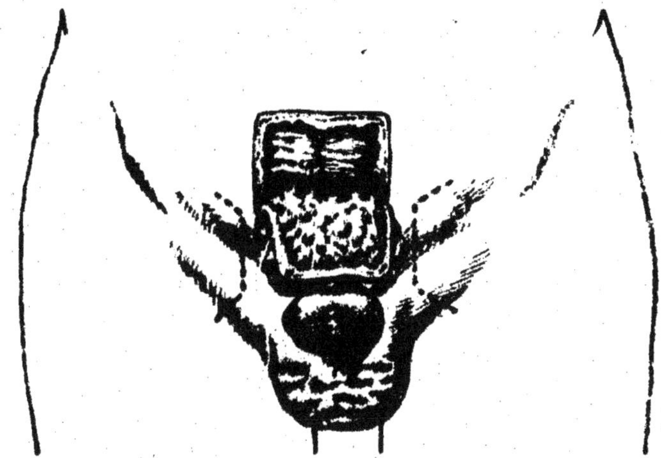

Fig. 31. — *Exstrophie vésicale.* — Lambeau abdominal médiane, rabattu de haut en bas sur l'exstrophie ; par côté, tracé des incisions qui découperont 2 lambeaux latéraux qu'on fera glisser sur le précédent.

geur de l'éventration hypogastrique et de la perte de substance vésicale. Moins ces lésions seront accentuées, plus simples et plus efficaces seront les procédés chirurgicaux.

Nous nous occuperons surtout du traitement des *exstrophies vraies*, c'est-à-dire de celles qui commencent au groupe 3, et dans lesquelles il n'y a pas seulement fissure des plans anté-vésicaux, mais fissure de la paroi vésicale antérieure elle-même. La première catégorie rentre en effet dans le traitement de l'épispadias déjà exposé, et qu'on fait suivre, dans les cas de fissure limitée à la paroi abdominale avec hernie de la vessie non fissurée elle-même, de la suture des bords de cette fissure après avivement. (Voir Epispadias.)

Traitement. — Les nombreuses méthodes thérapeutiques se résument toutes ainsi qu'il suit. 1° Celles qui ne sont que palliatives et ne s'adressent pas à la perte de substance elle-même. 2° Celles qui prétendent être curatives et s'attachent à refaire ce qui manque.

1° Méthodes palliatives, indirectes. — Elles consistent dans la *simple dérivation du cours des urines*. On établit une communication de *l'uretère et du rectum* (Simon) ou de la *vessie elle-même avec le rectum* (Lloyd). Quels que soient les perfectionnements qu'on a apportés à ces méthodes, et dont le principe est la conservation, dans le cas d'une fistulisation uretéro-rectale, d'un sphincter uretéral protégeant l'uretère et les reins contre les ascensions microbiennes, ces procédés *restent encore des procédés d'exception*. En admettant (ce qu'on ne sait pas encore à cause du petit nombre d'observations) que le rectum supporte impunément le contact permanent de l'urine, en admettant que son sphincter ne se relâche au-devant de celle-ci qu'à des intervalles espacés et par intermittences, comme pour les mictions normales par l'urèthre, la lésion originelle, la perte de substance n'est pas guérie ; il reste la fissure hypogastrique et interpubienne avec l'exposition de la muqueuse vésicale au dehors, avec les éventrations concomitantes, et la dérivation des urines doit souvent être accompagnée d'opérations complémentaires.

Il est vrai que ces opérations complémentaires seraient singulièrement facilitées par une dérivation complète. Malheureusement cette dérivation complète et définitive ne paraît pas commode à obtenir. On cite maintenant un petit nombre de succès, car la méthode a été reprise et beaucoup améliorée dans ces dernières années ; d'autre part, les premiers essais ont été déplorables et il y a eu une forte mortalité post-opératoire par complications rénales ascendantes. C'est dire que *c'est une question à l'étude*, et jusqu'à présent rien n'autorise à faire de la dérivation des urines une méthode de choix ; c'est plutôt un pis-aller, une ressource ultime quand les autres procédés ont échoué (1).

2° Méthodes curatives, directes. — On doit donc jusqu'à preuve du contraire recourir de préférence *aux méthodes qui s'adressent directement à la réparation de la malformation*, et qui cherchent à refaire une vessie et une paroi abdominale.

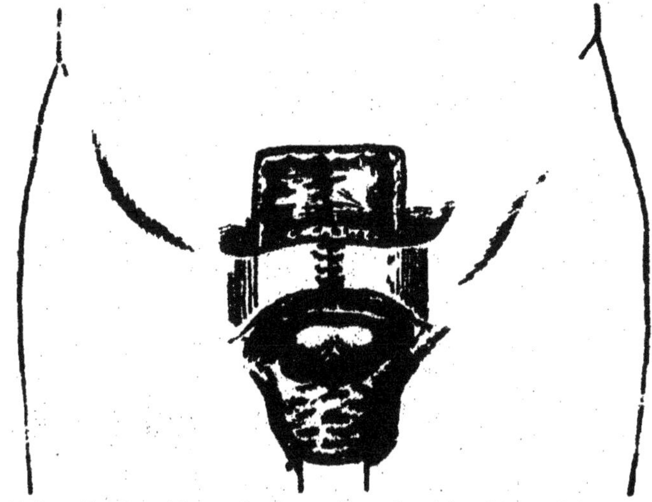

Fig. 32. — *Exstrophie vésicale.* — Les deux lambeaux latéraux disséqués, ont été glissés et suturés par dessus le lambeau médian rabattu sur l'exstrophie.

Il y a encore un choix à faire parmi elles.

Autoplastie par la vessie.—L'ancienne méthode autoplastique qui consiste à tailler, à la façon de Roux, de Richard, de Le Fort, des lambeaux tégumentaires sur les parties voisines (abdomen, scrotum, prépuce, etc.) et à les rabattre en sim-

(1) Tel n'est pas l'avis de Chaput qui a réglé d'une manière très satisfaisante l'abouchement uretéro-intestinal. (Voir à la fin de ce chapitre.)

ple ou double plan au-devant de la vessie incomplète (Figures 31, 32, 33)(1), parait devoir, malgré les progrès considérables qu'elle a réalisés dans le traitement de l'exstrophie, malgré les services rendus par elle entre les mains d'une foule de chirurgiens, céder le pas à des procédés plus récents et qui ont pour principe de *chercher la fermeture de la vessie par rapprochement direct et suture de ses parois*, de façon à reconstituer une cavité close partout tapissée de muqueuse, au lieu d'une cavité, muqueuse en arrière, cutanée en avant, comme avec les lambeaux autoplastiques ordinaires. On évite ainsi de laisser en contact avec l'urine qui s'accumule derrière elle une surface cicatricielle ou épidermique non préparée à ce contact, qui s'irrite, s'enflamme, suppure, devient le centre d'un foyer septique, décompose l'urine et s'incruste rapidement de sels calcaires parfois assez volumineux pour engorger la nouvelle cavité et amener toute une série d'ennuis. Or, si la reconstitution d'une cavité toute muqueuse n'évite pas absolument la production ultérieure de certains calculs, elle évite tous les autres accidents signalés. C'est donc le *procédé de choix.*

L'ancienne méthode autoplastique reste comme procédé complémentaire pour refaire une paroi abdominale au-devant de la vessie réparée et reconstituée par elle-même avec ses débris.

Les difficultés opératoires varient du reste suivant les cas particuliers.

Cas simples. — Prenons le cas 3 par exemple (épispade avec fissure hypogastrique et absence d'une petite portion en hauteur ou en largeur de la paroi vésicale antérieure). L'opération sera simple vu le peu d'écartement des lèvres de la fissure.

(1) Les figures ci-contre font suffisamment comprendre le tracé des lambeaux employés pour la réfection de la paroi abdominale, et les principaux procédés opératoires par conséquent.

Une Ire SÉANCE opératoire sera réservée à l'exstrophie.

α) Dans un 1er TEMPS on séparera les bords de la muqueuse vésicale des tissus ambiants en les disséquant sur une étendue de 6 à 7 millimètres.

β) Dans un 2e TEMPS on fera les sutures de cette muqueuse ainsi disséquée, par rapprochement latéral et à la façon de Lembert en adossant les faces cruentées de la dissection.

γ) Dans un 3e TEMPS on rapprochera les plans musculo-cutanés par dessus la vessie refermée à l'aide d'un 2e plan, plan superficiel, de sutures.

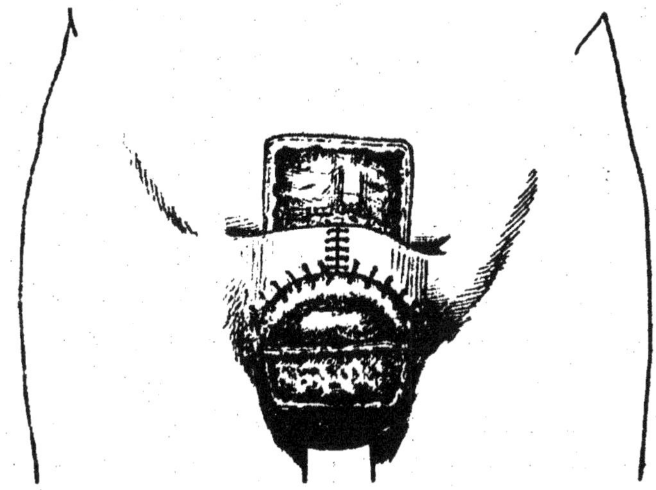

Fig. 33. — *Exstrophie vésicale.* — Un lambeau emprunté au prépuce (ou au scrotum) a été passé par dessus le gland, sur la gouttière épispadienne, et on l'a raccordé au bord inférieur des 2 lambeaux latéraux.

Quant à l'épispade concomitant, il sera peut-être préférable de renvoyer sa cure à une IIe SÉANCE et de procéder ici comme pour les réparations de l'urèthre, c'est-à-dire en plusieurs séances distinctes. En agissant ainsi on peut mieux soigner chaque opération : on avance petit à petit en laissant derrière soi des positions définitivement conquises, et on évite les infiltrations d'urine sous des sutures trop nombreuses et trop étendues.

On se reportera pour la réparation de l'épispade à ce qui a été dit à propos de ce dernier. On emploiera de préférence le procédé de Le Fort et de Duplay, et on comblera la gouttière épispadienne par une couverture empruntée au prépuce (Fig. 34).

Dans ces cas d'épispade avec exstrophie, en effet, le prépuce forme une longue étoffe sous la verge, et on peut ramener avec lui sur l'urèthre un long surtout qui facilitera beaucoup l'opération suivante ; celle-ci constituera une IIIe et dernière SÉANCE. Dans cette séance on comblera la fistule plus ou moins large laissée entre l'exstrophie et l'épispade réparés isolement, et on raccordera ses bords par avivement suivi de suture.

Cas de gravité moyenne (*Procédé de Segond*). — Envisageons maintenant les cas *plus graves* où une grande partie de la paroi antérieure de la vessie manque, où l'exstrophie s'étale sur une large surface, et où par conséquent il ne peut s'agir de simple rapprochement latéral. — C'est ici qu'on devra utiliser le procédé décrit par Segond (1), et qui a donné à l'auteur et à plusieurs chirurgiens déjà de beaux succès. Nous l'avons utilisé nous-même dans un cas et avec un résultat excellent.

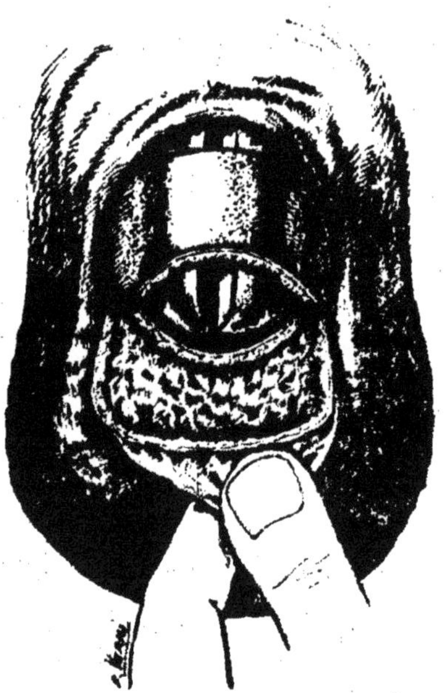

Fig 34. — Lambeau préputial [illegible] recouvrir la gouttière ép[illegible]nne.

(1) SEGOND, *Ann. génito-urinaires*, 1890 et L. Cros, th. Lyon. 1890.

Il consiste essentiellement à disséquer la paroi postérieure de la vessie, formant la surface muqueuse exstrophiée, à la libérer comme un lambeau, et à rabattre ensuite ce lambeau par devant (face muqueuse en arrière), de façon à reconstituer une cavité close et *tapissée de toutes parts par une muqueuse.*

C'est là le gros avantage de la méthode et on évite ainsi ces concrétions calculeuses indéfiniment récidivantes dans les vessies restaurées avec des lambeaux simplement peauciers, la peau ne remplissant jamais, quoi qu'on en ait dit,

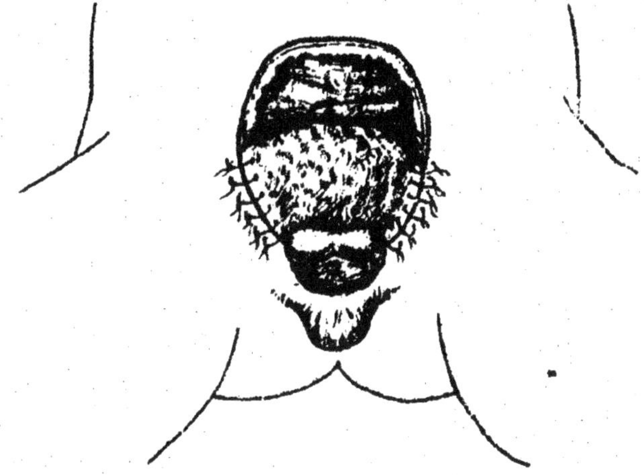

Fig. 35.— *Procédé de Segond.*— Paroi postérieure de l'exstrophie disséquée de haut en bas et rabattue sur la gouttière épispadienne.

le rôle physiologique de la muqueuse vésicale vis-à-vis de l'urine.

Voici la méthode de Segond résumée dans ses grands traits (fig. 35).

1er Temps. — *Dissection de la paroi vésicale postérieure.* — Elle sera faite doucement, avec précaution, *en dédolant,* pour éviter d'entrer dans le péritoine. — On redoublera de précaution aussi quand on approchera des uretères, car la dissection doit s'arrêter à ce niveau, et c'est à ce niveau aussi que va se faire la plicature du lambeau rabattu.

En disséquant les bords latéraux des lambeaux on cherchera, lorsqu'on sera arrivé vers l'uretère, à se tenir bien en dehors de celui-ci et *à conserver en dehors de l'orifice uretéral le maximum possible de tissu vésical dans le lambeau.* On évitera ainsi des difficultés sérieuses quand on essaiera de fermer les bords de la nouvelle cavité, difficultés tenant au manque d'étoffe en dehors des uretères.

2e Temps. — *Avivement des bords latéraux de la gouttière épispadienne.* — Il sera fait aussi large que possible pour offrir une bonne prise à l'affrontement avec le bord libre du lambeau rabattu.

3e Temps. — *Rabattement du lambeau vésical sur la gouttière pénienne*, et suture de son bord libre, devenu inférieur, avec les bords latéraux avivés de cette gouttière.

Avant de pratiquer ce rabattement et ces sutures, on aura soin d'exciser la partie libre du lambeau sur une étendue et suivant une forme qui permettent de l'adapter aisément aux parties latérales de la gouttière épispadienne.

Quand on aura fait cette adaptation, on commencera à faire quelques sutures latérales qui ferment par côté la cavité déterminée par le rabattement du lambeau.

4e Temps. — Pour faire la réparation de l'épispadias, consolider le lambeau vésical rabattu, et compléter la fermeture latérale de la nouvelle cavité, Segond a conseillé d'utiliser le prépuce comme l'avait fait Le Fort (Voir plus haut, et à propos de l'épispade), de le faire passer par dessus la verge *et de venir appliquer ce lambeau préputial par sa face cruentée, à la fois sur la gouttière épispadienne et contre la face saignante du lambeau vésical rabattu.* Avec les bords latéraux de ce lambeau préputial on complètera les sutures qui ferment les côtés de la cavité vésicale reconstituée.

3e Temps. — *Fermeture de la perte de substance créée par la dissection du lambeau rabattu.* — Elle sera obtenue par glissement, ou par un procédé autoplastique au gré du chirurgien et adapté aux cas particuliers.

Comme *pansement*, on fera de simples applications de compresses boriquées assez souvent renouvelées.

La méthode générale que nous conseillons dans le traitement des exstrophies pas trop graves se résume donc ainsi :

1° Fermeture de la vessie soit par rapprochement direct des marges de l'exstrophie, soit après dissection plus ou

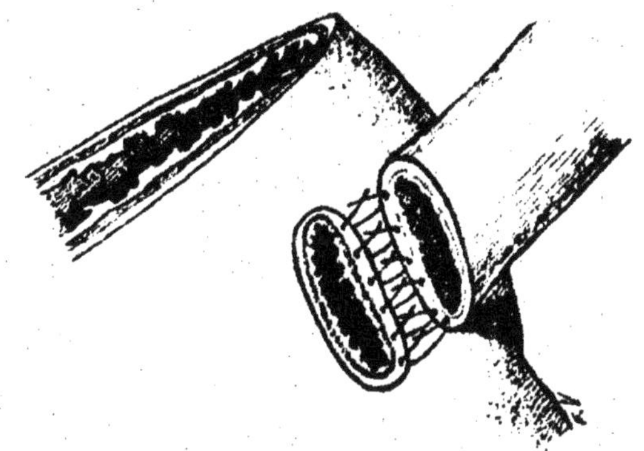

Fig. 36. — Abouchement urétéro-colique. 1er temps : Sutures séro-musculaires des lèvres postérieures.

moins étendue de la muqueuse exstrophiée, rabattue ensuite au-devant de celle qui est restée adhérente.

2° Fermeture de la paroi abdominale au-devant de la vessie, soit par rapprochement direct des bords qui limitent l'exstrophie vésicale, soit à l'aide de lambeaux autoplastiques.

Cas graves (rapprochement des pubis, méthode de Trendelenburg). — Avec ces ressources on pourra heureusement modifier la pluralité des cas et obtenir de beaux résultats. Pour les cas graves, à grand écartement pubien, à grandes pertes de substances vésicales, on a conseillé autre chose.

On a *cherché à ramener les pubis au contact*, en disloquant et rapprochant ensuite les symphyses sacro-iliaques (Trendelenburg). C'était là une conception ingénieuse appuyée sur la pathogénie même de l'exstrophie, car l'écartement des pubis explique en grande partie la gravité des cas et toutes les difficultés opératoires : c'est lui qui maintient l'étalement de la paroi vésicale exstrophiée et l'éventration abdominale. Mais heureusement les méthodes déjà décrites nous permettent généralement de nous passer du rapprochement des pubis pour refaire une vessie, une paroi abdominale et une paroi supérieure à l'urèthre.

Est-ce à croire que tout est dit, et qu'il n'y a plus rien à chercher sur le traitement de l'exstrophie ? Ce serait là une grosse erreur, car trop souvent les récidives, les insuccès, malgré des opérations multiples et réitérées, viennent montrer que nos ressources chirurgicales sont encore bien modestes ; mais nous ne croyons pas que le traitement de Trendelenburg, si séduisant de prime abord, ait rendu en réalité de bien grands services, et, jusqu'à nouvel ordre, il sera réservé à des cas très exceptionnels.

Appréciation résumée des diverses méthodes. — En résumé *à l'heure actuelle*, la *méthode de choix* réside dans les doubles manœuvres que nous avons décrites. *La méthode d'exception*, c'est la dérivation de l'urine dans le rectum en cas d'échecs répétés par les autres moyens : c'est encore, si l'on veut, la suppression de la vessie, l'extirpation totale de la surface exstrophiée, en conservant juste une petite surface pour la rabattre sur l'urèthre et y conduire directement le liquide uretéral (Sonnenburg). Il est vrai que Chaput a si bien réglé le manuel opératoire de l'abouchement uretéro-intestinal, et en a fait entrevoir de tels avantages, qu'il faut se montrer réservé sur la valeur définitive de la dérivation urinaire par l'intestin ; peut-être dans l'avenir cette méthode deviendra-t-elle, non seulement le meilleur procédé de nécessité, mais encore un procédé d'élection pour les cas un peu graves.

L'abouchement des uretères dans l'intestin parait devoir en effet reconquérir la faveur des chirurgiens. Chaput (1) croit cette méthode applicable à tous les *cas un peu graves d'exstrophie, et de préférence à tous les autres procédés conseillés dans ces cas.*

Ce qui a fait du tort à la méthode, dit-il, c'est qu'on l'a

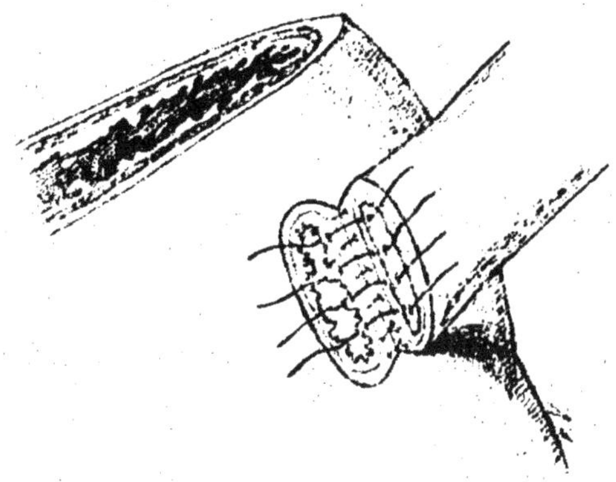

Fig. 37. — Abouchement urétéro-colique. 2e temps : Sutures muco-muqueuses des lèvres postérieures.

appliquée avec une technique opératoire mauvaise; en outre, il ne faut jamais faire l'abouchement dans le rectum, car on est alors trop gêné pour manœuvrer à l'aise dans le petit bassin, et les sutures se font mal.

Il faut conduire l'abouchement dans le côlon ascendant ou descendant.

Pratiqué de cette façon et avec une bonne méthode opératoire, l'abouchement des uretères serait une opération facile et bénigne. Elle ne comporte pas l'hydronéphrose ou la pyélite ascendante comme on l'en a accusée. De plus le

(1) *Archives générales de médecine*, janvier 1894.

passage de l'urine dans le rectum n'a pas d'inconvénients sérieux ; les mictions se font même à intervalles assez régulirs, le sphincter se relâchant de temps en temps devant l'urine accumulée derrière lui.

Opération de l'abouchement uretéro-colique.

Le ventre est bien entendu supposé ouvert ; on suppose également l'uretère détaché de son insertion vésicale et relevé contre le côlon auquel on veut l'adapter.

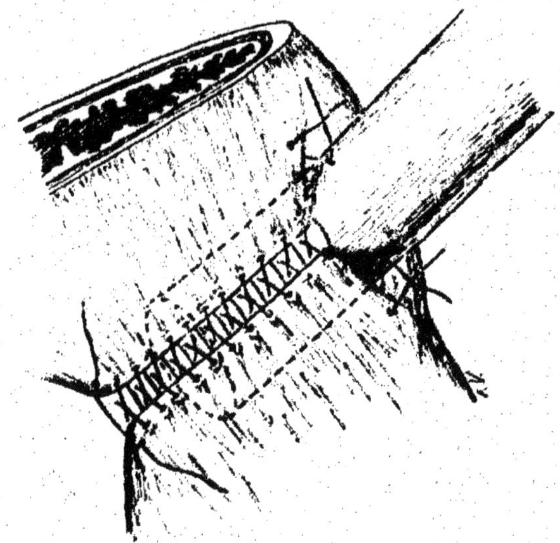

Fig. 38. — Abouchement uretéro-colique. Enfouissement de l'uretère au fond d'un pli intestinal.

1er Temps. — *L'orifice de l'uretère est appliqué contre la paroi intestinale*, et on l'y fixe avec 3 points de suture musculo-musculeuse embrassant la tunique séreuse de l'intestin d'une part, et la lèvre postérieure de l'orifice uretéral d'autre part, muqueuse non comprise (Fig. 36).

2e Temps. — *Incision de l'intestin* au-dessous de l'orifice uretéral et dans l'étendue de 1 centimètre environ. Cette incision sera parallèle à la direction du grand axe de l'orifice uretéral lui-même (Fig. 37).

3e TEMPS. — *Suture muco-muqueuse* de la lèvre postérieure de l'orifice uretéral d'une part, de la lèvre postérieure de l'incision intestinale d'autre part.

4e TEMPS. — *Suture muco-muqueuse* de la lèvre antérieure de l'orifice uretéral et de la lèvre antérieure de l'orifice intestinal.

5e TEMPS. — *Suture séro-musculeuse* de ces mêmes lèvres antérieures ; celle-ci termine l'abouchement des orifices.

Dans les cas où l'uretère est très petit, et où par conséquent l'adaptation exacte de son orifice avec l'orifice intestinal serait difficile à pratiquer, Chaput conseille le procédé suivant (fig. 38) :

Après avoir fixé les lèvres postérieures des orifices uretéral et intestinal par 3 ou 4 points de suture muco-muqueuse, on enterre l'uretère sur une longueur de deux centimètres environ dans un fossé creusé aux dépens d'une plicature de la face externe de l'intestin ; les bords de cette plicature sont ramenés au-dessus du conduit uretéral et sont suturés l'un à l'autre par des points séro-séreux.

De l'inversion de la vessie venant faire saillie à travers l'urèthre.

Sous ce nom, Pousson a décrit un renversement de l'organe sur lui-même, compliqué de l'issue d'une partie de ses trois tuniques constituantes, ou de l'une d'entre elles seulement, à travers le canal de l'urèthre et même le méat.

Il faut donc distinguer deux variétés dans ces cas cliniques : 1o l'inversion complète de la vessie ; 2o le renversement de sa muqueuse seule à travers l'urèthre.

Dans le premier cas, les trois tuniques renversées sur

elles-mêmes se sont invaginées à la manière d'un utérus inversé, et le doigt de gant formé par cette inversion vient faire saillie dans la cavité vésicale, d'où petit à petit il s'engage dans l'urèthre.

Dans le deuxième cas, la muqueuse seule, détachée des autres tuniques, fait saillie dans la cavité vésico-uréthrale, sans changement dans la configuration extérieure de l'organe vésical.

Cette affection, qui serait presque spéciale à la femme et dont l'étiologie est assez obscure, serait caractérisée en clinique par les symptômes suivants : d'abord les troubles fonctionnels, tels que fréquentes mictions, difficulté de vider la vessie, arrêt brusque du jet, jet saccadé, etc. Puis, quand la hernie de la vessie remplit une bonne partie de l'urèthre, les malades ne peuvent plus uriner que si on réduit cette hernie.

Quand on sonde la malade (ou que la malade se sonde elle-même), on a la sensation d'une partie saillante que la sonde repousse pendant son introduction. Dans le cas d'inversion vraie de la vessie et, lorsque la tumeur qu'elle produit fait saillie par le méat, on voit sortir de ce dernier une masse globuleuse qui se rattache aux parties profondes de la vessie par un pédicule plus ou moins délié.

Traitement. — Le traitement de cette infirmité comprend plusieurs méthodes :

1° De simples manœuvres de *réduction* : on refoule la hernie sous le chloroforme à l'aide d'un taxis méthodique, on laisse une sonde à demeure pour prévenir les moindres efforts de miction, et on maintient pendant un certain temps la malade dans le décubitus dorsal.

2° Dans certains cas on a employé la *cystopexie*.

Voici les principaux temps de cette opération : 1° incision hypogastrique comme pour une cystotomie ; 2° une fois dans le ventre le chirurgien débarrasse le cône vésical formé par l'inversion, des viscères qu'il peut contenir ; puis, saisissant le fond de ce cône, il le retourne complètement (cette manœuvre de dévagination est singulièrement facilitée par une injection qu'on pousse en même temps dans la vessie) ; 3° pour pratiquer la fixation de la vessie à la paroi abdominale, on se sert de fils de soie embrochant de chaque côté les tissus profonds des lèvres droite et gauche de l'incision abdominale, tandis qu'au milieu ils passent à travers les couches externes du sommet de la vessie, sans pénétrer dans sa cavité.

3° Le procédé le plus radical est *l'ablation de la tumeur inversée et herniée.*

Excision de la vessie inversée.

Voici les principaux temps de cette intervention.

A. S'assurer, par la palpation et la percussion, qu'aucun viscère n'est contenu dans le cône d'invagination, et que les uretères ne s'abouchent pas à la surface de la hernie.

B. Avant de couper la tumeur, *prévenir l'ouverture du péritoine* en accolant les parois opposées de la tumeur, par une série de fils à points passés si le pédicule est assez gros, ou simplement par une ligature en masse si le pédicule est mince.

C. Donner alors un coup de ciseaux sur le pédicule en avant des fils.

D. Puis, suturer les lèvres de la plaie vésicale au moyen de deux plans de suture au catgut et à points séparés. Le premier plan comprendra le péritoine et la couche musculaire, le second plan comprendra la muqueuse.

SECTION II

LÉSIONS TRAUMATIQUES.

Au point de vue étiologique et anatomo-pathologique, on les distingue en deux catégories bien différentes :

1° *Les ruptures* (éclatement ou déchirure de la vessie sans plaie extérieure) ;

2° *Les plaies* proprement dites (perforation plus ou moins large de l'organe par un corps piquant ou tranchant ayant pénétré à travers les parties molles jusqu'à la vessie elle-même).

Au point de vue symptomatique et au point de vue des indications thérapeutiques, ces deux catégories présentent de grandes similitudes, et on peut presque en faire une étude commune.

Il est bien vrai que, dans le premier cas, l'épanchement de l'urine reste fatalement interne, tandis que, dans le 2e cas, il se fait en partie ou en totalité en dehors. Mais là n'est pas l'intérêt clinique véritable.

Ce qui fait le point important, capital, dans l'histoire de ces lésions (ruptures ou plaies), *c'est le siège de la rupture ou de la plaie par rapport au péritoine.*

Les lésions extra-péritonéales ont un pronostic beaucoup plus favorable que les autres. Avec elles, les seules complications graves, c'est l'infiltration d'urine plus ou moins étendue et l'infection du trajet de la blessure.

Avec *les lésions intra-péritonéales* au contraire, et indépendamment des accidents précédents qui peuvent coexister, c'est la *péritonite aiguë* produite par le séjour de l'urine dans le péritoine qui emporte presque fatalement les blessés livrés à eux-mêmes. On a bien signalé l'enkystement de l'urine dans le péritoine et la guérison spontanée possible dans les lésions intra-péritonéales, mais c'est là une chance sur laquelle il ne faut nullement compter (1 guérison sur 131 cas, statistique de Bartels) (1).

Ces considérations commandent toute la thérapeutique.

Le *diagnostic* des lésions extra ou intra-péritonéales est parfois des plus délicats. Les meilleurs symptômes d'une

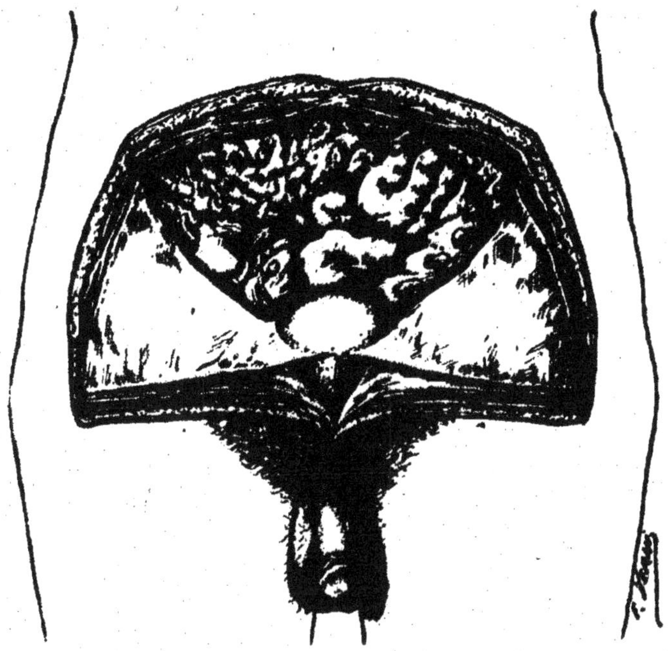

Fig. 39. — Rapports du péritoine avec la vessie très distendue (délimitation des zônes extra et intra-péritonéale sur la face antérieure de l'organe).

lésion extra-péritonéale sont : 1° la *coexistence de fractures du bassin* (pubis, ischion, par exemple) : 2° l'*infiltration d'urine*

(1) La péritonite est peut-être moins fatale avec les plaies qu'avec les ruptures intra-péritonéales. En effet, si la plaie extérieure est *large* et *directe*, l'urine a autant et même plus de tendance à s'écouler au dehors qu'à tomber dans le péritoine.

rapide, soit dans le périnée, soit du côté de l'hypogastre ; 3° *l'absence de symptômes généraux graves et de symptômes locaux de péritonite.*

Les meilleurs signes d'une lésion intra-péritonéale sont : 1° *le refroidissement cholérique* ; 2° *la douleur généralisée à tout le ventre* sous forme de péritonite aiguë ; 3° *l'absence d'infiltration*, ou *l'apparition tardive de cette infiltration*, du côté des plans superficiels.

Voilà tout ce qu'on peut dire au point de vue du diagnostic différentiel des deux sortes de lésions. Dans beaucoup de cas, le chirurgien sera très embarrassé pour établir fermement ce diagnostic, et cela d'autant mieux que parfois les deux sortes de lésions peuvent coïncider sur le même blessé.

Nous devons donc envisager, au point de vue du traitement de ces lésions, 1° le cas des lésions reconnues extra-péritonéales, 2° le cas des lésions reconnues intra-péritonéales, 3° le cas des lésions sur le compte desquelles le chirurgien n'est pas bien fixé. On conçoit du reste que, le siège des solutions de continuité dans chaque catégorie de lésions étant lui-même extrêmement variable suivant les cas, il est presque impossible de formuler des règles opératoires fixes, et que nous devons simplement envisager ici la conduite générale à tenir dans les cas principaux.

A. — Lésions extra-péritonéales.

Si on dépouille les observations publiées de lésions extra-péritonéales suivies d'intervention, on voit que les chirurgiens se sont adressés à des moyens très différents, moyens commandés du reste par la diversité des cas auxquels ils ont eu affaire.

Les uns, trouvant le périnée infiltré, plus ou moins ecchymosé et empâté, se *sont servis de la voie périnéale* pour intervenir : ils ont largement débridé le périnée, l'ont évacué des caillots et de l'urine qu'il contenait ; puis, ils s'en sont ensuite tenu là, c'est-à-dire à un large drainage de l'infiltration; d'autres au contraire ont cherché, une fois le périnée profondément ouvert et en introduisant le doigt dans la plaie, à reconnaître le siège de la rupture vésicale. Généralement ces derniers n'ont rien fait de plus que les premiers; car, une fois la blessure de la vessie reconnue, quand ils ont pu y arriver, ils n'ont pas cherché ou ne sont pas parvenus à suturer cette blessure elle-même; tout au plus certains d'entre eux ont-ils passé un drain ou une sonde dans la déchirure vésicale et à travers le périnée. Quelques-uns ont aussi mis une sonde à demeure dans le canal, d'autres s'en sont abstenus. Mais le fait important à noter, c'est que, quelles qu'aient été les variantes opératoires, les résultats ont été sensiblement les mêmes.

Beaucoup de ces malades ont guéri *par le seul débridement périnéal, et sans que la suture vésicale soit intervenue* (1).

D'autres chirurgiens trouvant la plaie siégeant à l'hypogastre, ou supposant, par le siège de l'infiltration ou de l'empâtement à ce niveau, que c'était par cette région suspubienne qu'il fallait de préférence aborder la vessie, *sont intervenus par la voie hypogastrique.* Leur intervention a du reste beaucoup varié comme détails opératoires. La plupart ont trouvé un vaste épanchement sanguin ou urinaire entre la paroi abdominale et la vessie, dans la cavité de Retzius, et, au fond de cette cavité, ils sont arrivés sur la paroi antérieure de la vessie déchirée sur une plus ou moins grande longueur au-dessous du péritoine. Les uns ont alors fait une suture complète de la déchirure vésicale, avec sonde à demeure installée dans l'urèthre; les autres ont simplement drainé cette ouverture vésicale par l'hypogastre; d'autres enfin, comme Socin, ont même suturé les bords de la dé-

(1) Il est bien entendu que ces cas qui guérissent sont des cas où on est intervenu d'assez bonne heure, et avant que des complications trop graves aient eu le temps de s'établir.

chirure vésicale à la plaie abdominale pour être plus sûrs encore d'éviter toute espèce d'infiltration.

Enfin quelques opérateurs, trouvant des signes d'infiltration et d'empâtement à la fois du côté du périnée et du côté de l'hypogastre, *ont incisé de ces deux côtés à la fois* et ont drainé largement par ces deux voies. L'observation de Weir est des plus intéressantes à cet égard (1).

Comme on le voit par conséquent, une bonne partie des cas de lésions extra-péritonéales ont été traités, et beaucoup ont guéri, *par les simples débridements avec ou sans drainage de la vessie déchirée.*— Il nous semble donc que dans les lésions extra-péritonéales ce qu'il importe, et ce dont il faut surtout se préoccuper, *c'est de dériver l'urine, c'est de prévenir ou de combattre l'infiltration. La suture de la lésion passe ici au deuxième plan.* C'est exactement l'inverse pour les lésions intra-péritonéales comme on le verra tout à l'heure.

Traitement d'une lésion extra-péritonéale.— Maintenant que nous avons vu les différents opérateurs à l'œuvre et dans les différents cas, nous pouvons donner quelques indications générales pour la thérapeutique des lésions extra-péritonéales.

D'une façon générale, il faudra inciser du côté où l'infiltration hématique ou urinaire viendra apparaître, du côté où l'empâtement se fera sentir. On incisera donc, soit au *périnée*, soit à l'*hypogastre* suivant les cas, soit assez fréquemment *des deux côtés à la fois.*

(1) L'incision hypogastrique fit tomber le chirurgien dans une cavité remplie d'urine sanguinolente, mais il fut impossible de trouver par cette voie la blessure vésicale. La taille périnéale, pratiquée alors séance tenante, permit de découvrir une rupture de la base même de l'organe. On fit ensuite un drainage passant à travers la vessie, du périnée à la plaie abdominale, et le malade guérit au bout d'un mois. (*New-York Med. Record.*, 1884).

Par le *périnée*, il ne sera guère possible de faire des sutures de la vessie déchirée. Du reste, ces sutures pour des lésions qui siègent généralement sur le bas-fond vésical, du côté du col et de la prostate, sur des points déclives par conséquent ne seront guère indispensables en pareil cas. Le point important ici sera d'assurer un bon drainage de la vessie par le périnée.

Le chirurgien, une fois le périnée incisé, cherchera, soit en se guidant sur le trajet de la blessure extérieure quand il y en a une, soit en suivant les décollements de l'infiltration, à reconnaître le point de la vessie qui a été blessé, et à entrer dans la cavité vésicale avec le doigt pour tâcher d'explorer la partie interne de la vessie, et voir s'il n'y a pas des lésions multiples, siégeant en différents points de cette paroi.

Par *l'hypogastre*, qui est *la voie d'élection* et la seule à suivre dans la majorité des cas, on tombe presque toujours, une fois les plans superficiels incisés, sur une cavité pré-vésicale remplie d'urine et de caillots. Parfois même, l'infiltration sanguine ou urinaire remonte très haut sous la paroi en décollant le péritoine pariétal. Ce foyer d'infiltration une fois évacué, le chirurgien peut se trouver en présence de plusieurs cas dont les principaux sont les suivants :

α) Il arrive rapidement sur la déchirure vésicale qui siège alors ordinairement à la face antérieure de l'organe, plus ou moins près de son sommet, et qui est facile à trouver et à explorer. L'opérateur introduit le doigt dans la cavité vésicale et en examine tous les points. Ceci fait, il a choix entre deux méthodes : ou bien *la suture complète de la déchirure*, ou bien *sa suture incomplète avec drainage* de la vessie par l'hypogastre. Les deux méthodes ont donné des succès et ont leurs indications ; tout ce qu'on peut dire c'est qu'il faudra se guider sur les conditions locales pour adopter l'une ou l'autre. *Très généralement, et à l'heure actuelle, il est permis de tout suturer.* Mais une infiltration très étendue autour de la vessie, la présence d'abcès en voie de formation dans le foyer traumatique, une attrition considérable des parties déchirées, etc., etc., sont autant de contre-indications à une suture totale.

5) La déchirure siège près du col de la vessie, est très difficilement accessible à la suture, et même à l'exploration. Dans ces cas le chirurgien fera bien de s'aider, soit d'une symphyséotomie, soit plutôt d'une résection incomplète du pubis (procédé de Heydenreich, voir *Tumeurs de la vessie*) pour aborder aisément la lésion.

7) Le chirurgien ne parvient pas à trouver la déchirure. Alors, il doit faire délibérément l'ouverture de la vessie, comme dans la taille hypogastrique, pour aller explorer la cavité vésicale, rechercher le siège exact de la lésion et se comporter alors comme il sera indiqué par elle. S'il ne trouve rien, il drainera simplement la vessie par l'hypogastre.

On a vu que nous avons beaucoup insisté sur l'importance de l'exploration de la partie interne de la vessie à travers la déchirure qu'a trouvée le chirurgien. Il y a parfois en effet des déchirures multiples ; celles qu'on peut suturer on les suture ; celles qu'on rencontre du côté de la base vers le col et la prostate, et qu'il est malaisé de suturer, on pourra les drainer en même temps par le périnée, car le drainage hypogastrique seul serait insuffisant.

Cette exploration de la face interne de la vessie est encore bien plus importante pour s'assurer s'il n'y a pas aussi des lésions intra-péritonéales, quoique les symptômes aient été exclusivement en faveur d'une lésion extra-péritonéale. Si l'exploration faisait naître quelques doutes au sujet de la blessure du péritoine, on se comporterait de suite comme il sera dit à propos des lésions franchement intra-péritonéales: on ouvrirait le péritoine pour aller dans sa cavité même explorer la surface de la vessie, et, s'il n'y avait rien de ce côté, on en serait quitte pour refermer l'ouverture péritonéale.

B. — Lésions intra-péritonéales.

Si on analyse encore ici les principales observations d'interventions publiées, on voit que *tous les chirurgiens ont bien suivi la même voie, c'est-à-dire la voie hypogastrique*, mais que leur conduite en face de la déchirure vésicale a été très variable.

Les uns *n'ont pas cherché à suturer*, ou *n'ont pas pu suturer* la plaie vésicale.

Ils se sont contentés de drainer le péritoine, ou de mettre une sonde à demeure dans la vessie ; certains ont même fait, au moyen de cette sonde, des lavages péritonéaux répétés, le liquide injecté dans la vessie venant ressortir par l'hypogastre.

D'autres *ont suturé la plaie vésicale en partie seulement*, et ont drainé le péritoine, ont drainé aussi la vessie par un tube passant à travers le point non refermé de l'organe et venant sortir par la plaie abdominale.

D'autres enfin *ont suturé toute la longueur de la déchirure*, mais les soins consécutifs ont varié aussi. Quelques-uns drainaient la cavité péritonéale par l'hypogastre malgré la suture vésicale, quelques-uns au contraire refermaient complètement le péritoine et la paroi, et se contentaient d'une sonde à demeure dans la vessie. Certains opérateurs, dans le but de rendre la sonde à demeure plus efficace après l'opération, ont même pratiqué une *boutonnière périnéale* à l'urèthre et drainé la vessie par cette voie.

A l'heure actuelle il n'est plus permis, en face d'une blessure intra-péritonéale de la vessie, de drainer simplement le foyer traumatique et de dériver seulement le cours de l'urine. Nous avons vu cette méthode être suffisante dans beaucoup de cas de lésions extra-péritonéales ; ici elle ne peut jamais suffire : *la suture des points déchirés est nécessaire, et c'est une intervention d'urgence qui s'impose quand le diagnostic de lésion du péritoine et d'inondation d'urine dans sa cavité a été posé* (1).

Plus l'opération est faite de bonne heure, plus les chances de salut augmentent. Au delà de 24 heures, les conditions deviennent déjà défavorables, car si l'urine fraîche et normale n'est guère dangereuse, même par son contact prolongé avec le péritoine, elle devient très nocive quand les ferments ont eu le temps de s'y développer. Il faut intervenir cependant, même quand on est appelé tardivement, et les cas ne sont pas rares de guérison par intervention au bout de 2 et même 3 jours après l'accident. Le péritoine est parfois très tolérant ou l'urine est bien peu irritante, puisqu'on a cité des faits dans lesquels la cavité péritonéale, baignée par l'urine depuis plusieurs jours, ne présentait néanmoins pas de traces de péritonite.

Traitement d'une lésion intra-péritonéale.

1er Temps. — La *laparotomie sera faite médiane, à partir du pubis jusque dans la région sous-ombilicale*, et, si le sujet est gros, si les plans abdominaux sont épais, une longue incision sera nécessaire pour manœuvrer à l'aise dans le bassin.

On a proposé dans certains cas, à la place de l'incision verticale classique, l'*incision transversale de Trendelenburg*, ou même des *résections du pubis* ou la *symphyséotomie*, pour pouvoir agir avec beaucoup de jour. Nous ne croyons pas qu'il faille d'emblée faire ces opérations, si innocentes soient-elles. On est toujours à temps, au cours de l'intervention et si on n'est pas suffisamment à l'aise pour agir sur la vessie, de faire tomber des incisions transversales de débri-

(1) Les règles de cette intervention ont été, pour la première fois, bien formulées par les travaux lyonnais de F. Vincent (*Revue de Chir.*, 1881) et d'après de remarquables recherches expérimentales.

dement sur la partie inférieure de l'incision verticale, ou de sectionner alors les os qui vous gênent.

2e Temps. — Le péritoine ayant été incisé sur toute la longueur de la plaie hypogastrique, et l'épanchement urinaire ou uro-sanguin qui remplit le péritoine ayant été évacué, on lavera la cavité péritonéale à l'eau boriquée si elle est trop sale, ou on essorera simplement le petit bassin, où est accumulé le liquide, avec de gros tampons éponges stérilisés : puis de suite le chirurgien ira à la recherche de la plaie vésicale.

Pour reconnaitre plus facilement la vessie, parfois très rétractée et cachée derrière le pubis, on se servira avec avantage d'un cathéter métallique introduit par l'urèthre, enfoncé profondément dans la vessie, et qui ira faire saillir le sommet de la vessie du côté du ventre ouvert, ou qui viendra sortir par la plaie vésicale dans la cavité péritonéale, en rendant ainsi cette plaie facilement visible au chirurgien,

3e Temps. — La plaie une fois trouvée, l'opérateur y introduira le doigt, traversera chacune de ses lèvres d'un ou deux fils provisoires qui, confiés à un aide exerçant lui-même une certaine traction sur eux, amèneront la vessie à proximité de la plaie abdominale et permettront de bien en explorer la surface. La cavité vésicale sera aussi examinée avec le doigt pour s'assurer s'il n'y a pas d'autres plaies, du côté de sa base par exemple, auquel cas on se comporterait vis-à-vis d'elles comme il a été indiqué pour les ruptures extra-péritonéales (1).

Quant à la blessure ou aux blessures intra-péritonéales elles-mêmes, *elles seront immédiatement et complètement suturées.* Cette suture se fera comme il sera dit à propos des sutures vésicales en général.

(1) C'est-à-dire que s'il est possible de suturer la déchirure extra-péritonéale, on la suturera ; sinon, on s'arrangera pour assurer un bon drainage vésical, soit par l'hypogastre même, soit par le périnée.

Le point important ici sera de rapprocher et de soigner suffisamment les sutures, afin de ne pas les laisser filtrantes pour le liquide urinaire.

Il sera bon du reste, une fois la suture terminée, d'introduire une sonde dans la vessie par l'urèthre, et de pousser une injection vésicale d'eau boriquée par exemple ; on verra alors si les sutures tiennent bien et si le liquide ne vient pas sourdre dans le ventre à travers elles.

4° Temps. — La suture terminée, on place une sonde à demeure dans l'urèthre (on a pu par exemple mettre une sonde de Pezzer ou de Malécot avant d'avoir refermé complètement la vessie).

Si le péritoine n'est pas le siège d'une inflammation accentuée, et si on a bien fait sa toilette, on pourra refermer complètement la plaie de la laparotomie.

Il sera peut-être prudent dans les cas inverses, et quand l'urine a séjourné depuis un certain temps déjà dans le péritoine, de laisser un petit drain intra-péritonéal à la partie inférieure de l'incision hypogastrique.

Dans les cas où il y a eu des lésions du côté de la base même de l'organe, en même temps que la blessure du sommet ou de la face postérieure de la vessie, il sera peut-être prudent de combiner à l'opération précédente un drainage périnéal allant jusqu'au foyer traumatique, et pouvant ultérieurement dériver largement l'urine de ce côté (exemple de Weir cité plus haut, page 147).

C. — Cas où le siège de la lésion est douteux.

Nous avons envisagé les cas où le diagnostic était possible, tout au moins probable, en faveur de la lésion extra ou intra-péritonéale. Mais il faut bien savoir qu'en pratique, surtout si on intervient de bonne heure, alors que les infiltrations dans telle ou telle région ou des phénomènes nettement péritonéaux n'ont pas encore eu le temps de se produire, ce diagnostic sera très fréquemment impossible. *Ces cas douteux sont donc, cliniquement parlant, les plus fréquents.*

En outre, comme nous l'avons déjà dit souvent, les exemples ne sont pas rares de lésions vésicales multiples, à la fois extra et intra-péritonéales sur les mêmes sujets.

Traitement des cas douteux.

Donc, en présence de ces cas incertains, le chirurgien n'aura plus à hésiter entre telle ou telle voie, hypogastrique ou périnéale, comme dans les cas franchement intra ou extra-péritonéaux que nous avons étudiés, il *devra toujours inciser l'abdomen par l'hypogastre et faire la laparotomie sous-ombilicale.*

Une fois arrivé sur le péritoine, il ouvrira celui-ci dans une étendue suffisante pour aller explorer sa cavité et voir si elle ne contient pas du sang et de l'urine. Si cette recherche est négative et que le péritoine ne paraisse pas en cause, on le refermera par quelques points de suture, et on se reportera à la partie inférieure de l'incision pour aller chercher la vessie, explorer sa face antérieure, et l'ouvrir quand on ne découvre pas la lésion sur cette face.

Cette conduite nous paraît bien préférable à celle qu'on peut voir suivie dans certaines observations. Quelques opérateurs en effet, une fois arrivés sur le péritoine et avant de l'inciser, ont injecté un liquide antiseptique dans la vessie par l'urèthre pour faire le diagnostic. Si le péritoine paraissait soulevé par du liquide au fur et à mesure de l'injection, on concluait à une lésion intra-péritonéale. On conçoit aisément tout ce que ce procédé, qui refoule les liquides accumulés dans l'urèthre et dans la vessie en plein péritoine, a de dangereux pour ce dernier ; il faut délibérément le rejeter.

SECTION III

LÉSIONS INFLAMMATOIRES

A. — Cystite aiguë.

De quelque nature qu'elle soit, et à quelque forme qu'elle appartienne, la cystite franchement aiguë (au sens de *récente* surtout) ne réclame guère d'intervention sanglante, en dehors de celles nécessitées par certains agents spéciaux de cette cystite, tels que corps étrangers, calcul, tumeurs, etc.

B. — Cystite chronique.

La même remarque s'adresse à la cystite chronique ; mais, quand la cystite a depuis longtemps passé à l'état chronique, a résisté à la médication médicale et aux petits traitements chirurgicaux, comme lavages, instillations, etc. etc., ou bien quand elle rentre dans la catégorie des cystites *dites douloureuses*, ne laissant aucun répit au malade et entretenant la vessie en état de contracture permanente — il faut s'adresser aux opérations chirurgicales proprement dites pour les guérir ou les atténuer.

Les opérations proposées en pareil cas sont :

1° La *boutonnière périnéale* et le cysto-drainage périnéal ;

2° La *boutonnière sus-pubienne*, temporaire ou rendue permanente (cystostomie hypogastrique).

Nous n'hésitons pas, pour notre part, à nous rallier de préférence, quand l'indication opératoire se pose, à la dernière de ces opérations (1). La boutonnière périnéale, en effet, ne vide

(1) Certains chirurgiens prônent encore la supériorité du drainage

pas la vessie par elle-même, et le drainage qui doit la compléter est malaisé à maintenir si le sujet ne reste pas au lit. C'est, du reste, une espèce de sondage à demeure qui a les inconvénients généraux de cette méthode, action irritante permanente du tronçon uréthral qu'il traverse, suppuration de ce tronçon, incrustation et altération rapide de la sonde qu'il faut changer et nettoyer souvent, douleurs souvent renouvelées, et accès fébriles qui sont la conséquence de ces manœuvres répétées. Il n'y a pas là une *mise au repos* immédiate et définitive de la vessie comme par l'ouverture sus-pubienne ; la tétanisation du muscle vésical (la véritable cause des douleurs incessantes et du ténesme qui ne laisse aucun répit) cesse par enchantement sitôt que ce muscle a été incisé et que la tension intra-vésicale est devenue négative. Enfin, la voie sus-pubienne, par le jour qu'elle donne sur la cavité vésicale, permet son exploration, en même temps que sa désinfection à l'aide d'agents appropriés.

Les résultats de cette ouverture hypogastrique sont donc rapides au point de vue de la cessation de l'élément douleur. Tous les chirurgiens qui l'ont utilisée en ont été frappés, et c'est chose bien connue, maintenant surtout que, depuis les travaux de Necker et la thèse d'Hartmann, pareilles interventions sont devenues courantes. Quant à la congestion générale de l'arbre urinaire, elle tombe promptement aussi après l'opération, et avec elle la menace permanente de la fièvre urineuse. C'est donc encore le meilleur moyen d'arrêter les progrès de l'infection ascendante, et si le malade succombe quand même à ces accidents infectieux, c'est que les lésions rénales étaient trop avancées et qu'on avait trop attendu des seuls traitements médicaux.

Cystites chroniques chez la femme. — Chez la femme le

périnéal ; mais ils sont de plus en plus rares, et nous avouons n'être pas du tout convaincu par les arguments qu'ils fournissent.

traitement direct des cystites chroniques rebelles, de quelque nature qu'elles soient, est rendu beaucoup plus simple que chez l'homme grâce à la facilité que donne l'urèthre féminin pour aborder la cavité vésicale.

Quand les moyens ordinaires de traitement (instillations argentiques ou de sublimé, grands lavages au permanganate, etc.) ont échoué, on peut, avant de pratiquer la cystotomie, employer *le curettage de la vessie par l'urèthre.*

Lorsque les lésions vésicales ne sont pas trop profondes, et surtout quand les reins ne sont pas en cause, ce curettage donne mieux que des améliorations, et dans certains cas (1) on a obtenu des guérisons complètes. Nous avons eu nous-même un beau succès par cette méthode dans un cas d'uréthro-cystite blennorrhagique chronique ayant résisté à toutes les thérapeutiques.

Une condition qui nous paraît cependant indispensable à la réussite de ce traitement, c'est la limitation relative des lésions à une surface assez bien circonscrite de la vessie.

C'est ce qui arrive précisément pour certaines lésions blennorrhagiques qui se cantonnent assez volontiers à la base de l'organe et au voisinage du col vésical. Dans les lésions diffuses le traitement en question est plus incertain.

Le **manuel opératoire** de ce curettage est des plus simples :

Le temps préliminaire c'est la *dilatation de l'urèthre.* On introduit ensuite dans la vessie une *curette fenêtrée*, dans le genre des curettes utérines, mais de diamètre un peu large, et on donne quelques coups rapides, sans appuyer beaucoup, successivement en arrière, en avant, et sur les côtés du col vésical. Un grand lavage est fait ensuite à l'eau boriquée et on laisse la malade au repos pendant 3 ou 4 jours.

(1) Thèse H. Coursier, Paris 1894.

C. — Tuberculose vésicale.

Mêmes indications opératoires ici que pour la cystite chronique en général et même opération de choix, c'est-à-dire l'*incision vésicale sus-pubienne*. Elle fait disparaître le ténesme incessant qui tourmente le malade, et elle a permis parfois de tenter le traitement direct des foyers tuberculeux épars sur la muqueuse vésicale.

Ce traitement direct a varié beaucoup suivant les opérateurs. Les uns ont curetté, râclé ; les autres, cautérisé ou simplement touché la muqueuse au chlorure de zinc, au sublimé, à l'iodoforme, etc. Certains ont même traité la paroi tuberculeuse comme la paroi cancéreuse et en ont pratiqué des ablations plus ou moins étendues. Mais ce traitement direct, malgré les espérances qu'on avait fondées sur lui, n'ont pas donné de grands résultats (1). Le véritable et l'uni-

(1) Vigneron, *Congrès de chirurgie*, 1893. — Voici du reste le résumé de sa communication. L'intervention chirurgicale a porté sur 8 cas : 2 fois le nettoyage de la vessie a été pratiqué par la voie uréthrale. Ce procédé n'a donné aucun résultat, même temporaire, et les 2 malades, ultérieurement néphrotomisés en raison de l'envahissement du rein, sont morts en quelques mois. Le procédé est, du reste, aveugle et dangereux. Les autres malades ont subi la taille hypogastrique, et ensuite le curettage ou l'excision de la muqueuse malade. On a ensuite cherché à modifier les lésions par l'écouvillonnage à la gaze iodoformée, des cautérisations, etc. etc. Sur 2 de ces opérés, la suture primitive de la vessie a été faite après l'intervention. La réunion a manqué une fois, et la fistule s'est fermée depuis ; chez ce malade les hématuries ont disparu, et les autres symptômes persistent, mais atténués. La seconde suture s'est réunie par première intention ; plus tard une collection sus-pubienne est survenue, suivie de fistule hypogastrique, et le sujet est mort 4 mois après. Dans les autres cas où la suture primitive n'a pas été faite, et où on a même cherché à faire une ébauche de *cystostomie*, le résultat immédiat a été satisfaisant, mais l'amélioration n'a duré qu'autant qu'a duré la fistule elle-même. 3 des opérés sont morts au bout de quelques mois, 2 survivants sont dans un assez triste état.
Peut-être, dit Vigneron, les résultats seraient-ils différents pour des tuberculoses diagnostiquées et opérées de bonne heure.

que avantage de l'incision vésicale réside jusqu'à présent dans la cessation de la contracture du muscle de la vessie, et l'atténuation réelle du ténesme. Elle sera, d'ailleurs, réservée aux *formes très douloureuses et pollakiuriques* mais *avec bon état général*; certaines variétés ressortissent en effet exclusivement du traitement médical.

En tous cas, il faudra se rappeler que cette incision hypogastrique, non accompagnée de manœuvres directes sur la muqueuse, est sans mortalité opératoire ; il faut donc bien la séparer des opérations où elle constitue simplement un temps préliminaire et qui font courir plus de dangers sans fournir généralement plus de résultats que l'ouverture pure et simple de la vessie.

D. — Fistules vésicales.

Les fistules intéressant à la fois l'appareil génital de la femme et la vessie (*fistules vésico-vaginales, vésico-utérines*) appartiennent à la gynécologie ; nous ne nous en occuperons pas. En dehors de ces cas, les fistules vésicales font communiquer la vessie, soit avec la peau (*fistules vésico-cutanées*), soit avec l'intestin (*fistules vésico-intestinales*).

Quelles qu'elles soient, ces fistules peuvent reconnaître trois origines bien différentes :

1° Une *origine congénitale* (vice de conformation);

2° Une *origine traumatique* (plaie accidentelle ou chirurgicale) ;

3° Une *origine pathologique* (abcès, ulcère, néoplasme).

I. — Fistules vésico-cutanées.

La fistule peut s'ouvrir en des points de la surface cutanée très variables ; *ombilic, hypogastre, région inguinale, périnée* chez l'homme.

a) Les *fistules ombilicales* sont ordinairement congénitales et résultent de la persistance du canal de l'ouraque. A propos des vices de conformation de l'urèthre, nous avons vu que les imperforations ou les rétrécissements congénitaux de ce canal s'accompagnaient parfois d'un canal de dérivation à l'ombilic; mais la fistule ombilicale peut coïncider avec un urèthre très perméable, et alors, pendant la miction, le jet passe à la fois par le méat et par l'ombilic.

Dans le 1er cas, on cherchera tout d'abord à rétablir, comme il a été dit déjà, le canal de l'urèthre, ou à lui rendre son calibre normal. Puis on agira directement sur la fistule en *cautérisant* — ou en *avivant* —, son orifice cutané et la partie voisine du trajet. Une sonde à demeure ou des cathétérismes répétés détourneront l'urine de sa direction anormale pendant le temps que le trajet fistuleux mettra à s'oblitérer.

Dans le 2e cas, la conduite sera la même, sauf qu'on n'aura pas à se préoccuper de rétablir tout d'abord l'urèthre normal.

β) Les *fistules hypogastriques* et *périnéales* reconnaissent souvent une origine traumatique (taille sus-pubienne, ancienne taille de Foubert qui ouvrait la partie latérale de la vessie par le périnée); elles sont aussi consécutives à des abcès prévésicaux ou périnéaux profonds, ouverts à la fois à la peau et dans la vessie. Des foyers de prostatite ou de péricystite tuberculeuses donnent particulièrement lieu à ces sortes de fistules. Nous avons observé un cas où l'hypogastre et le périnée étaient troués de plusieurs fistules, et où l'autopsie démontra la source de ces trajets fistuleux dans des masses caséeuses péri-vésicales et prostatiques ayant disséqué une bonne partie de l'urèthre profond.

Le **traitement** consistera, pour les fistules *traumatiques*, dans la thérapeutique directe de la fistule indiquée précédemment (cautérisation ou avivement suivi de suture), *mais* *il ne faut pas oublier encore ici de vérifier l'état de l'urèthre*, bon nombre de ces fistules étant favorisées par un rétrécissement latent et passé inaperçu de ce conduit.

Pour les fistules *pathologiques*, on devra faire des débridements profonds, explorer les alentours de la fistule pour savoir s'il n'y a pas de vieux clapiers cachés qui entretiennent la suppuration, ou des calculs incrustant les parois qui agissent dans le même sens. En mettant à jour tous les foyers, en grattant et avivant les trajets organisés, en faisant bourgeonner à plat ces plaies anfractueuses, on finira par obtenir leur cicatrisation définitive. Dans les cas rebelles, la sonde mise à demeure pendant quelque temps et laissée ouverte, qui drainera l'urine au fur et à mesure de son arrivée dans la vessie, complètera le traitement indiqué. Les fistules qui résisteront à tous ces moyens, dans les cas où cependant l'urèthre ne présente pas d'obstacle à l'émission de l'urine par sa voie, seront l'objet d'une opération réglée que nous indiquerons tout à l'heure.

Beaucoup de fistules d'*origine tuberculeuse* ainsi traitées par les larges ouvertures, la réunion de tous les trajets en une seule plaie et l'application directe d'agents modificateurs sur les foyers profonds, guériront de la même façon, surtout si on améliore en même temps l'état général du sujet.

Quant aux fistules *néoplasiques*, nous n'en parlerons pas, leur nature cancéreuse les mettant ordinairement au-dessus des ressources de l'art. Leur thérapeutique est, du reste, dominée par celle du néoplasme dont elles dépendent.

On a signalé aussi des fistules consécutives à l'ouverture d'un kyste dermoïde suppuré de l'ovaire, vidé à la fois dans la vessie et à l'hypogastre. La fistule pourra fort bien guérir dans ces cas, on le conçoit aisément, si on attaque la tumeur causale par des opérations appropriées.

γ) Les fistules *vésico-inguinales* sont beaucoup plus rares que les précédentes. C'est parfois un coup de bistouri donné sur une cystocèle inguinale méconnue qui leur a donné naissance. Ou bien c'est un abcès développé au-devant de cette cystocèle. Ou bien encore c'est une infiltration urineuse suppurée formée au-devant de la vessie, mais ayant fusé secondairement jusque dans la région inguinale, et s'y étant ouvert en même temps que dans le réservoir urinaire.

Les principes généraux du **traitement** seront les mêmes que ceux précédemment indiqués. On commencera par les petits moyens : cautérisation ou avivement et suture des parties superficielles du trajet fistuleux, et des bords cutanés de la fistule ; débridements larges et ouverture des poches profondes dans les fistules pyo-urinaires ; sonde à demeure, etc., etc.

Quand tous les moyens simples ont échoué dans le traitement d'une fistule vésicale, il faut intervenir par une opération réglée et radicale, tout à fait analogue à celle qu'on emploie dans les cas d'anus contre nature ayant résisté aux avivements et aux sutures superficielles.

Les principales étapes opératoires seront les suivantes : 1° on disséquera le trajet fistuleux jusqu'à la vessie, 2° on découvrira l'orifice vésical de la fistule (ou les orifices si la vessie est trouée en plusieurs endroits), 3° on avivera cet orifice et on procédera à une suture complète de la vessie à ce niveau, suivant les procédés généraux de suture vésicale.

II. — Fistules vésico-intestinales.

a. Fistules vésico-rectales. — Les fistules vésico-rectales sont les plus fréquentes ; elles reconnaissent les origines générales déjà signalées pour les fistules vésico-cutanées (origines *congénitale*, *traumatique*, *pathologique*).

Les fistules *congénitales* coïncident avec les imperforations de l'anus et du rectum, et leur étude trouve sa place avec les affections de ces régions. Nous ne nous en occuperons pas spécialement ici.

Les fistules *traumatiques* sont consécutives à des plaies accidentelles ou chirurgicales intéressant à la fois l'intestin droit et la vessie.

Les petits moyens comme la sonde à demeure, les lavages vésicaux, les lavements répétés, sont parfois suivis de succès, car ces fistules traumatiques ont plus de tendance que les autres à guérir spontanément. Mais, si la guérison tardait, on ne doit pas insister longtemps sur eux, étant donnée la facilité relative qu'on a ici d'aller chercher les orifices de communication par une voie peu périlleuse, la *voie périnéale.*

On décollera le rectum de l'urèthre, puis de la vessie, par une incision périnéale suffisamment large (au besoin, en s'aidant d'une résection coccygienne ou sacrée), tout en restant autant que possible en dehors du péritoine, et jusqu'à ce qu'on soit arrivé aux orifices fistuleux, au trajet ou à la poche intermédiaire.

Alors, on suivra une pratique à peu près semblable à celle que nous conseillons à propos des fistules uréthro-rectales, et qui se résume dans les grands traits suivants : avivement et suture de l'orifice vésical, avivement et suture de l'orifice rectal, interposition de longues mèches de gaze iodoformée entre ces deux réservoirs, fermés dès lors chacun de leur côté, et en cherchant à éviter que les anciens orifices vésical et rectal ne se remettent de nouveau en contact.

Pendant le temps nécessaire à la cicatrisation complète de ces plaies suturées, une sonde à demeure ouverte restera dans la vessie, et on ne laissera pas les matières séjourner dans le rectum.

La méthode que nous venons d'exposer est la plus satisfaisante pour l'esprit chirurgical. Malheureusement elle n'est pas toujours possible, vu la difficulté qu'on peut éprouver à suturer séparément les deux orifices. Dans ces cas, on pourra parfois se contenter des manœuvres proposées par les anciens classiques, c'est-à-dire *fendre tous les tissus compris entre les ouvertures du rectum et de la vessie, et laisser ensuite ces tissus écartés par une grosse mèche* qui plongera profondément et laissera bourgeonner lentement la plaie, du fond de l'incision à sa surface.

On a conseillé aussi, et certains chirurgiens ont eu des succès avec cette manière, d'établir un *anus contre nature* (ordinairement sur l'S iliaque). Les matières (liquides, tout au moins), dit-on, ne s'engageront plus dans le rectum et sortiront toutes par l'anus anormal ; l'orifice vésico-rectal arrivera ainsi à se rétrécir progressivement et à se combler. Et même, pour rendre l'anus tout à fait efficace et éviter l'engagement d'une partie des matières dans le bout inférieur, quelques opérateurs avaient proposé de lier ce bout inférieur, et de fermer définitivement le rectum.

Evidemment, cette méthode a des côtés satisfaisants ; on peut même espérer, dans le cas où le bout inférieur n'a pas été lié par exemple, et une fois l'oblitération de l'orifice vésical obtenue, pouvoir pratiquer la cure de l'anus contre nature et guérir complètement son malade. Dans les conditions opposées, l'anus, désormais définitif, est par lui-même fort ennuyeux, et s'il est exact que ses ennuis sont moindres que ceux d'une fistule vésico-rectale, et son danger à peu près nul pour la vie, il n'en reste pas moins vrai que certains malades le considèreront comme une infirmité au moins équivalente à celle d'une communication vésicale, car elle est plus apparente.

Les fistules vésico-rectales *d'origine inflammatoire* reconnaissent les causes les plus diverses (ulcérations des parois par corps étrangers, péri-rectites ou péri-cystites suppurées ; abcès issus de la prostate, ou de la trompe, ou du cœcum, et étant venus s'ouvrir dans l'un et l'autre réservoirs à la fois, etc). C'est dire que souvent la fistule se complique d'une poche intermédiaire, plus ou moins anfractueuse, et reliant les orifices fistuleux.

Certaines de ces fistules peuvent encore guérir spontanément, ou par l'emploi seul des moyens simples. Mais ce sont là des fistules déjà bien plus compliquées que les fistules traumatiques, en raison même de l'abcès causal qui vient d'un autre organe que le rectum ou la vessie, et nécessite à lui seul un traitement particulier.

Aussi est-il impossible de formuler de vraies **règles thérapeutiques**, la conduite à tenir devant considérablement varier suivant les cas. On ne peut que donner les conseils généraux suivants : chercher d'où vient la suppuration qui a fusé dans les deux cavités, débrider et drainer largement les foyers principaux pour détourner le pus des pointes qu'il a poussées à travers les tissus et les organes, décollés grâce à sa rétention. Si la fistule persiste, malgré ces précautions, on ira, de même que précédemment, s'attaquer directement à elle, et essayer de suturer séparément les orifices rectal et vésical du trajet.

On pourra presque toujours espérer la fermeture de ces fistules après une ou plusieurs tentatives bien conduites. Ne seront très rebelles à guérir que les fistules résultant du ramollissement de produits tuberculeux péri-cystiques ou prostatiques.

Nous ne ferons que signaler les fistules *néoplasiques*, pour indiquer leur gravité, et répéter que l'intérêt de leur traitement disparait devant celui de la thérapeutique du néoplasme dont elles relèvent.

β. — Fistules vésico-intestinales. — Les fistules qui portent sur un point quelconque de l'intestin, prêtent aux mêmes considérations étiologiques que les précédentes. Ajoutons seulement que souvent on note une communication *double* de la vessie, avec l'intestin grêle d'une part, avec le rectum d'autre part.

Les **moyens thérapeutiques** propres à guérir ces fistules, diffèrent de ceux qui viennent d'être étudiés avec les fistules vésico-rectales. Il faut cependant savoir que certaines de ces fistules guérissent spontanément.

L'*anus contre nature* n'est guère applicable ici. L'ignorance où l'on est ordinairement du point précis de l'intestin où porte la fistule, interdit de choisir une anse favorable à l'établissement de l'anus. En outre, on a vu que pour rendre cet anus efficace, et empêcher que les matières ne s'engagent en partie au-dessous de lui dans le bout inférieur, on est parfois amené à lier ce bout inférieur : or, quand la fistule s'abouche dans une anse voisine de l'origine de l'intestin grêle, cette suppression de toute la portion intestinale sous-jacente n'est pas possible.

Le Dentu (1) a le premier proposé d'ouvrir la vessie par la taille hypogastrique, d'aborder directement la fistule par cette voie, et de tenter son occlusion intra-vésicale par des sutures appropriées. C'est là une méthode qui peut donner des succès ; mais, à l'heure actuelle on est autorisé à agir plus complètement encore, et à attaquer plus hardiment la lésion, dans les cas de fistules graves rebelles à la guérison spontanée, aidée ou non des petits moyens.

La méthode de choix consiste à pratiquer la *laparotomie*. On ira chercher ensuite le ou les points de l'intestin qui adhèrent à la vessie de plus ou moins près, et sont le siège de l'abouchement profond de la fistule. On libèrera l'anse intestinale en cause ; on tâchera de l'amener à la paroi, et là, on oblitérera la perforation intestinale, soit par une suture latérale si elle n'est pas trop large, soit par entérectomie et entérorraphie consécutive si l'anse a été mangée sur une grande étendue. Quant à la vessie, on avivera le pourtour de sa fistule, et on bouchera celle-ci avec une suture vésicale appropriée.

En somme, *même programme et mêmes manœuvres que pour*

(1) *Soc. chir.*, 1884.

la cure radicale de certains anus contre nature rebelles. Les difficultés seront parfois très grandes, les dangers d'infection péritonéale seront parfois malaisés à éviter, mais il n'en reste pas moins vrai que c'est la véritable méthode opératoire.

M. Pousson vient d'insister à nouveau (1) sur les avantages que donne la voie vésicale dans la cure de certaines fistules vésico-intestinales, voie proposée il y a longtemps déjà, comme nous venons de le voir, par M. Le Dentu. Il a été amené à cette conclusion par les succès que lui a donnés la cystotomie sus-pubienne dans le traitement direct de certaines fistules vésico-vaginales.

Il est en effet des cas inopérables par le vagin, en particulier des cas de fistules situées très haut, près du col de la matrice. En ouvrant la vessie, et en allant suturer directement par cette voie la fistule, on obtient des succès complets. On procéderait donc de même pour attaquer l'orifice vésical d'une fistule vésico intestinale, et évidemment ce moyen est moins dangereux pour le malade que la laparotomie. Celle-ci reste néanmoins la méthode de choix, car il est des points de la vessie où il ne sera guère facile d'aborder la fistule communiquant avec l'intestin (2).

Pour les fistules vésico-vaginales, ce n'est plus la même chose, car l'orifice siège toujours sur la face postérieure de l'organe, en un point bien éclairé et permettant des manœuvres aisées dans la vessie ouverte à l'hypogastre.

(1) 8e Congrès de chirurgie, session de Lyon, 1894.

(2) Comme l'a fait remarquer du reste Pousson (*Archiv. prov. de Chir.*, Décem. 1894), la voie vésicale ne paraît devoir donner de bons résultats que si la fistule est constituée par 2 orifices (vésical et intestinal) contigus, juxtaposés, sans trajet intermédiaire notable. S'il y a un trajet un peu long, l'oblitération du seul orifice vésical ne donnera pas grand succès, et il se formera des abcès stercoraux par derrière.

SECTION IV

TUMEURS DE LA VESSIE.

Dans les opérations qui se pratiquent pour les tumeurs de la vessie, il faut tout d'abord mettre à part les opérations simplement *palliatives*, dirigées contre l'élément douleur et les hémorrhagies : elles se résument dans l'*ouverture* simple et le *drainage de la vessie*, sans toucher à la tumeur. Nous aurons ensuite à parler des opérations *curatives*, qui abordent la tumeur et la suppriment.

Il ne faut jamais abandonner à elle-même une tumeur vésicale bien et dûment constatée, cette tumeur semblerait-elle même bénigne. Si certains polypes arrivent à tomber et à s'éliminer d'eux-mêmes, sans se reproduire, la majeure partie s'accroît et détermine des troubles fonctionnels ou des hémorrhagies de plus en plus graves.

Plus l'intervention sera hâtive en pareil cas, plus elle sera innocente et simple. Cette règle est encore vraie, appliquée aux tumeurs vraiment malignes, pour lesquelles cependant l'intervention radicale ne peut jamais être qualifiée de simple, en raison des sacrifices opératoires qu'elle comporte.

Les opérations palliatives s'adressent presque toujours à des tumeurs malignes où les désordres locaux et généraux mettent la lésion au-dessus des ressources de l'art ; elles sont parfois de mise avec certaines tumeurs bénignes qu'on a laissées trop étendre en surface, ou en présence d'un sujet trop anémié pour supporter une opération de quelque durée.

A. — Opérations palliatives (cystotomie hypogastrique).

L'ouverture de la vessie, rendue ou non permanente, agit contre l'élément douleur des tumeurs comme dans les cystites douloureuses ; et on sait que la cystite des néoplasmes est une cystite éminemment douloureuse. Contre l'hémorrhagie, elle agit en décongestionnant la vessie, non seulement par la saignée qu'elle y pratique, mais par la cessation de la tension de l'éréthisme vésical, cause de congestion si active.

De même encore ici que pour toute cystite justiciable de cette intervention, il ne nous paraît pas qu'on puisse hésiter à faire cette ouverture par *la voie hypogastrique*, de préférence à la *voie périnéale* préconisée par Thompson.

Nous ne reviendrons pas sur les arguments donnés en faveur de la première. Elle n'aurait que l'immense avantage de *faire voir* les lésions, et de permettre d'agir directement sur elles si on en trouve alors l'indication, que sa supériorité serait jugée définitivement.

Chez la femme, c'est encore peut-être le procédé de choix, et la taille vésico-vaginale a ici les mêmes inconvénients que ceux signalés déjà à propos des calculs.

C'est l'ouverture de la vessie qui est donc, à elle seule, l'opération palliative tout entière. Cependant, dans certains cas, on peut essayer de lui adjoindre d'autres petits moyens, palliatifs ceux-là aussi, et ayant trait à des tentatives de destruction ou d'ablation *incomplètes* de la tumeur elle-même. Supposons par exemple un épithéliome pour lequel l'état local ou général du malade contre-indique l'extirpation, et où vous trouvez une grosse masse en choux-fleurs dans la vessie, masse saignante, incrustée parfois de petits graviers, bouchant plus ou moins le col, et accompagnée d'épreintes horriblement douloureuses.

Rien ne vous empêche *d'exciser* ou de *curetter la plus grande partie* de cette masse bourgeonneante avant d'établir votre drainage hypogastrique. Vous pourrez avoir ainsi, comme il nous est parfois arrivé à nous-même, une atténuation considérable des principaux symptômes, et quand vous aurez supprimé, quelque temps après l'opération, votre drainage hypogastrique, quand votre vessie se sera refermée, vous serez à l'abri pendant de longs mois peut-être des accidents hémorrhagiques ou d'obstruction dûs à la végétation cancéreuse.

B. — Opérations curatives.

1re partie de l'intervention : cystotomie simple ou compliquée de certaines manœuvres destinées à donner du jour pour l'ablation.

L'ouverture de la vessie, la *cystotomie*, est le premier temps commun à toutes les opérations curatives. Nous ajouterons que pour nous, qui suivons du reste le conseil donné par les chirurgiens les plus compétents en la matière, cette cystotomie devra se faire, dans la très grande majorité des cas, par la voie sus-pubienne.

Mais cette cystotomie, dans les cas particuliers de tumeurs, peut se compliquer, suivant les circonstances, de certaines manœuvres destinées à élargir le champ opératoire et à l'éclairer davantage. C'est ainsi qu'on doit y adjoindre parfois la *résection définitive ou temporaire des pubis*, ou la simple *symphyséotomie*.

Ces manœuvres complémentaires permettent d'explorer facilement le bas-fond de la vessie, la région juxta-cervicale qu'on ne voit par derrière les pubis conservés qu'au fond d'un entonnoir obscur ; elles sont presque indispensables quand on veut réséquer ces régions vésicales inférieures, qu'on aborde ainsi de front, et non comme au fond d'un puits.

Elles seront décidées, une fois la cystotomie hypogastrique

faite, et quand le chirurgien se voit forcé d'y avoir recours ; ou bien on commencera d'emblée par elles, quand on a pu poser par avance leurs indications.

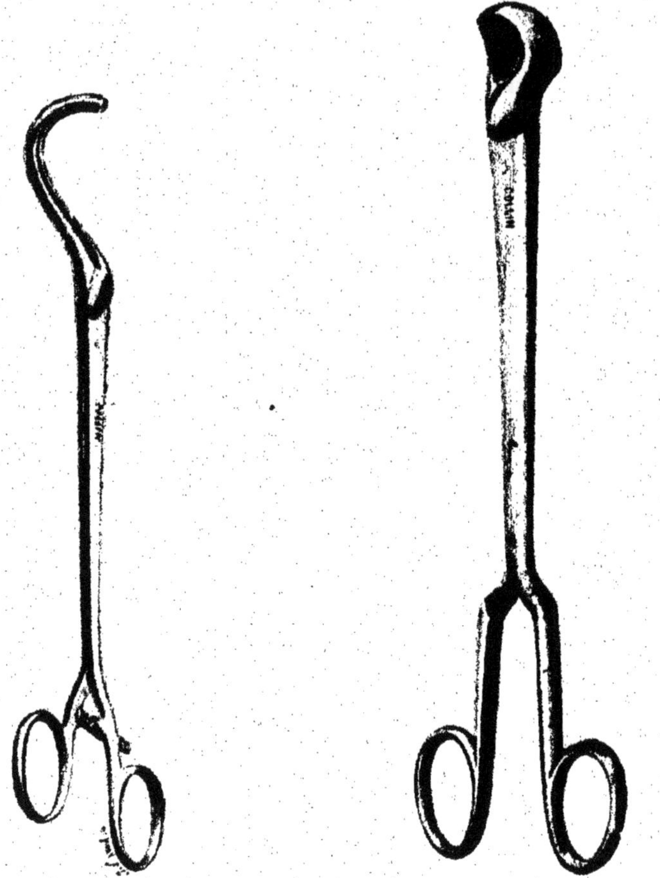

Fig. 40. — Pince coudée pour la tumeur de la vessie (Guyon).

Fig. 41. — Pince-gruge pour tumeurs de la vessie.

2e partie de l'intervention : ablation ou destruction de la tumeur.

La cavité vésicale une fois ouverte, et l'accès du point d'implantation du néoplasme rendu commode, on passe à la

2e partie de l'opération, l'ablation ou la destruction de la tumeur.

INSTRUMENTATION PARTICULIÈRE. — Pour ces opérations curatives, il faut, outre les instruments nécessaires à une taille hypogastrique, une instrumentation un peu spéciale : lames de thermocautère cutellaire courbes, anses galvaniques, longues pinces de Museux, longs ciseaux, pinces à griffes comme pour fistules vésico-vaginales. Ténaculums nombreux, pinces à tumeur de Guyon (mors coudés et tiges incurvées), pinces-gruges.

Les manœuvres varient beaucoup suivant les cas, et on ne peut qu'envisager les principaux d'entr'eux. Voici comme on peut les grouper.

A. — **Tumeurs bénignes**. — I. — TUMEURS PÉDICULÉES. — Proscrire l'*arrachement* direct ou par torsion. On peut utiliser *le passage d'une anse coupante* autour du pédicule, mais il ne faut pas abuser de cette manœuvre (1), et, dans beaucoup de cas, il est plus simple de *couper le pédicule* avec un bistouri ou un coup de ciseaux courbes, près de son insertion sur la muqueuse, après avoir saisi et attiré la tumeur avec une pince érigne.

Si la brèche muqueuse résultant de cette section n'est pas trop large (au delà de 1 centim. environ), on l'abandonnera à la réparation spontanée. Sinon, on en rapprochera les bords par quelques sutures au catgut chromique ou à la soie fine (2) (Fig. 44).

Ces sutures ainsi pratiquées sont encore le meilleur moyen de faire l'hémostase.

(1) Il vaut mieux réserver l'anse ou le serre-nœud aux gros néoplasmes s'étalant largement en choux-fleurs, à pédicules souvent épais et vasculaires, cachés derrière les masses principales, et risquant de trop donner de sang sous le ciseau ou même le thermocautère porté au sombre.

(2) Voir TUFFIER, *Soc. Biologie*, 1890.

L'hémorrhagie d'un pédicule, si elle est un peu abondante, peut encore s'arrêter par le thermocautère au rouge sombre, ou une pince longuette laissée à demeure pendant quelque temps. L'hémorrhagie diffuse se tarit vite par lavages à l'eau glacée ou avec une eau hémostatique, au besoin par le tamponnement provisoire, même prolongé, à la gaze iodoformée.

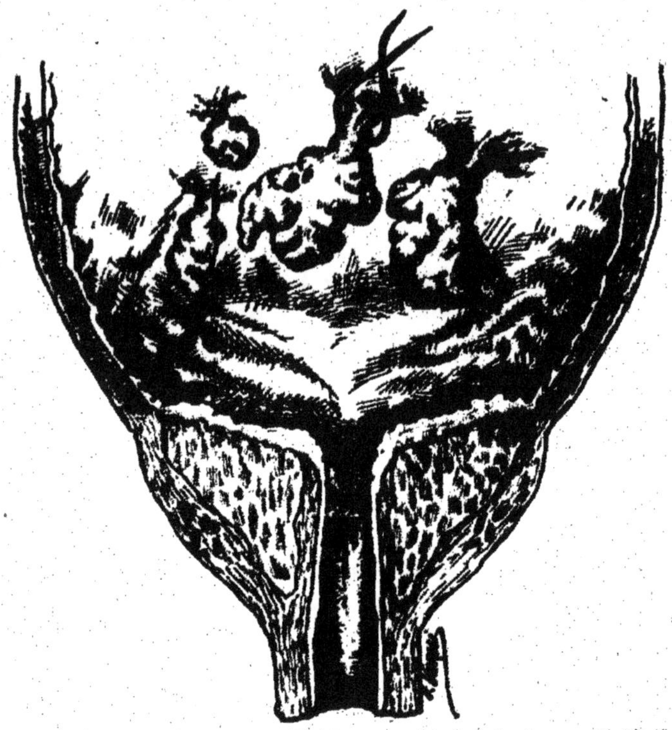

Fig. 42. — Petites tumeurs pédiculées multiples de la vessie (Celles qui ont un petit pédicule sont simplement emportées aux ciseaux. On jette un fil préalable sur les pédicules un peu importants).

II. — Tumeurs sessiles. — Si la base d'implantation est peu étendue, même traitement que précédemment : on emportera à la fois la tumeur et la muqueuse qui la recouvre. Si la base est large, on pourra essayer de fendre la muqueuse et de la décoller à la surface de la tumeur, en énucléant celle-ci comme un lipome encapsulé ou un petit fibrome utérin.

Dans certains cas, on pourra, en raison des adhérences aux tuniques profondes, être amené à faire une véritable résection de toute l'épaisseur de la vessie, mais ces tumeurs adhérentes et infiltrées sont bien suspectes de malignité (1).

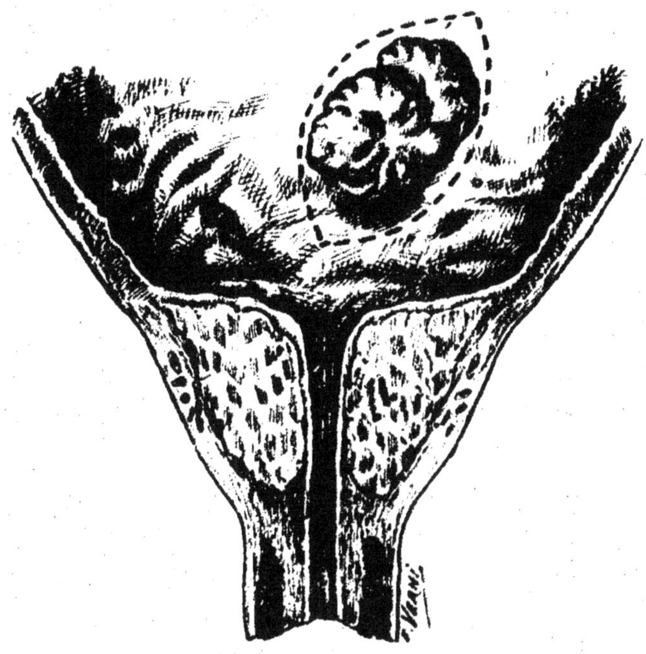

Fig. 43. — Tumeur sessile de la vessie. — Le pointillé indique l'incision qui la circonscrit (cette incision se tient sensiblement en dehors du périmètre de la tumeur, si celle-ci est suspecte de malignité).

(1) Il arrive parfois, qu'en arrachant ou curettant de petites masses bourgeonnantes, on dépasse les limites de la muqueuse, et même de la musculeuse, et qu'on crée de véritables perforations *complètes* de la paroi vésicale. Ces pertes de substance, *si elles ne sont pas larges*, paraissent se séparer assez bien d'elles-mêmes, sans accidents ultérieurs notables.

III. — VÉGÉTATIONS MULTIPLES ET TRÈS ÉTENDUES EN SURFACE. — Il ne faut pas songer ici, en raison de l'étendue de ces papillomes diffus, à pratiquer les moyens précédents, même la résection. C'est ici que le *curettage des villosités diffuses*, suivi de la cautérisation au fer rouge sombre, comme hémostase et comme garantie de récidive, rendra de grands services ; quoique ce ne soit pas là une opération précise et réglée comme une extirpation, elle peut donner, quand elle est faite avec soin, des succès complets.

Il faut admettre alors bien entendu qu'on a eu affaire à des papillomes diffus mais restés bénins, et n'ayant pas trop de tendance à la reproduction rapide (1) et à la repullulation sur place.

B. — **Tumeurs malignes.** — I. — PAPILLOMES MALINS. — Des papillomes bénins au début peuvent, à certain moment, revêtir les caractères de la malignité, évoluer rapidement, s'étendre démesurément, pousser des racines profondes et repulluler facilement après leur ablation. C'est là une forme de transition entre les petits polypes circonscrits et le cancer villeux étendu en nappe.

(1) M. Guyon a proposé une bonne méthode générale pour l'attaque des néoplasmes multiples : 1° déblayer promptement le terrain des masses les plus volumineuses, qui saignent et cachent derrière elles les petites tumeurs secondaires. Dans ce 1er temps, on excise vite aux ciseaux et à la pince à griffes tout ce qu'on peut. 2° Ceci fait, on se sert des *ténaculums* pour attirer sous les yeux les parois d'implantations, et exciser alors à son aise les petites tumeurs et les moignons laissés par l'ablation des masses principales. Les *ténaculums* jouent, dans ces opérations vésicales, un rôle très important.

Le chirurgien de Necker insiste particulièrement sur les avantages que l'opérateur peut retirer de l'emploi des *ténaculums* dans l'ablation des tumeurs vésicales.

Le ténaculum sert à une double fin : 1° il attire le néoplasme sous les yeux de l'opérateur ; 2° il tend la paroi vésicale qui le supporte, de façon qu'au lieu de rester molle et fuyante sous le bistouri elle forme un plan résistant sur lequel il est facile de faire des incisions et des sutures (*Ann. gén. urinaires*, 1894).

Si on tombe sur ces formes et qu'on fasse simplement le curettage dont nous venons de parler, les risques seront grands d'une prompte récidive. Il n'y a d'ailleurs guère moyen de faire autre chose dans les variétés très diffuses, à moins de faire des résections très étendues. Dans l'ignorance où on

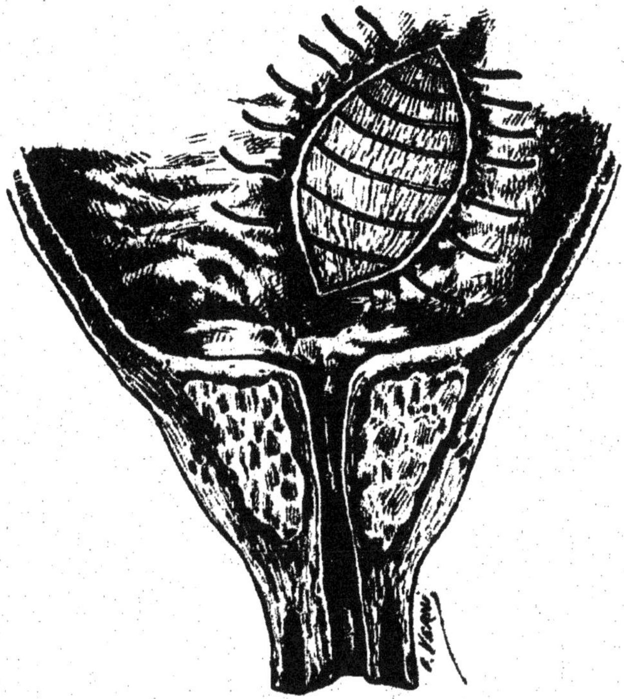

Fig. 44. — Tumeur de la vessie excisée. — L'excision n'a emporté que la muqueuse, ou une partie seulement de la tunique musculaire, et les fils sont passés pour la réunion des bords opposés de la perte de substance.

est généralement de la véritable nature de ces productions multiples, il faudra toujours, dans les papillomes diffus, soigner attentivement son curettage et la thermo-cautérisation consécutive. Si la récidive survient, vous devrez songer à une intervention plus radicale.

II. — TUMEURS LARGEMENT IMPLANTÉES, OU INFILTRÉES AU LOIN DANS LES TUNIQUES VÉSICALES. — La résection des parois de la vessie qui supportent le néoplasme (pourvu que cette résection dépasse en largeur et en profondeur les limites de ce néoplasme), est la seule opération rationnelle à pratiquer, si l'on poursuit l'idée du traitement curatif. On est même allé jusqu'à enlever la vessie totalement comme nous le verrons plus loin.

Les véritables *indications* de la résection de la vessie, opération française d'origine, sont donc créées par les tumeurs malignes. On peut même dire qu'une tumeur vésicale histologiquement bénigne — et qui cependant exige, pour être complètement emportée, l'excision de toute l'épaisseur de la paroi vésicale, et ne peut pas être, sinon énucléée, tout au moins enlevée par une résection superficielle — est en réalité une tumeur maligne, au point de vue clinique et au point de vue opératoire.

Ses *contre-indications* sont simplement relatives, car on a opéré avec n'importe quel siège, n'importe quelle étendue de la tumeur, et aussi n'importe quel état général du sujet. Cependant, si on a promis à la famille, ou si on s'est promis à soi-même, de ne pas jouer le tout pour le tout, et de ne pas trop exposer le malade, on doit se rabattre plutôt sur une opération palliative si on se trouve en présence :

1° De lésions infiltrées au loin et sur une large surface, dont l'ablation complète exigerait une véritable cystectomie totale, et sans avoir encore la certitude de ne pas laisser de la tumeur dans les tissus péri-vésicaux.

2° De cancer ayant envahi les uretères, le col de la vessie, la prostate, organes dont l'ablation complique singulièrement la gravité de l'intervention.

3° D'un malade en proie déjà à des accidents rénaux, ou trop affaibli pour supporter un gros choc opératoire.

C'est dans ces conditions qu'on se contente du traitement

palliatif que nous avons indiqué (drainage vésical pendant quelque temps, jusqu'à disparition des douleurs et des hémorrhagies, curettage et thermo-cautérisation des masses en choux-fleurs de l'épithéliome végétant).

Les *résultats* de la résection vésicale ne sont peut-être pas en rapport avec les espérances qu'elle avait fait naître au début ; espérances d'autant plus vives que le néoplasme vésical malin a un bon côté particulier que n'ont pas les autres cancers : il se propage *difficilement* et *tardivement* aux ganglions voisins, et il ne se généralise pas volontiers.

Mais il faut tenir compte — de l'étendue parfois énorme de ce qu'on a justement appelé l'*infiltration latente*, la tumeur ayant déjà fusé bien au delà de la limite qu'on lui suppose ; — du siège fréquent des infiltrations malignes à la base même du réservoir urinaire, du col de la vessie à l'embouchure des uretères, points certainement attaquables par le couteau du chirurgien, mais dont l'extirpation augmente singulièrement, quoi qu'on puisse en dire, la mortalité opératoire ; — des difficultés mêmes de l'intervention, qui, malgré le jour qu'on se donne par les opérations préliminaires, reste toujours une opération où on agit un peu au fond d'un trou obscur, surtout dans quelques coins de la vessie où peut se recéler de la graine à récidive ; — enfin et surtout peut-être, des conditions générales dans lesquelles on propose souvent ces graves opérations, c'est-à-dire l'anémie par des hémorrhagies répétées, les infections ascendantes des uretères et des reins, la cachexie résultant des douleurs incessantes et de tous les facteurs déjà indiqués.

C. — Résection partielle de la vessie.

La résection de la vessie doit toujours se faire, de préférence et jusqu'à nouvel ordre, par la voie *hypogastrique*, quoi qu'en dise Zuckerkandl qui attaque l'organe par la voie périnéale. Nous apprendrons comment on peut encore élargir cette voie par des résections du pubis appropriées, ou même la simple symphyséotomie. Ce qu'il nous faut considérer maintenant, c'est la résection proprement dite du tissu qui supporte un néoplasme trop infiltré pour être enlevé par énucléation ou simple abrasion.

Il faut considérer deux cas : 1° la résection qui n'intéresse pas les orifices uretéraux ; 2° la résection qui emporte une partie des uretères.

α). Résection n'intéressant pas les uretères.

Ce sont les cas les plus simples et les plus favorables comme pronostic post-opératoire.

Au point de vue opératoire Albarran (1) envisage les principaux cas suivants :

1° La tumeur siège sur la paroi antérieure ou sur une partie du sommet de la vessie, région où le péritoine est encore facilement décollable, et où on peut aisément faire une résection sous-péritonéale. L'opération est simple ; il suffit de couper aux ciseaux la paroi vésicale saine en dehors des limites de la tumeur, et on suturera ensuite la plaie obtenue, en suivant les procédés généraux de suture vésicale.

2° La tumeur siège sur la paroi postérieure. On peut encore essayer ici de décoller le péritoine de cette paroi néoplasique, et de faire comme précédemment. Si ce décollement est impossible, on circonscrira la tumeur par une incision de la muqueuse, et on fera la résection de *dedans en dehors* (procédé de Guyon), de la cavité vésicale à l'extérieur de la vessie.

3° La tumeur siège sur le sommet même de la vessie (segment supérieur et postérieur). Le décollement du péritoine se fera assez bien dans ce cas, et on agira comme il a été indiqué dans le cas 1°.

(1) Albarran, *Des tumeurs de la vessie*, p. 389. G. Steinheil, éditeur, Paris, 1892.

β). Résection intéressant les uretères (1).

On commence par faire le cathétérisme de l'uretère avec une sonde un peu dure, qui rende bien sensible le trajet du conduit, et permettra de le disséquer sur une étendue de 5 ou 6 centimètres avant son abouchement dans la vessie.

Le décollement de l'uretère une fois fait, on procède à la résection de dedans en dehors de la paroi qu'on veut enlever. Quand la surface réséquée est complètement séparée du reste de la vessie, et ne tient plus que par l'uretère, on s'en débarrasse définitivement en coupant ce dernier.

Un fil est placé sur le bout supérieur de ce conduit pour le reconnaitre et s'en servir bientôt.

Ceci effectué, on procède aux sutures de la portion inférieure de la plaie vésicale, et lorsque les premiers points ont été noués, on fait passer à travers la partie supérieure de cette plaie l'uretère, de façon à amener son orifice jusque dans la cavité vésicale.

Puis, on abrase un peu la muqueuse vésicale autour de cet orifice et, l'uretère ayant été longitudinalement fendu dans l'étendue de 5 ou 6 millimètres, on suture la muqueuse urétérale à la muqueuse de la vessie. Cette suture peut être complétée par quelques points extérieurs.

Enfin, pour guider pendant quelque temps la descente de l'urine par l'uretère et empêcher qu'elle ne s'égare, on fait passer l'extrémité externe de la sonde engagée dans l'uretère soit par la plaie hypogastrique, soit par l'urèthre si on a pratiqué la réunion totale de la vessie.

Dans les cas où on ne pourrait pas (pour une cause ou pour une autre) fixer l'uretère à la vessie, comme il vient d'être dit, on le fixerait à la plaie abdominale (2).

(1) Procédé donné par Albarran, *loc. cit.*

(2) Albarran dit même qu'on pourrait l'abandonner dans l'abdomen, après l'avoir lié si l'urine qui s'en écoule est claire. Mais on n'est jamais

Il semble qu'il vaille mieux, après les résections vésicales, *suturer complètement la vessie* et fermer l'hypogastre que faire le drainage par cette voie. On mettra simplement une sonde de Pezzer ou de Malécot à demeure (Fig. 44).

γ). Résection totale de la vessie.

Bardenhauer avait fait, en 1887, une cystectomie presque totale, mais les deux extirpations vraiment complètes de la vessie ont été pratiquées par Pawlick (1888) chez la femme, et Küster (1891) chez l'homme.

Voici, dans ses grands traits, le procédé qu'avait employé Küster (1) qui enleva la prostate en même temps.

1° Cystotomie sus-pubienne, avec résection pubienne, pour reconnaître la tumeur. Celle-ci occupait le trigone et la partie droite du réservoir.

2° On referma la vessie et on la distendit par une injection, pour permettre le décollement péritonéal. Celui-ci fut complètement fait, mais avec quelques déchirures, immédiatement suturées du reste.

3° On pratiqua ensuite une longue incision périnéale. Par celle-ci on

Fig. 45. — Sonde en caoutchouc rouge de Malécot. — En bas, les ailes de l'instrument sont effacées pour permettre son introduction dans l'urèthre et la vessie. En haut, les ailes sont revenues sur elles-mêmes et s'accrochent au col vésical. (En haut, le mandrin enfilé dans la sonde ne pousse pas sur le bec pour effacer les ailes — en bas, il appuie fortement contre le bec pour effacer les ailes.

sûr de l'intégrité du rein correspondant, et qu'adviendrait-il si le malade n'avait qu'un rein ?

(1) Albarran, *loc. cit.*, p. 381.

sectionna en travers l'urèthre membraneux, et on se mit en devoir d'isoler la prostate.

4° La prostate une fois isolée, et la vessie ne tenant plus que par les uretères, on sectionna ceux-ci et on tenta de les aboucher ensuite dans le rectum.

Les sutures uretérales ne tinrent pas, et l'opéré mourut le 5e jour de péritonite purulente.

L'opérée de Pawlick, qui fit la cystotomie en faisant passer la vessie par le vagin, vivait encore 2 ans 1/2 après l'opération.

SECTION V

CORPS ÉTRANGERS DE LA VESSIE.

Beaucoup de ces corps étrangers sont justiciables de l'*extraction par les voies naturelles*, surtout chez la femme où la dilatation facile et large du col vésical, jointe à la brièveté spéciale de son urèthre, favorisent singulièrement l'ablation par ces voies. L'endoscope est venu faciliter encore la prise directe du corps étranger intra-vésical (1). Nous n'avons pas à envisager ici du reste les nombreuses méthodes et les nombreux instruments proposés à cet effet. Ils se complètent les uns les autres, et tel réussit dans un cas particulier, alors qu'un autre est meilleur pour un cas différent.

Nous dirons simplement que, pour les corps durs, mais friables, la *lithotritie* avec aspiration complète et immédiate est encore le meilleur procédé à mettre en œuvre.

Si le corps étranger, en raison de sa forme coupante, de son implantation même sur la paroi vésicale, ou pour toute autre raison, ne peut pas être extrait par la voie naturelle ; si on a affaire à un corps étranger ancien ayant déterminé de la cystite purulente et probablement des ulcérations vésicales ; ou si ce corps siège dans une vessie depuis longtemps malade (sur un vieux rétréci ou prostatique par exemple, en puissance déjà d'infection urinaire), cas où par conséquent des manœuvres prolongées ou réitérées risquent de faire éclater des accidents graves — il ne faut pas hésiter à tailler la vessie par l'hypogastre, quitte à faire suivre la taille d'une suture vésicale complète, si l'état local le permet. D'une façon générale du reste, il vaut mieux, dans les cas

(1) Cas de Tuffier et Janet (*Ann. gén. urinaires*, 1889).

malaises, pratiquer délibérément cette opération, innocente par elle-même, que de « *fourrager* » longtemps dans une vessie, et de risquer de blesser profondément ses parois par de longues et aveugles tentatives d'extraction.

Nous avons dit taille *hypogastrique*, car ici l'hésitation n'est guère permise, cette taille permettant sûrement l'extraction, tandis que la taille *périnéale* ne donnerait aucun avantage dans le cas d'un corps étranger piqué ou enchâtonné dans la vessie, puisqu'elle n'éclaire pas du tout la cavité vésicale, et qu'on rentrerait encore, malgré elle, dans les manœuvres d'extraction à l'aveuglette.

A. — Calculs vésicaux.

Nous ne ferons pas ici un long parallèle entre la *lithotritie* et la *taille*, et nous ne ressusciterons pas en entier les interminables discussions scolastiques auxquelles elles ont donné lieu. Nous croyons qu'on peut résumer actuellement de la façon suivante les indications réciproques de ces méthodes.

Et d'abord, la *lithotritie ancienne*, à *courtes séances* et à *évacuation incomplète*, a vé[illegible]. En disant aujourd'hui lithotritie, nous entendons toujours la lithotritie *à séances prolongées jusqu'à complète évacuation* de la pierre et de ses débris (*litholapaxie*).

Avant l'ère antiseptique, les accidents des opérations sanglantes, comme les tailles, contrebalançaient largement les inconvénients de la lithotritie ancienne. Les opérateurs habiles et spécialement exercés aux voies urinaires devaient préférer à cette époque la deuxième aux premières. Cette préférence s'imposa encore bien davantage avec la découverte de Bigelow, et quand la litholapaxie fut créée. Mais maintenant, si on songe à la réelle innocuité de la taille en tant qu'opération, et sans tenir compte des mauvaises conditions de l'état général du malade, de ses reins par exemple qui influent du reste aussi bien et peut-être mieux sur les résultats de la lithotritie que sur la cause de la taille, il ne faut plus songer à se prononcer aussi délibérément sur la supériorité générale de la lithotritie.

Que disent en effet les auteurs qui sont le plus partisans de la lithotritie ? D'une façon générale disent-ils, c'est la méthode de choix ; *mais elle a des contre-indications*. 1° Le volume trop grand de la pierre. 2° Sa trop grande dureté. 3° Son enchâtonnement et les difficultés de sa prise dans certaines vessies. 4° L'existence d'un rétrécissement uréthral ou d'un obstacle prostatique. 5° Une vessie hémorrhagique, ou très douloureuse, ou rebelle à toute distension même modérée etc., etc.

Or, si on en détaille le menu, il saute aux yeux que ces contre-indications sont extrêmement nombreuses en fin de compte ; et, en réalité, tout en proclamant la lithotritie méthode de choix, ses partisans avouent tacitement ou inconsciemment que le nombre des cas est très grand où elle est contre-indiquée ; en d'autres termes que le nombre des cas où elle est aisément applicable est restreint, c'est-à-dire encore que *cette méthode, dite de choix par certains de ses avantages, devient méthode d'exception par les exigences d'une série considérable de cas particuliers.*

Or, il y a une chose incontestable : la taille est toujours possible et efficace, même dans ces cas difficiles ou impossibles pour une lithotritie. *Sa grande supériorité c'est précisément de ne pas avoir de contre-indications absolues*, d'empêchements véritables à son application. C'est donc elle qui est, pratiquement, la vraie méthode de choix.

La lithotritie, tout en étant dans beaucoup de circonstances l'égale de la taille, et sans tenir compte des cas courants de la pratique où l'une et l'autre de ces opérations peuvent être indifféremment employées, n'est vraiment spécialement et exclusivement indiquée que dans le cas de cystite chronique, avec calculose phosphatique indéfiniment récidivante. Il y a des vessies de vieillard qui refont sans cesse des pierres (8, 10, 15, 20 fois et plus), et cela à des intervalles plus ou moins espacés ; ce sont des malades qu'on arrive fort bien à débarrasser après une série de lithotrities plus ou moins nombreuses, et qu'on ne pourrait peut-être pas tailler sans inconvénients un nombre aussi considérable de fois.

En somme, dans le traitement des calculs vésicaux, la taille est la méthode de choix, si on considère la généralité des cas pris en bloc, car elle est toujours applicable.

La lithotritie dans beaucoup de circonstances est une méthode rivale, et séduit le malade comme le chirurgien aussi, parce que c'est une opération sèche, non sanglante et que, sitôt finie, le malade est débarrassé, peut se lever le lendemain, et n'a pas les ennuis d'une cicatrisation de plaie à faire (même en envisageant la réussite des sutures totales et immédiates de la vessie après les tailles hypogastriques, il faut toujours compter 10 à 12 jours de lit).

La lithotritie est impossible ou très difficile dans beaucoup de cas.

La lithotritie ne devient méthode de choix que dans un certain nombre de cas bien spéciaux.

On pourrait ajouter qu'elle devient peut-être méthode générale de choix, quand elle est pratiquée par des opérateurs comme M. Guyon, et que la qualité de l'opérateur en fait aujourd'hui sa véritable indication.

Indications spéciales des différentes tailles.

Il faut maintenant préciser le mot *taille*, et savoir si, parmi les tailles, il en est de plus spécialement recommandables.

Nous croyons pouvoir dire à l'heure actuelle que la taille hypogastrique est la taille *de choix* pour la majorité des chirurgiens.

Ses *difficultés* et ses *dangers* ont disparu ; avec le ballon de Petersen l'ouverture de la vessie, parfois profondément cachée derrière la paroi, est aisée pour tout le monde.

Avec les précautions opératoires sur lesquels nous insisterons, on peut toujours éviter la blessure du péritoine.

Avec les précautions antiseptiques, la blessure accidentelle de ce péritoine, quand elle est reconnue à temps avant l'ouverture de la vessie, est presque innocente ; en outre, les accidents inflammatoires et d'infiltration pré et péri-vésicaux ne se voient plus, si la plaie est bien drainée dans les premiers jours qui suivent l'opération.

Ses avantages pour l'extraction du calcul sont considérables. Elle éclaire la vessie d'un jour qu'aucune autre taille ne peut donner, et permet d'en explorer tous les coins et recoins.

En exposant largement ainsi cette cavité vésicale au doigt et à l'œil, elle permet de saisir le calcul où qu'il se trouve, de nettoyer toutes les anfractuosités et de ne rien laisser.

En faisant une boutonnière vésicale suffisamment large, on peut, grâce à elle et rien qu'avec elle, sans broiement préalable, extraire de très gros calculs.

La taille hypogastrique laisse-t-elle parfois des fistules sus-pubiennes rebelles comme on l'en accuse ? Oui ; mais c'est qu'alors il y a du côté de l'urèthre un obstacle ou un rétrécissement. En rétablissant une voie uréthrale large, on guérira vite la fistule. S'il s'agit d'un obstacle prostatique la fistule sus-pubienne est providentielle ; c'est une cystostomie sus-pubienne toute faite. Pour éviter du reste la tendance à la fistulisation de la plaie hypogastrique, il n'y a qu'à supprimer d'assez bonne heure le drainage de cette plaie.

Quoi qu'il en soit des avantages généraux de la taille sus-pubienne, il ne faut pas méconnaître que les bonnes tailles périnéales, et par bonnes nous entendons par exemple la taille latéralisée ou la taille pré-rectale, sont dans beaucoup de cas d'excellentes opérations. Contre-indiquées nettement quand le volume du calcul est très considérable, à cause du jour limité qu'elles donnent à l'extraction, contre-indiquées chez le vieillard prostatique, elles constituent dans certains cas une séduisante méthode, plus commode et plus rapide certainement que les autres. C'est ce qui arrive chez l'enfant, par exemple, où l'ouverture du périnée, si peu développé chez lui en profondeur, donne si vite accès sur la vessie, et où la réparation de la taille périnéale se fait en quelques jours seulement avec une réelle promptitude.

L'opération elle-même peut être alors singulièrement expéditive, et nous avons vu Mollière extirper des calculs en moins de temps qu'il n'en faut pour le décrire, par la voie périnéale. Un coup de bistouri ou deux, et on entrait dans l'urèthre ; un coup de lithotome, la tenette immédiatement introduite et le calcul saisi et extirpé, le tout était terminé en quelques instants.

Nous décrirons donc la taille hypogastrique et la taille latéralisée. Avec ces deux tailles, le praticien se trouve en mesure de parer à n'importe quelles indications.

Chez la femme, les conditions d'extraction de calculs vésicaux sont très particulières. La *dilatation de l'urèthre*, si pratique et si efficace chez elle, permet de saisir et d'extraire beaucoup de calculs sans les broyer. Si ce moyen échoue, il sera préférable de recourir à la *taille hypogastrique* plutôt qu'à la lithotritie. Celle-ci en effet est difficile à pratiquer en raison de la flaccidité de la vessie, qui ne repose en outre sur aucun support prostatique, et qui offre souvent des diverticules lointains où va se cacher le calcul ; encore bien plus chez la femme que chez l'homme la lithotritie demande à être pratiquée par une main très exercée (1).

(1) Voir ce que nous disons de cette opération chez la femme à propos du chapitre consacré à la *Lithotritie*.

On conseille généralement chez la femme la *taille vésico-vaginale*, de préférence à la taille sus-pubienne; or, on vient de voir que nous prônons, encore ici, la taille hypogastrique.

C'est qu'en effet la taille vésico-vaginale, tout en étant toujours très pratique, bien commode, et la plupart du temps très efficace, a deux inconvénients : 1° elle peut laisser à sa suite des fistules vésico-vaginales ; c'est tout à fait l'exception, mais cette complication s'est vue parfois, malgré le soin qu'on a pris de suturer la plaie de la taille après l'intervention ; 2° dans certains cas de *calculs enchâtonnés* ou de *concrétions calcaires étalées* en nappe sur une bonne partie de la surface vésicale, la taille hypogastrique est encore la seule qui donne le jour voulu, qui permette de bien éclairer la vessie, et de bien débarrasser ses parois de toute incrustation.

SECTION VI

MÉDECINE OPÉRATOIRE GÉNÉRALE

A. — Ponction sus-pubienne.

La ponction doit passer *théoriquement* entre le pubis et le cul-de-sac péritonéal anté-vésical, et elle est censée pouvoir le faire aisément sur une vessie distendue au maximum, comme l'est une vessie qu'on ponctionne en état de rétention. *Pratiquement* elle passe en effet souvent au-dessous du péritoine sans l'intéresser, mais, assez souvent aussi, elle est obligée de traverser le cul-de-sac anté-vésical, si près du pubis qu'on la fasse (expérience facile à réaliser à l'amphithéâtre) ; d'où l'importance encore plus grande de faire la ponction rigoureusement *aseptique* (1).

Instrumentation spéciale : l'aspirateur de Potain ou de Dieulafoy (2).

Attitude du malade, du chirurgien, des aides.

Malade. — Couché sur le dos, la paroi abdominale relâchée autant que possible.

(1) Rien n'est plus variable en effet que la hauteur suivant laquelle la vessie se dépouille de son péritoine en se distendant. Sur des vessies pathologiques en particulier, depuis longtemps enflammées, il y a ordinairement de la péri-cystite qui immobilise le cul-de-sac péritonéal sur la face antérieure de la vessie ; et, même distendue, celle-ci reste recouverte de sa séreuse en avant ; ou bien il y a certains sujets chez lesquels ce cul-de-sac descend très bas derrière la symphyse pubienne (Voir *Considérations anatomiques*).

(2) Nous ne parlons en effet que de la ponction capillaire. La ponction avec le *trocart du frère Côme*, suivie de la *canule à demeure*, nous paraît, en effet, toujours pouvoir être remplacée, suivant les cas où cette méthode a été conseillée, soit par la cystostomie, soit par la ponction capillaire répétée.

Chirurgien à droite du malade.

Aide tenant l'aspirateur en face ou à proximité du chirurgien.

Opération proprement dite.

1er TEMPS. — Le chirurgien, tenant le trocart ou l'aiguille de l'aspirateur (ordinairement l'aiguille n° 2) de la main droite, appuie l'instrument sur le point choisi pour la ponction, l'index de la main gauche ayant au préalable déterminé par la palpation du pubis ce point, immédiatement au-dessus de la symphyse pubienne et sur la ligne médiane. Une fois bien appliquée sur le point à trouer, l'aiguille est vivement et vigoureusement poussée de la main droite dans la profondeur, et un peu obliquement de haut en bas et d'avant en arrière (veiller à ne pas trop raser le pubis pour éviter d'y piquer ou d'y casser l'aiguille).

2e TEMPS.— La sensation de résistance vaincue, et la liberté de l'aiguille dans les mouvements de latéralité qu'on lui imprime, indiquent qu'elle est bien dans la vessie. Du reste l'urine, ordinairement alors sous forte pression, s'en échappe déjà. Il ne reste plus qu'à adapter la pompe, ou le récipient de l'aspirateur, pour vider la vessie. C'est la besogne de l'aide, le chirurgien tenant toujours l'aiguille, pour éviter qu'elle ne sorte de la cavité vésicale à mesure que cette dernière se vide ; d'où le précepte de bien maintenir, ou même d'enfoncer de nouveau un peu l'aiguille au bout de quelques instants, pour lui faire suivre le retrait de la vessie.

3e TEMPS. — Quand l'évacuation paraît près d'être terminée (il ne faut jamais vider la vessie trop à sec pour éviter la congestion et l'hémorrhagie consécutive), le chirurgien retire vivement l'aiguille et met l'index gauche de suite sur l'orifice de la ponction, en attendant qu'un peu de gaze iodoformée collodionnée y soit appliquée comme pansement occlusif.

B. — Cystotomie sus-pubienne.

Nous avons vu déjà chemin faisant ses nombreuses applications ; on la retrouve à chaque pas, soit comme opération préliminaire, soit comme opération définitive, dans la thérapeutique chirurgicale, non seulement de la vessie mais de l'urèthre et de la prostate.

Les temps opératoires diffèrent suivant les lésions auxquelles s'adresse la cystotomie et le but qu'elle se propose.

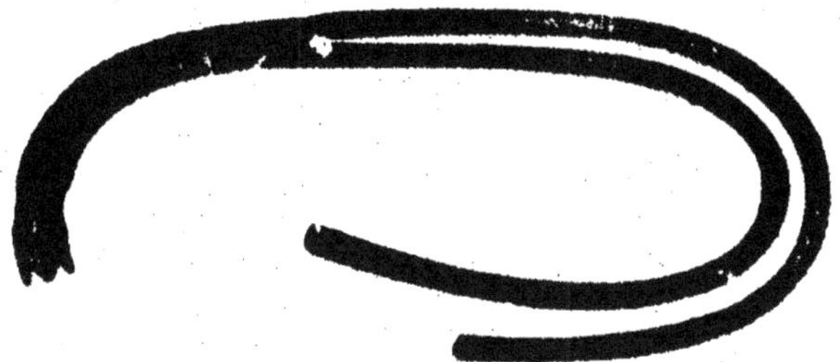

Fig 46. — Tubes-siphon de Guyon-Périer.

I. — Cystotomie pour calcul et corps étranger.

Instrumentation spéciale : tenettes droites et courbes ; ballon de Petersen (ou à la rigueur un pessaire Gariel) ; tubes de Guyon-Périer ; sondes, seringues etc.

Soins pré-opératoires.

Asepsie de l'urèthre et de la vessie. Laisser dans celle-ci 3 à 400 grammes d'eau boriquée, et la sonde en caoutchouc rouge dans le canal.

Pour empêcher cette sonde de sortir, et l'obturer en même temps, on serre la verge sur elle avec 2 ou 3 tours de drain dont on fixe ensuite les chefs par une pince hémostatique.

Introduction du ballon de Petersen dans le rectum (bien l'huiler après l'avoir enroulé en forme de tube qu'on pousse peu à peu dans le rectum) ; bien veiller à ce qu'il soit bien entré au-dessus du sphincter.

Avant de l'introduire, l'aide a noté combien il fallait de coups de pompe foulante pour le dilater à un degré qui ne puisse être dangereux pour le rectum (1), et c'est en partant de ces données que cet aide procède à la dilatation intra-rectale. Du reste, au fur et à mesure du gonflement du ballon, le chirurgien sent la vessie bomber davantage à l'hypogastre et il peut arrêter à son gré la dilatation quand il la juge suffisante (2).

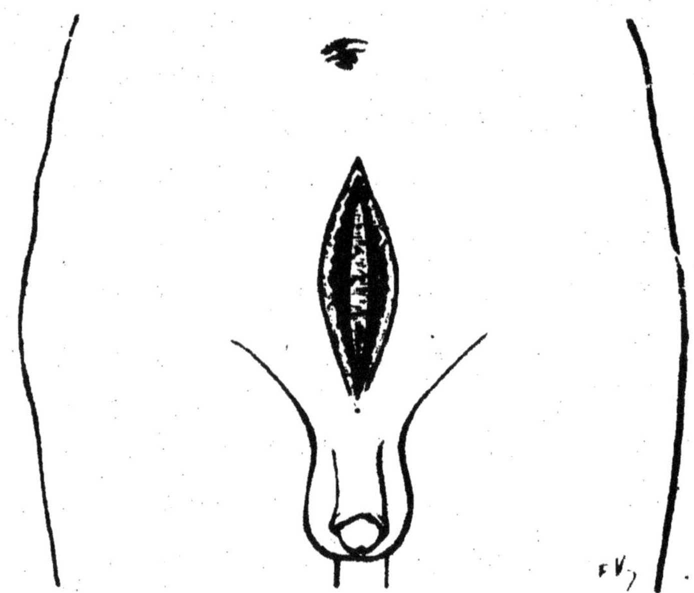

Fig. 47. — 1er temps de la taille sus-pubienne longitudinale. Les muscles droits ont été écartés. Dans leur intervalle apparaît le *fascia transversalis.*

(1) On a signalé des cas mortels de rupture du rectum par le ballon de Petersen immodérément distendu. Nous en avons vu un cas à Lyon.

(2) La distension préalable de la vessie par l'injection, et celle du rectum par le ballon, facilitent singulièrement la découverte et l'ouverture de la vessie. Mais le *chirurgien doit savoir s'en passer*. Il est des conditions en effet (cystite douloureuse avec vessie rebelle à la disten-

Attitude du malade, du chirurgien, des aides.

Malade bien à plat dans le décubitus dorsal, membres inférieurs étendus ;

Chirurgien à droite du malade :

Un 1er *aide* en face lui, un 2e *aide* à sa droite.

1er TEMPS. — *Incision d'une laparotomie extra-péritonéale.* — Faire sur une étendue de 8 ou 10 centimètres à partir du pubis (symphyse), et descendant même de un petit travers de doigt au-devant de la face antérieure de cette saillie osseuse.

Section de la peau et de son tissu cellulaire. Recherche et division de la ligne blanche, division prudemment faite sur la sonde cannelée. Reconnaître alors le tissu graisseux sous-péritonéal (teinte *beurre frais* caractéristique).

2e TEMPS. — *Décollement du cul-de-sac péritonéal anté-vésical.* — Tandis qu'un aide écarte fortement les lèvres de la plaie, l'index gauche du chirurgien s'enfonce derrière le pubis et va reconnaître, à travers la graisse et le péritoine, la vessie tendue et bombée derrière.

Puis, l'extrémité de cet index, engagé jusque *derrière* la symphyse, va travailler efficacement au décollement et au soulèvement du cul-de-sac anté-vésical doublé de sa graisse.

Petit à petit, il refoule en haut ce cul-de-sac et met à nu la face antérieure de la vessie qui apparaît nette avec sa teinte bleutée, sa musculature, et ses grosses veines verticales (1).

sion, manque d'instruments spéciaux, etc.), où ces moyens adjuvants sont inapplicables. Du reste, beaucoup de chirurgiens négligent à l'heure actuelle le ballon de Petersen.

(1) Ce temps de l'opération est parfois assez délicat, quand le péritoine descend bas, ou quand le cul-de-sac adhère fortement à la vessie (vieille vessie atteinte de péricystite). *Mais on peut toujours arriver à le décoller*, et s'il est vrai que sa blessure par le bistouri n'ait pas grande importance à l'heure actuelle, car on la fait suivre immédiatement d'une bonne suture aseptique, nous ne voyons pas quel avantage il y a à la pratiquer systématiquement, comme l'ont conseillé quelques chirurgiens, sous prétexte que les sutures tiendront mieux ensuite, étant faites sur des surfaces séreuses. L'opération est innocente, sûre, pourquoi la

3e Temps. — *Incision de la vessie.* — Une fois l'étendue de la dénudation jugée suffisante, l'index gauche restant toujours en place sur le cul-de-sac décollé et remonté, le chirurgien ponctionne au bistouri cette face antérieure dénudée. Cette ponction est faite le *plus haut possible* pour s'éloigner des gros plexus veineux péri-cervicaux, et sur une étendue de 1 centimètre à 1 centimètre 1/2.

Un flot de liquide jaillit et inonde la plaie ; mais l'aide placé en face du chirurgien saisit avec une fine pince lon-

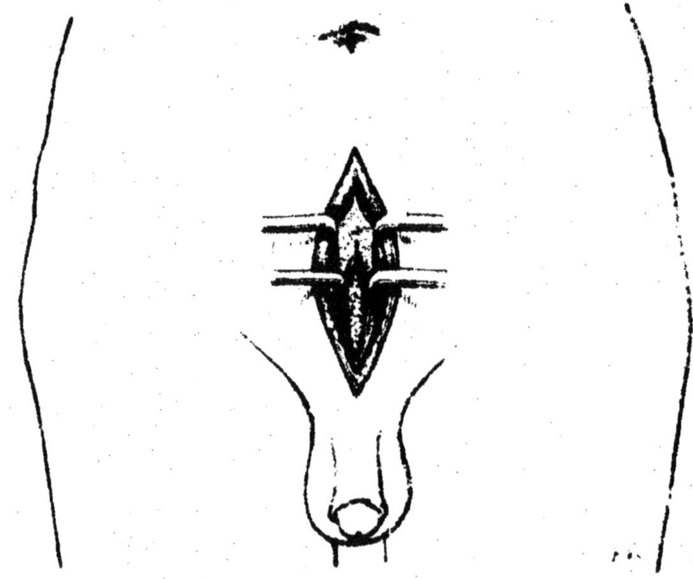

Fig. 48. — 1er temps de la taille sus-pubienne. — La *fascia transversalis* a été incisé à la partie inférieure de la plaie. Derrière lui apparait le tissu graisseux sous-péritonéal.

guette une des lèvres de la boutonnière, puis l'autre, pour maintenir la vessie à portée (Des fils suspenseurs passés au

compliquer d'un aléa, si léger soit-il ? Ceci dit, nous sommes les premiers à reconnaître qu'il ne faut nullement s'effrayer d'une blessure accidentelle de ce cul-de-sac.

préalable dans la vessie non encore incisée servent au même office, quand on n'est pas sûr de son aide).

Le chirurgien agrandit ensuite la boutonnière avec le bistouri ou des ciseaux dans l'étendue qu'il juge nécessaire pour le temps suivant.

4e Temps. — *Introduction d'une tenette ou d'une pince, pour saisir le corps étranger ou calcul.* — Auparavant le chirurgien a senti ceux-ci avec son doigt promené dans la vessie, ou les a même vus en faisant écarter les parois vésicales par des *écarteurs éclairants* (le spéculum de Bazy par exemple).

L'opération proprement dite est terminée.

Pansement. — Vider le ballon rectal en tournant le robinet annexé à l'ajutage. Enlever la ligature de la verge et pousser par la sonde une injection boriquée ; celle-ci ressort par la plaie hypogastrique, bien lavée ainsi antiseptiquement en même temps que le champ opératoire. Puis, sortir la sonde de l'urèthre et le laisser sans sonde.

Pendant que l'aide tient toujours, accrochées avec des pinces ou soulevées avec des fils, les lèvres de la boutonnière vésicale pour avoir la cavité vésicale bien à portée, le chirurgien enfonce dans la vessie les tubes Guyon-Périer, en faisant plonger leur bec jusqu'à lui faire affleurer le fond de la cavité vésicale. L'autre extrémité de ces tubes vient passer au-devant du pubis et tomber entre les cuisses du malade, dans un urinal.

Pour fixer les tubes dans la position qu'on leur a donnée, et empêcher qu'ils ne sortent de la vessie, entraînés par leur propre poids, on les attache par un point de suture au fort catgut, placé de chaque côté d'eux et embrochant avec leur partie latérale les parties molles de la boutonnière musculo-aponévrotique qu'ils traversent.

Les lèvres de la boutonnière vésicale sont alors laissées à elles-mêmes, débarrassées de leurs pinces ou de leurs fils. — On n'y fait pas de suture ordinairement à moins que la plaie vésicale n'ait été faite très longue ; dans ce cas, on peut la rétrécir au-dessus des tubes par quelques fils (1).

On fait ensuite la suture complète des parties molles de l'incision à l'extrémité inférieure de laquelle on laisse seulement le passage des tubes. Cette suture est faite sur deux plans, un plan profond musculo-aponévrotique, un plan superficiel cutané.

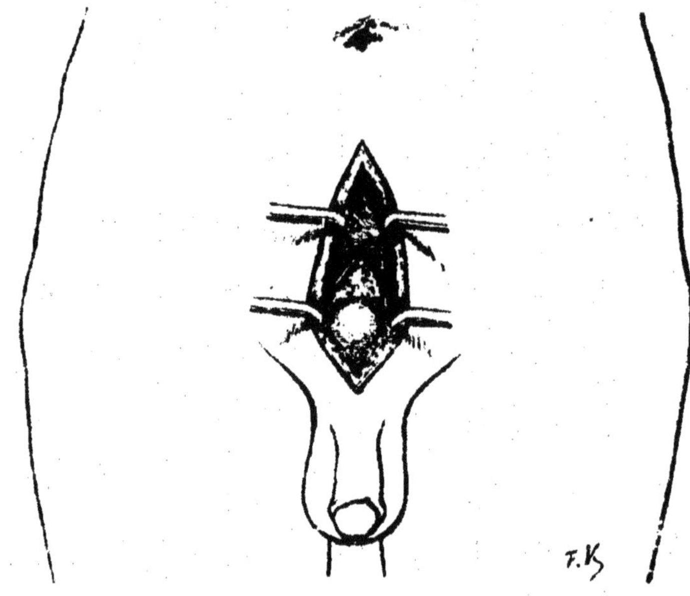

Fig. 49. — 3ᵉ temps de la taille sus-pubienne. — Le tissu graisseux sous-péritonéal a été refoulé et découvre en bas de la plaie le globe vésical distendu par l'injection.

(1) Cette suture vésicale se fait à la façon de Lembert et suivant un des modes qui seront indiqués à propos des sutures pour des plaies vésicales en général. La question de la suture vésicale *totale* après les cystotomies faites pour calcul ou corps étranger, tumeur, etc., est maintenant en faveur. Ses partisans se fondent sur la sécurité que donne l'asepsie ou l'antisepsie des parties molles et de la cavité vésicale, sur la solidité des sutures serrées et faites sur deux plans, sur la grande rapidité de la guérison post-opératoire après la fermeture complète de la vessie. Quand cette suture réussit, les malades sont guéris complètement 8 jours après l'opération, tandis qu'une fistule hypogastrique, suite de taille

On irrigue antiseptiquement la vessie par les tubes, 2 ou 3 fois par jour pendant les premiers jours qui suivent l'intervention. Les tubes sont retirés au bout de 5 ou 6 jours, et la plaie hypogastrique est abandonnée à sa cicatrisation spontanée. Elle ne se ferme guère plus vite si l'on met une sonde à demeure, et celle-ci a bien des inconvénients.

II. — Cystotomie pour tumeurs de la vessie ou de la prostate.

On peut, pour aborder une tumeur vésicale (1), employer exactement le même manuel opératoire que celui qui vient d'être conseillé pour les calculs.

Mais on a proposé et il faut connaître certains procédés, avantageux pour découvrir plus largement, attaquer plus facilement le néoplasme à enlever, et rendre plus aisées les manœuvres d'ablation elles-mêmes. Nous ne mentionnerons que les plus utiles, et ceux dont l'expérience a permis de contrôler l'efficacité.

met de 30 à 40 jours à se cicatriser spontanément ; s'il y a du reste menace d'infiltration, on est toujours à temps de faire sauter tous les fils. En mettant les choses au pis, et si la suture a cédé sur un point, le malade en est quitte pour un petit abcès circonscrit.

Il nous paraît difficile de nous prononcer en faveur de l'une ou de l'autre méthode *à l'exclusion de l'autre*. C'est au chirurgien à se décider sur le moment. S'il veut une absolue sécurité, s'il est obligé de laisser quelque temps son malade sans le revoir, s'il s'agit d'une vieille vessie très infectée, etc., il choisira le drainage.

S'il n'a fait qu'une petite boutonnière à une vessie jeune, à paroi plastique, avec urine peu altérée, il sera bien tenté de tout suturer, une fois le corps étranger enlevé. Tout ce qu'on peut dire, c'est que les jeunes praticiens, pour éviter des mécomptes et des critiques, seront prudents en drainant leurs premières opérations.

Si on est décidé à faire la suture totale, il sera bon de faire l'incision vésicale *le plus haut possible* pour ne pas être gêné plus tard par le pubis dans la bonne exécution de cette suture.

(1) La cystotomie n'est ici qu'une opération *préliminaire*. Nous avons vu au chapitre des *Tumeurs vésicales* comment il fallait traiter celles-ci, une fois arrivé sur elles.

α) **Procédé de Trendelenburg** (incision transversale des parties molles et de la vessie elle-même).

Le malade est couché sur le lit de ce chirurgien (Fig. 58). Grâce à ce lit, qui incline plus ou moins le sujet la tête en bas, les intestins tombent du côté du diaphragme, dégarnissent le petit bassin, et la vessie apparaît bien éclairée sous les yeux de l'opérateur. — *Mêmes détails pré-opératoires* que dans la cystotomie classique. Le ballon de Pétersen est très

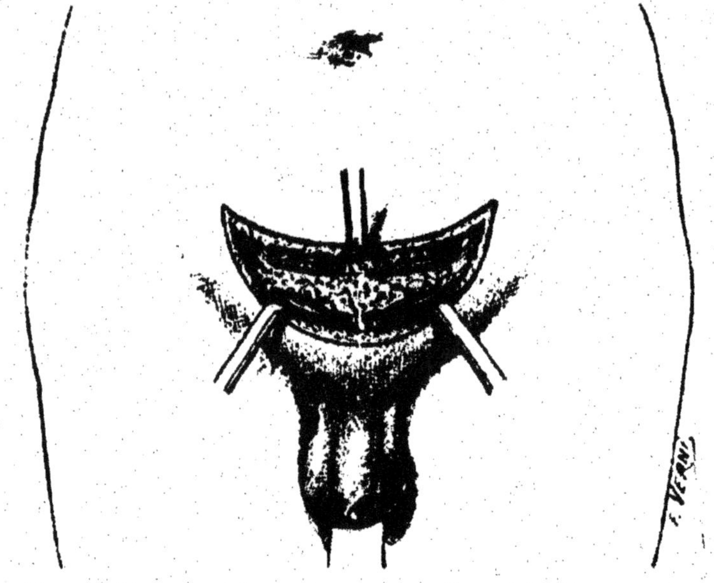

Fig. 59. — Taille sus-pubienne *transversale* (Trendelenburg). — La plaie de l'incision semi-circulaire primitive a été convertie en croissant, par rétraction des parties molles. — Les muscles droits ont été coupés un peu au-dessus de leurs attaches pubiennes ; profondément on ne voit que le tissu graisseux sous-péritonéal.

utile, quand il s'agit d'ablation de tumeur, car il approche la paroi vésicale des mains du chirurgien.

1er Temps. — *L'incision des parties molles et de la vessie* se fait ici dans le sens transversal. L'incision de la peau se pratique immédiatement au-dessus du pubis, dans l'étendue de

6 à 8 centimètres et en relevant un peu les extrémités pour les rendre parallèles aux canaux inguinaux et ne pas blesser les organes qui s'y trouvent.

Les muscles droits et pyramidaux sont coupés à 5 ou 6 millimètres au-dessus de leur insertion au pubis (de façon à laisser adhérentes à cet os de petites languettes aponévro-musculaires qui faciliteront plus tard la suture des muscles divisés). Couper avec précaution dans la profondeur pour ne pas blesser le péritoine.

2e Temps. — *Il correspond au relèvement du cul-de-sac péritonéal.* — Mêmes manœuvres que dans la cystotomie ordinaire, mais rendues plus faciles ici, car on a plus de jour.

3e Temps. — *Incision de la vessie.* — Mêmes manœuvres aussi que pour la cystotomie déjà décrite ; mais l'incision vésicale sera transversale.

4e Temps. — *Ablation de la tumeur.* — Pour faciliter cette ablation, une excellente manœuvre consiste à suturer avec quelques fils provisoires espacés la lèvre supérieure de la plaie vésicale à la lèvre supérieure de l'incision cutanée, la lèvre inférieure de la plaie vésicale à la lèvre inférieure de la plaie cutanée. La cavité vésicale est ainsi momentanément *extériorisée* pour ainsi dire, et fortement éclairée.

Pansement. — Mêmes considérations que précédemment. *Le point un peu délicat, est ici de suturer les muscles divisés,* car les bouts supérieurs sont très rétractés généralement. Pour aider à leur rapprochement avec les bouts inférieurs, il sera parfois nécessaire, au moment de leur suture, de faire courber le malade en deux et en avant, afin de relâcher au maximum la paroi abdominale (1).

(1) Nous avons employé 3 fois cette taille et nous avons été frappé du jour considérable qu'elle donne sur la vessie et jusque dans le fond même de cet organe.

Il n'y a qu'un inconvénient à éviter avec elle, c'est précisément le

β) Cystotomie compliquée de résection du pubis comme opération préliminaire (Helferich). — Mêmes manœuvres que dans le procédé précédent, mais on se donne plus de jour encore par la *résection des pubis*.

Cette résection peut être d'ailleurs *définitive* ou *temporaire*, *complète* et interrompant entièrement la ceinture pelvienne osseuse, ou *incomplète* et limitée à l'ablation de la moitié ou des 2/3 seulement de la hauteur de la symphyse (ce dernier

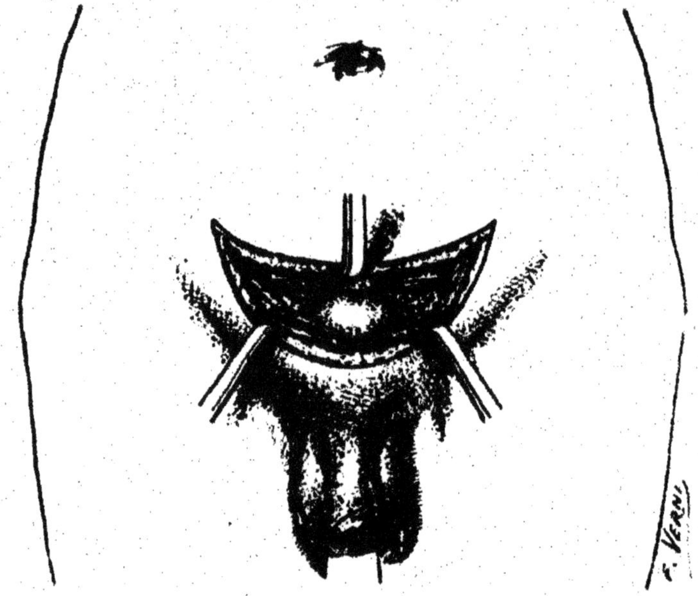

Fig. 51. — Taille sus-pubienne transversale. — Le tissu graisseux sous-péritonéal a été décollé de la face antérieure de la vessie en même temps que le cul-de-sac péritonéal qu'il double. Le globe vésical apparaît.

procédé a été recommandé par Heydenreich ; il respecte mieux la solidité de l'anneau osseux du bassin).

1° Résection incomplète. — On peut se contenter, pour la

défaut de soudure exacte des muscles droits divisés transversalement, et les éventrations consécutives. *Dans cette taille, il faut particulièrement soigner la suture musculaire.*

pratiquer de *l'incision transversale de Trendelenburg*. Une fois les faces antérieure et postérieure de la symphyse dénudées avec la rugine, on égruge l'os avec un fort davier-gouge d'Ollier, sur la largeur et la hauteur qu'on désire.

C'est là une opération très simple, innocente, qui la plupart du temps donne un jour suffisant, et permet d'éviter une résection complète.

2° Résection complète. — Il faut toujours la faire temporaire dans les cas auxquels nous faisons allusion (ablation de tumeurs de la vessie ou de la prostate) (1).

Manuel opératoire. — Voici le manuel opératoire que conseille Ollier ; ceux de Chalot et Helferich sont aussi très bons.

Le procédé d'Ollier a pour but, tout en donnant tout le jour désirable, d'assurer la vitalité des lambeaux osseux, et pour cela les parties molles du pénil resteront adhérentes au lambeau pubien.

Dans ce procédé, le pubis sera divisé par une section faite de chaque côté de la ligne médiane, à 3 centimètres de cette ligne en haut, à 2 centimètres d'elle en bas, de manière à découper un lambeau rectangulaire trapézoïdal, plus large en haut qu'en bas.

L'incision en ∩ comprend la peau et les parties molles. La partie supérieure, convexe, de cette incision répond à quelques millimètres au-dessus du bord supérieur du pubis. On a ainsi un lambeau à base inférieure, épais et bien nourri qu'on renversera de haut en bas après la section du pubis, et qui continuera à nourrir le segment osseux détaché avec lui et resté adhérent à lui.

Sur le milieu de la partie convexe tombera, en haut, la fin de l'incision hypogastrique faite pour ouvrir la vessie ; on

(1) Chalot l'a conseillé le premier (*Méd. opératoire*, Paris, 1886). — Les Allemands l'ont baptisée du nom de procédé d'Helferich.

aura ainsi tout le jour nécessaire pour manœuvrer dans la région prévésicale, et on pourra facilement dénuder au doigt la face postérieure du pubis avant sa section.

Avant de scier l'os, on coupera les insertions musculaires qui s'y attachent, en les sectionnant sur le doigt introduit par la plaie hypogastrique ; ce doigt les soulèvera de dedans

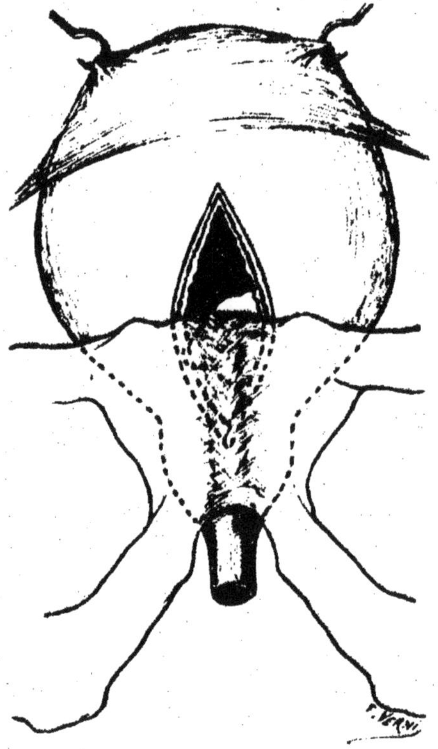

Fig. 52. — La symphyse et le pubis sont en place. — Derrière eux apparaît l'incision qu'il faudrait prolonger pour aborder efficacement une tumeur vésicale, difficile à attaquer tant que la barrière pubienne persiste.

en dehors pour les présenter aux ciseaux. On veillera aussi à écarter le cordon de chaque côté, et à le faire maintenir protégé par un aide.

Alors, avec une petite scie à main (petite scie d'Ollier), on commencera la section de l'os suivant la ligne déjà indiquée. Arrivé à une profondeur d'un centimètre environ, on complètera la section osseuse au ciseau.

Puis, on renversera le lambeau en bas et en avant, en prenant de grandes précautions pour ne pas déchirer les plexus veineux *rétro-pubiens* (représentés dans Fig. 29).

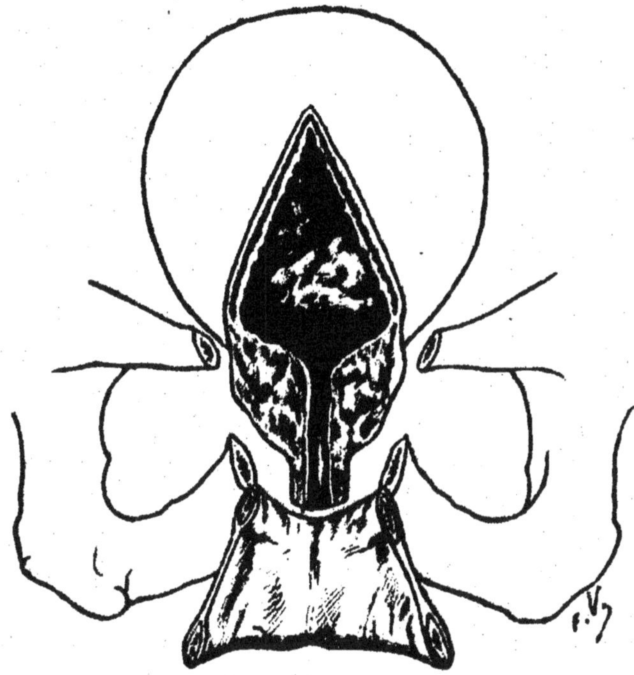

Fig. 53. — Résection large du pubis, montrant le jour donné par elle sur le canal prostatique et le col vésical. Dans la résection *temporaire*, on garde toutes les attaches fibreuses du bord inférieur, et on rabat le pubis à sa place, une fois l'opération vésicale ou prostatique terminée.

Cette opération respecte le trou obturateur ; si on voulait avoir plus de jour encore, on prolongerait les sections osseuses sur les branches horizontales et descendantes du pubis (Fig. 53).

γ) **Cystotomie compliquée de symphyséotomie comme opération préliminaire (Tuffier).** — La symphyséotomie semble maintenant devoir remplacer avec avantage les résections pubiennes dans le traitement chirurgical des tumeurs de la vessie. Farabeuf a prouvé qu'on pouvait, sans danger pour les articulations sacro-illiaques, obtenir un écartement de 6 centimètres, et Albarran a montré qu'en extirpant le cartilage inter-pubien on pouvait, après l'opération, rapprocher par la suture osseuse et faire rapidement consolider les deux moitiés du bassin (1). Deux des gros inconvénients de la symphyséotomie sont ainsi écartés.

Voici le MANUEL OPÉRATOIRE (d'après Albarran) : — 1er TEMPS. — *L'incision* est la même que pour la cystotomie classique, verticale et médiane, mais, au lieu de s'arrêter au bord supérieur de la symphyse, elle se prolonge au-devant d'elle jusque sur le dos de la verge. *Dans ce trajet anté-osseux, elle est faite à fond, jusqu'à l'os.*

2e TEMPS. — Les manœuvres se font dans le haut de l'incision tout comme pour la cystotomie ordinaire.

3e TEMPS. — Une fois le cul-de-sac péritonéal repoussé en haut, l'index gauche du chirurgien s'insinue derrière la symphyse pour la séparer du tissu graisseux anté-vésical, et tâche d'arriver jusqu'au bord inférieur de l'os et de le reconnaître. « On remplace alors ce doigt par un écarteur dont l'extrémité recourbée est très courte et qu'on applique derrière la symphyse, la courte branche tâchant de s'enfoncer au-dessous de celle-ci, en s'appuyant sur le ligament sous-pubien ».

2e TEMPS. — *Section et écartement de la symphyse.* — Elle se fait (après avoir ruginé un peu la face antérieure de l'os,

(1) En maintenant pendant quelques jours le malade couché dans la gouttière Bonnet, on assure une prompte réunion osseuse, et au bout d'un mois les opérés peuvent marcher sans danger pour la solidité du bassin.

à droite et à gauche, pour bien découvrir l'articulation) avec un bistouri à lame courte et forte (*couteau ostéotome* d'Ollier par exemple) et en commençant par le bord supérieur de la symphyse.

En haut, la section, protégée par l'écarteur placé derrière,

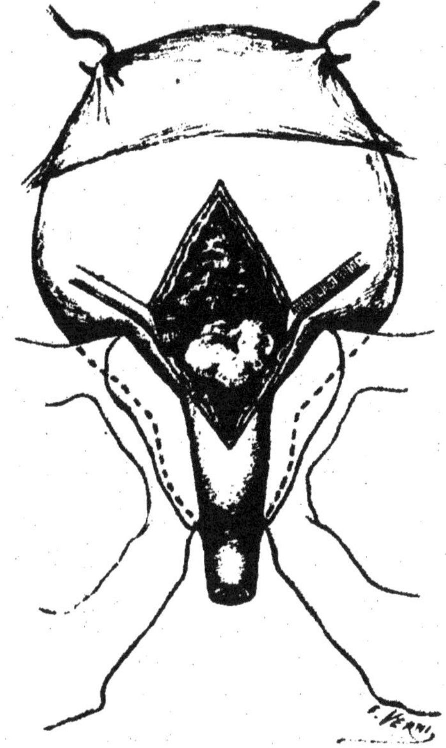

Fig. 54. — Symphyséotomie. — La symphyse est écartée autant qu'on peut le faire sans danger ; on voit le jour que peut donner l'opération pour aborder une tumeur siégeant un peu bas dans la cavité vésicale.

est commode et innocente, mais, à *mesure que l'on approche de la partie inférieure, elle devient plus laborieuse et même périlleuse* (veines de Santorini, urèthre) car la partie inférieure de la symphyse n'est pas dénudée et libre comme sa partie supérieure. Il faut donc aller prudemment, et faire mettre les cuisses du sujet en flexion avec abduction forcée, pour tâcher d'écarter l'articulation et d'exposer aux regards comme au bistouri, les restes du ligament interosseux ainsi que le ligament sous-pubien (1).

3e Temps. — Au moment où la symphyse est tout à fait divisée, et où on peut par l'écartement des cuisses produire l'écartement voulu de cette symphyse elle-même, il faut surveiller avec grand soin ce qui se passe du côté des *ligaments pubio-vésicaux et de la face antérieure de la vessie.* Ces ligaments solides sont parfois très courts ; dans l'écartement de chaque moitié du bassin, ils se tendent et risquent d'arracher la face antérieure de la vessie. Si on les voit trop tendus, on les sectionne à leur attache pubienne.

L'ouverture de la vessie et les manœuvres destinées à l'ablation de la tumeur se font ensuite comme il a été déjà indiqué. La symphyséotomie donne un grand jour sur la prostate et sur la région cervicale de la vessie (Fig. 54).

Les manœuvres dirigées contre la tumeur une fois terminées, on avive les deux surfaces symphysaires écartées, en enlevant les débris ligamenteux restés adhérents, et on les suture par 2 ou 3 points de fils métalliques perdus, ou à la soie forte.

III. — Cystotomie rendue permanente, ou cystostomie sus-pubienne (A. Poncet).

Cette opération vise les indications que nous avons longuement étudiées avec certaines cystites douloureuses et rebelles, et que nous retrouverons avec l'hypertrophie prostatique grave.

Cette cystotomie sera du reste, suivant les cas, soit ren-

(1) Tuffier a fait construire un écarteur spécial. C'est donc, en somme, par écartement et arrachement progressifs des restes du ligament interosseux qu'il faut procéder, plutôt que par section directe.

due *définitive*, soit établie seulement à titre provisoire, *temporaire*.

Dans ces derniers temps on a tenté d'élargir beaucoup les *indications* de la cystostomie sus-pubienne, surtout de la *cystostomie sus-pubienne temporaire*.

A propos des *fistules uréthrales*, nous avons déjà signalé les succès qu'avait pu donner la dérivation hypogastrique des urines dans les cas de fistules graves, liées ou non à des rétrécissements, et rebelles à tous les moyens thérapeutiques directs (cas de E. Rollet, Pousson, Myles, Loumeau etc.).

On a aussi proposé cette cystostomie, en dehors des cas de fistules :

1° Dans les rétrécissements *compliqués d'infection urineuse grave*. Les diverses uréthrotomies sont alors parfois incapables d'assurer la libre évacuation et la désinfection parfaite de la vessie, la sonde à demeure étant généralement mal supportée à la suite de ces opérations ; mais si on ouvre la vessie, on comble immédiatement ces *desiderata*, et la fièvre tombe rapidement.

Les opérations directes sur le rétrécissement n'ont d'ailleurs que plus de chances de réussir ensuite (uréthrectomie suivie de l'uréthroplastie par exemple).

2° Dans les rétrécissements *compliqués d'infiltration urineuse*. Aux débridements multiples classiques on ajoutera, dans beaucoup de cas, l'ouverture de la vessie au-dessus du pubis (cas de Lejars, *Sem. médicale*, 4 oct. 1893). Cette cystotomie mettra à l'abri de toute infiltration ultérieure, de fusées urinaires nouvelles dans les jours qui suivent les débridements périnéo-scrotaux et abdominaux, et permettra de s'occuper à loisir de rétablir les voies d'excrétion de l'urine.

Toutes ces propositions et tous ces faits ont été résumés dans la thèse récente de M. Poullain (Th. Lyon, 1894, *De la cystostomie sus-pubienne temporaire dans les rétrécissements compliqués de l'urèthre*).

Il est certain que, dans certains des cas énumérés ci-dessus, l'ouverture temporaire de la vessie au pubis pourra rendre de grands services. Elle nous paraît notamment devoir faciliter singulièrement les restaurations uréthrales (par autoplasties ou non) après les uréthrectomies, en détournant complètement l'urine du foyer opératoire, et en évitant la sonde à demeure ainsi que les cathétérismes répétés. Mais il ne faut pas abuser de cette opération, et on doit la réserver, jusqu'à nouvel ordre, à des cas encore très spécialement graves ou rebelles. Encore une fois, elle est simple, facile, innocente, et la fistule qu'elle établit est seulement temporaire, si le chirurgien le veut ; mais dans la majorité des cas on peut s'en passer.

Dans la très grande partie des rétrécissements compliqués d'infection ou d'infiltration, l'uréthrotomie externe largement faite, et après laquelle on laisse le malade uriner librement par la brèche périnéale pratiquée, sans mettre de sonde à demeure, sans faire de sutures, suffit parfaitement à faire tomber l'infection et à arrêter l'infiltration. Si nous nous reportons, du reste, aux cas signalés dans la thèse de M. Poullain et dans lesquels on a été obligé de cystostomiser malgré des uréthrotomies, on verra que, si l'uréthrotomie externe avait échoué, c'était, ou bien parce qu'on l'avait fait suivre de la sonde à demeure qui n'avait pu fonctionner, ou bien (cas de Tédenat), parce que l'opération n'avait pas pu être menée à bien, et que le chirurgien était resté dans l'impossibilité de pénétrer dans la vessie par le bout postérieur de l'urèthre.

Opération proprement dite.

Les Temps 1, 2 et 3 sont les mêmes que pour une cystotomie hypogastrique ordinaire.

Le 4e Temps consiste simplement dans la *suture de la bou-*

tonnière vésicale avec les bords de la plaie cutanée (figure 77).

La partie supérieure de l'incision des parties molles extra-vésicales est suturée comme à l'ordinaire. — Dans la partie inferieure, celle qui répond à l'incision vésicale, on passe a gauche et à droite 3 ou 4 fils qui embrochent pour chaque côté : 1° d'une part la lèvre correspondante de l'incision vésicale ; 2° d'autre part le muscle droit correspondant et la peau qui le recouvre.

Poncet fait actuellement l'incision vésicale aussi petite que possible (1).

IV. — Cystotomie sus-pubienne chez la femme.

Mêmes manœuvres que chez l'homme. Mais :

1° Le ballon rectal est remplacé par un ballon vaginal.

2° Il faut souvent se résoudre à opérer sans dilatation préalable de la vessie, car il est difficile de maintenir une injection dans celle-ci. en raison de la configuration spéciale de l'urèthre féminin. On peut cependant essayer de pincer, après l'injection vésicale, le méat uréthral avec une ou deux pinces hémostatiques (2).

Nous avons dit déjà que, malgré les difficultés indiquées tout à l'heure, et aussi celles tenant à la forme même de la vessie qui est souvent de configuration très irrégulière, qui présente des prolongements, des recoins, etc., nous préférons peut-être cette taille hypogastrique à la taille vaginale que nous allons décrire, et nous avons donné les raisons de cette préférence.

(1) Quand on veut que la cystostomie soit simplement *temporaire*, on ne fait, bien entendu, aucune suture muco-cutanée. — Nous retrouverons, du reste, à propos de l'hypertrophie prostatique, les variantes diverses que peut subir l'opération, suivant les cas.

(2) La distension préalable de la vessie est du reste, à l'heure actuelle, un peu passée au second plan, tout comme le ballon de Petersen. Certains chirurgiens (Bazy) vident même systématiquement la vessie de son contenu, avant de l'ouvrir.

C. — Cystotomie vaginale (colpo-cystotomie).

Opération très simple, très rapide, mais où il faut se garer de deux écueils : 1° La blessure d'un ou des deux uretères ; 2° la section du col vésical, section qui peut entrainer plus tard une incontinence rebelle.

I. — Colpo-cystotomie pour calcul, corps étangers ou petites tumeurs plus ou moins pédiculées.

Instrumentation spéciale.

Cathéter cannelé (comme celui de l'urétrotomie externe mais large) ; une valve de Sims.

Soins préopératoires.

Injection boriquée de 150 grammes environ dans la vessie. Asepsie du vagin.

Attitude du malade, des aides, du chirurgien.

Comme dans la position dite de la taille périnéale.

Pour que le chirurgien voie mieux la paroi antérieure du vagin sur laquelle il va intervenir, on peut renverser légèrement la malade en arrière et en bas avec le lit de Trendelenburg.

Un aide spécial tient le cathéter cannelé enfoncé assez profondément dans la vessie ; il déprime avec la cannelure, du côté du vagin, la face inféro-postérieure de la vessie, *exactement sur la ligne médiane* pour permettre au chirurgien d'éviter l'uretère.

Un autre aide spécial écarte (en passant par dessous les mains de l'opérateur pour ne pas le gêner) la paroi postérieure du vagin au moyen de la valve de Sims, et refoule autant que possible en arrière la saillie du périnée, pour bien découvrir la paroi vésico-vaginale (figure 55).

1er Temps. — *Incision de la paroi vésico-vaginale.* Elle se fait au bistouri sur la cannelure du cathéter, toujours bien maintenu au milieu de la paroi ; elle commence par une ponction ferme à deux travers de doigts en arrière du méat urinaire (en arrière de la fin du col vésical par conséquent),

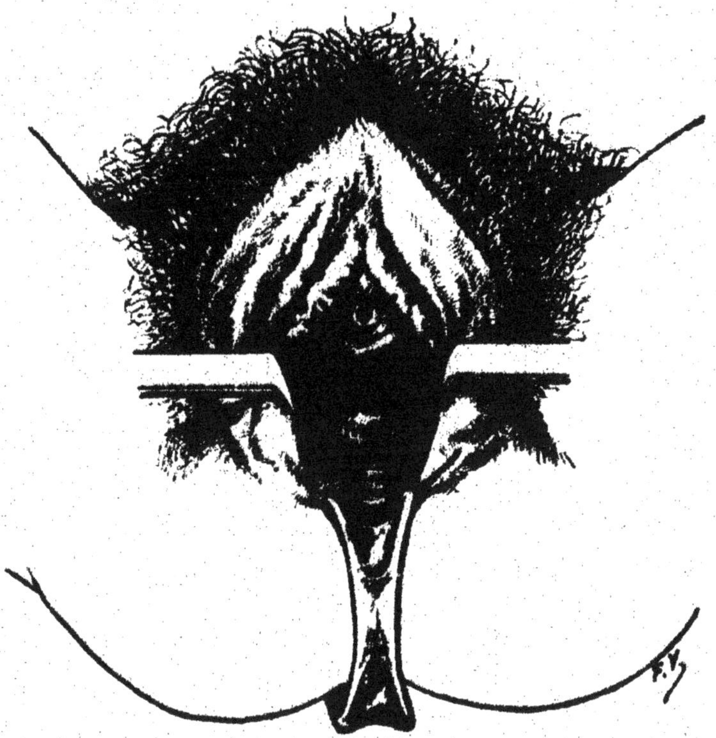

Fig. 55. — Attitude pour la cystotomie vaginale (2 écarteurs latéraux plats, une valve de Sims sur la fourchette. — Il manque, sur la figure, un cathéter introduit par le méat et venant faire bomber, avec sa cannelure, le milieu de la cloison vésico-vaginale).

s'avance en sciant sans quitter le cathéter, et finit après un trajet de 3 centimètres environ.

Le cathéter est retiré.

2e Temps. — *Introduction du doigt* pour explorer la vessie, sentir le calcul ou le corps étranger, puis *introduction des tenettes ou de la pince* (mors des tenettes présentés de champ à l'ouverture vésico-vaginale, et retirés de champ également).

3e Temps. — *Suture immédiate de la plaie vésico-vaginale*, pour éviter la formation d'une fistule. Cette suture se fait comme pour les fistules vésico-vaginales pathologiques,

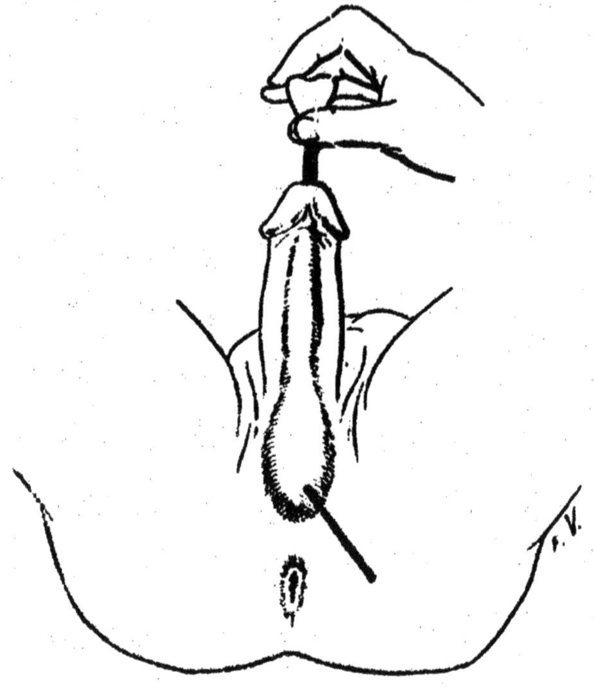

Fig. 56. — Taille périnéale *latéralisée*. — Tracé de l'incision.

c'est-à-dire suivant la *méthode américaine* (avivement large du pourtour vaginal de la fistule et affrontement des *surfaces* cruentées, et non de simples *bords*).

II. — Colpo-cystotomie pour cystites douloureuses et rebelles. — Même *modus faciendi* que précédemment.

Dans le 2e Temps, on va encore explorer la cavité vésicale, voir si, par hasard, il n'y aurait pas une cause non soupçonnée à la persistance de la cystite, et introduire, s'il y a lieu, un agent modificateur sur la lésion.

Dans le 3e TEMPS, on fistulise définitivement la boutonnière vésico-vaginale, en suturant la muqueuse vaginale à la muqueuse vésicale sur toute la périphérie de la plaie.

D. — Taille périnéale.

I. — TAILLE LATÉRALISÉE (1).

Elle conduit dans la vessie en passant par l'urèthre prostatique, après avoir agrandi cet urèthre sur toute la longueur du rayon prostatique oblique postérieur (le rayon gauche pour les droitiers).

Elle *donne plus de jour* que la taille dite *médiane* qui agrandit l'urèthre suivant la longueur du rayon prostatique médian postérieur, rayon moins grand que le rayon oblique correspondant.

Elle est encore préférable en ce sens qu'elle évite le bulbe de l'urèthre, dont on a exagéré du reste les dangers de la blessure.

Instrumentation spéciale.

Cathéter à large cannelure. Lithotome simple. Curette bouton. Gorgeret mousse. Tenettes droites et courbes, tenette brise-pierres, sonde, seringue, etc.

Soins préopératoires.

Périnée et bourses rasés et aseptiés ; asepsie du gland et du canal uréthral ; lavage vésical à l'eau boriquée dont on laisse 100 gr. environ dans la vessie. Introduction du cathéter cannelé qui sera tenu comme il va être dit :

(1) Ne pas confondre avec la taille *latérale* proprement dite, inusitée aujourd'hui et dans laquelle on allait ouvrir *la vessie par sa face latérale*, et non par l'urèthre prostatique. C'est Foubert qui l'avait proposée.

Attitude du malade, du chirurgien, des aides.

Malade couché sur le dos dans la *position dite de la taille*, c'est-à-dire avec fesses débordant l'extrémité du lit (1) en face de laquelle s'asseoit le chirurgien, avec les cuisses fléchies sur le bassin et en abduction égale des 2 côtés pour ne rien changer à la symétrie de la région qui se présente à à l'opérateur, enfin avec les jambes fléchies sur les cuisses (V. figure 57).

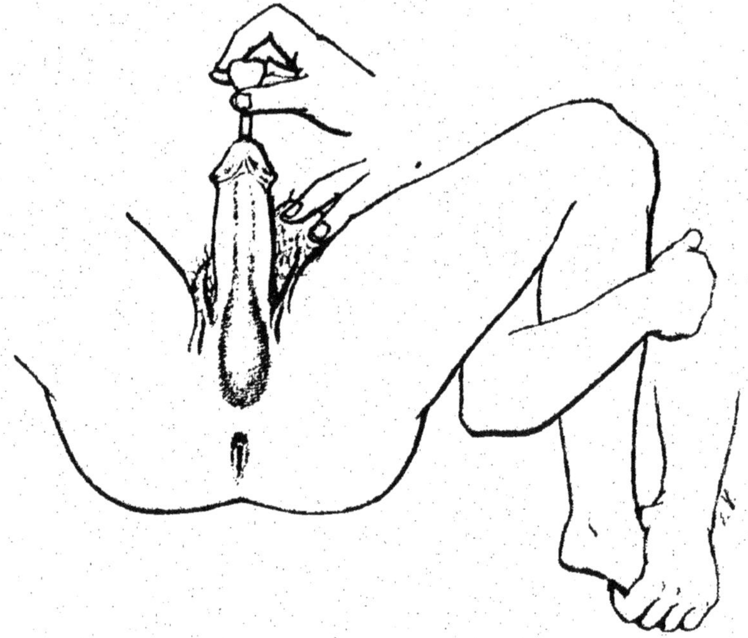

Fig. 57. — Attitude dite *de la taille périnéale.* — Le cathéter, la verge, et les bourses sont tenus par le même aide. — Position des mains de l'aide qui maintient la cuisse écartée et la jambe fléchie.

Quatre aides sont indispensables. L'un tient le cathéter et la verge dans la position qui a déjà été indiquée à propos

(1) S'arranger de façon à ce que cette extrémité se trouve face au grand jour, regarde une fenêtre par exemple.

de l'uréthrotomie sur conducteur, relève en même temps les bourses et découvre largement le périnée aux yeux du chirurgien ; il manœuvre le cathéter comme le lui indiquera ce dernier ; c'est l'*aide de confiance*.

Deux autres maintiennent les membres inférieurs du ma-

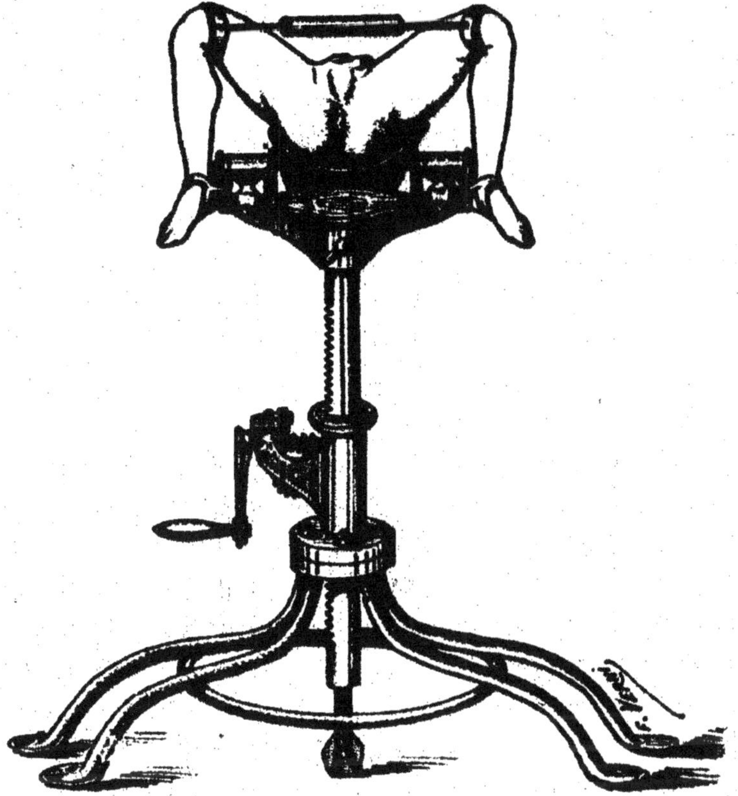

Fig. 58. — Attitude de la taille, avec le lit de Trendelenburg. — Les cuisses sont écartées par un écarteur qu'on peut allonger ou raccourcir à volonté, ce qui évite des aides. — La flexion des jambes est maintenue par des courroies reliant le cou-de-pied aux côtés de l'assiette du lit.

lade dans la situation qui a été conseillée. Pour ce faire, ils se placeront à droite et à gauche de l'extrémité du lit où reposent les fesses, en saisissant les cuisses et les jambes du malade comme il est indiqué dans la figure 57.

Ils veillent de temps en temps *à ce que le siège du malade soit toujours bien en dehors de l'extrémité du lit*, car l'opéré a une tendance instinctive à se reculer et à fuir l'incision, ce qui éloigne trop le champ opératoire du chirurgien, l'oblige à tendre les bras, le fatigue inutilement (1).

Un dernier aide se place derrière l'opérateur et lui tend les instruments par dessus son épaule.

Le *chirurgien* s'asseoit (de préférence sur un tabouret à vis pouvant s'élever ou s'abaisser à son gré) en face du périnée, entre les deux membres inférieurs écartés.

Opération proprement dite.

1er Temps. — *Incision de la peau et des parties molles jusqu'à l'urèthre exclusivement.*

L'incision de la peau, placée latéralement par rapport au raphé médian du périnée, est faite oblique de haut en bas et de dedans en dehors, sur une étendue de 6 centimètres environ ; *à partir d'un point situé sur le raphé périnéal, à 2 travers de doigts au-devant de l'anus, et jusqu'au milieu d'une ligne horizontale, qui, partant de l'anus, irait rejoindre l'ischion osseux* (*ligne ano-ischiatique*) (Fig. 58).

Après la peau, le bistouri divise la graisse sous-cutanée, l'aponévrose périnéale superficielle, le muscle transverse superficiel, et arrive dans le triangle ischio-bulbaire.

Quelques coups de sonde cherchent alors à isoler la partie latérale du bulbe de l'ischio-caverneux, pour arriver jusqu'au flanc de l'urèthre sans blesser le bulbe (figure 60).

2e Temps. — *Ouverture de l'urèthre.* L'ongle de l'index gauche du chirurgien engagé dans le fond de la plaie cherche

(1) On évite deux aides avec le lit de Trendelenburg et l'écarteur des cuisses qui sont représentés dans la figure 58.

à sentir, à travers l'urèthre et les tissus para-urèthraux non divisés, la cannelure du cathéter. Pour faciliter cette recherche, l'aide qui tient le cathéter tâche lui-même, en inclinant le manche du cathéter du côté opposé, de présenter cette cannelure au doigt de l'opérateur.

Une fois l'urèthre reconnu devant le cathéter qui le soulève, le chirurgien gardant toujours, placé contre le bulbe et le protégeant de la pulpe, son index gauche, ponctionne dé-

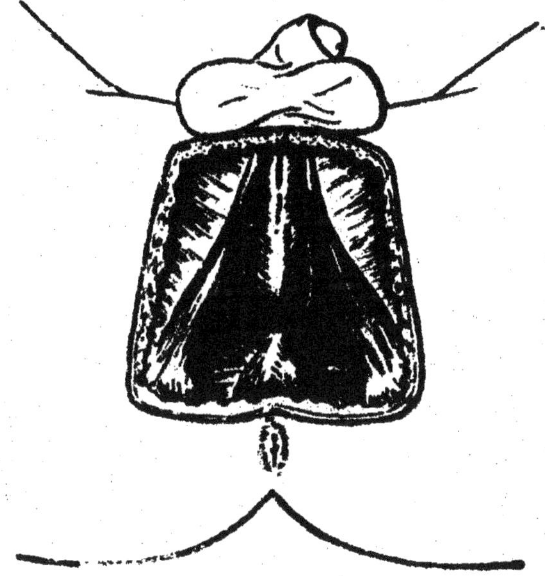

Fig. 59. — *Triangle ischio-transverso-bulbaire.* — C'est dans l'aire de ce triangle, contre le bulbe et près de sa partie inférieure, que vont porter les manœuvres de la taille latéralisée.

libérément le canal sur l'étendue de 8 ou 10 millimètres, le long de la cannelure.

3e Temps. — *Introduction du lithotome.* Sans bouger son doigt gauche de la plaie, le chirurgien dépose le bistouri et prend de sa main droite le lithotome, armé par l'aide aux instruments pour une incision prostatique de 24 millimètres environ (chiffre correspondant à la longueur normale du rayon oblique postérieur chez l'adulte) (1).

Il introduit alors le bec mousse du lithotome (celui-ci fermé et sa concavité tenue en haut) dans la cannelure du cathéter, en se guidant sur l'ongle de l'index laissé dans la plaie.

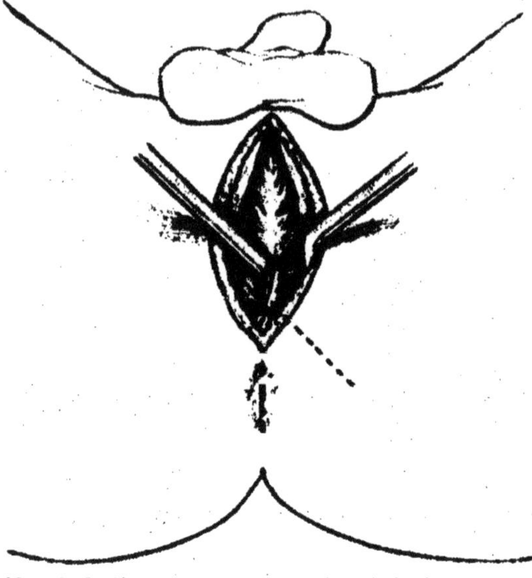

Fig. 60. — Muscle bulbo-caverneux récliné à droite pour découvrir le bulbe sous-jacent, et, dans la profondeur, on aperçoit la fin de la portion membraneuse de l'urèthre. C'est dans cette direction que plongera l'index du chirurgien pour aller sentir la cannelure du cathéter et ponctionner le canal sur elle. — Le pointillé, c'est l'incision de la taille latéralisée.

Il s'assure que ce bec est bien dans la cannelure et a bien pénétré dans l'urèthre sans se perdre autour de lui ; puis retirant son index gauche de la plaie, il fait lâcher le ca-

(1) Si on ne limitait pas ainsi l'écartement des branches du lithotome, on risquerait de dépasser les limites de la prostate par le débridement, et de tomber dans les plexus veineux péri-prostatiques.

On varie du reste l'écartement suivant les âges. Chez les enfants de 12 à 15 ans, il ne faut guère dépasser 6 à 8 millimètres. Chez les vieillards prostatiques, la marge devient très large ; mais chez eux, c'est la taille sus-pubienne qu'on doit faire de préférence.

théter jusqu'ici confié à l'aide, le prend lui-même de la main gauche et abaisse son pavillon comme dans le dernier temps du cathétérisme, pendant que sa main droite tenant le lithotome toujours bien en contact avec la cannelure et suivant le mouvement, pousse cet instrument dans la profondeur de

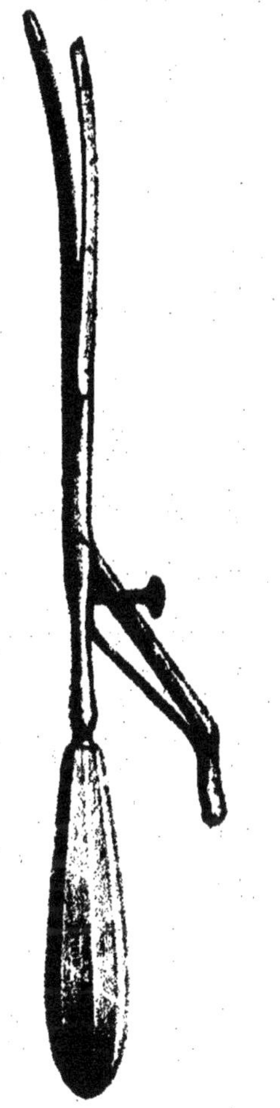

Fig. 61. — *Lithotome simple*, avec sa vis réglant l'écartement de la lame.

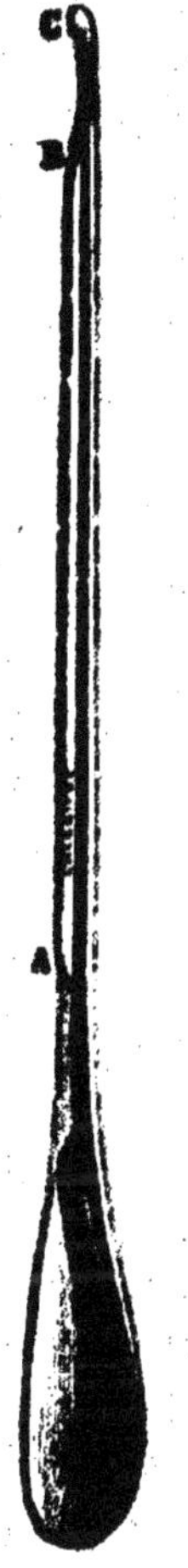

Fig. 62. — Curette-bouton à crête médiane (c'est cette crête qui va guider les tenettes)

l'urèthre ; le lithotome est ainsi conduit par la cannelure du cathéter et s'enfonce jusqu'à ce que son bec soit arrivé au bout de cette cannelure.

La cannelure est alors dégagée d'avec ce bec et le cathéter, devenu inutile, est retiré.

4e Temps. — *Débridement de l'urèthre prostatique et des tissus para-uréthraux profonds.* — S'assurer que le lithotome est bien dans la vessie, et le placer de telle façon que la lame coupante corresponde au rayon oblique postérieur (sens de l'incision cutanée). Presser le levier pour faire saillir cette lame, et retirer à soi l'instrument, en maintenant cette écartement jusqu'à ce qu'on sente un certain défaut de résistance qui indique que le débridement voulu est opéré.

5e Temps. — *Introduction des tenettes et préhension du calcul.* — Le doigt huilé passe ensuite dans la plaie et est enfoncé dans la cavité vésicale pour reconnaître si son accès est bien facile, l'explorer, et conduire ensuite sur lui la *curette-bouton* jusque dans la vessie.

Le doigt est retiré, et, sur la crête de la curette tenue en haut comme conducteur, on pousse doucement les mors de la tenette avec laquelle on va saisir le calcul (mors placés *de champ* pour l'introduction de la tenette).

Souvent le calcul se présente de lui même à la tenette qui n'a plus qu'à s'ouvrir pour le prendre.

Parfois le calcul fuit devant la tenette. Dans ce cas, on tourne les mors de celle-ci de face, le mors inférieur déprimant le fonds de la vessie, pendant que le mors supérieur s'écarte (manœuvre du lithotriteur) : le calcul vient rouler alors entre les deux mors.

D'autrefois encore, la pierre se cache dans le bas-fond d'une vessie à cul-de-sac rétro-prostatique, et la tenette ordinaire passe au-dessus de lui sans pouvoir le saisir. On va alors l'y déloger avec une tenette courbe introduite dans la vessie comme une sonde (concavité en haut), et retournée ensuite (concavité en bas), pour faire plonger les mors dans le bas-fond.

6e Temps. — *Extraction du calcul.* — Avant de retirer les tenettes, bien s'assurer que le calcul seul est pris et que la muqueuse vésicale *n'est pas pincée avec lui.*

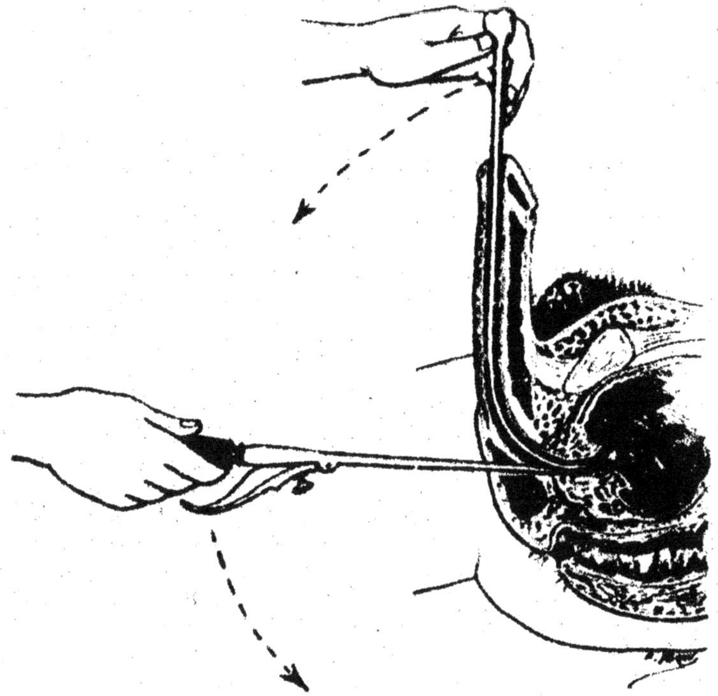

Fig. 63. — 3e temps de la taille périnéale. — Le chirurgien a pris, avec sa main gauche, le cathéter jusque-là tenu par l'aide ; il engage, avec sa main droite, le bec du lithotome dans la cannelure du cathéter.

Retirer la tenette sans brusquerie, avec un effort de traction soutenu, combiné à de petits mouvements de latéralité ou de rotation.

On arrive ainsi presque toujours, par des efforts soutenus et progressifs, à *accoucher* même de grosses pierres (1).

(1) Nous avons vu D. Mollière retirer des pierres de 5 à 6 centimè-

Si cependant les efforts à faire sont trop considérables ou menacent de faire éclater les tissus, il est plus sage, non pas de débrider au bistouri boutonné les parties profondes car on ne pourra pas voir ce qu'on fait et là manœuvre sera aussi dangereuse que la déchirure produite par l'extraction, mais d'introduire une tenette brise pierre pour fragmenter le calcul, et d'extrairé ensuite ses débris avec les tenettes ordinaires.

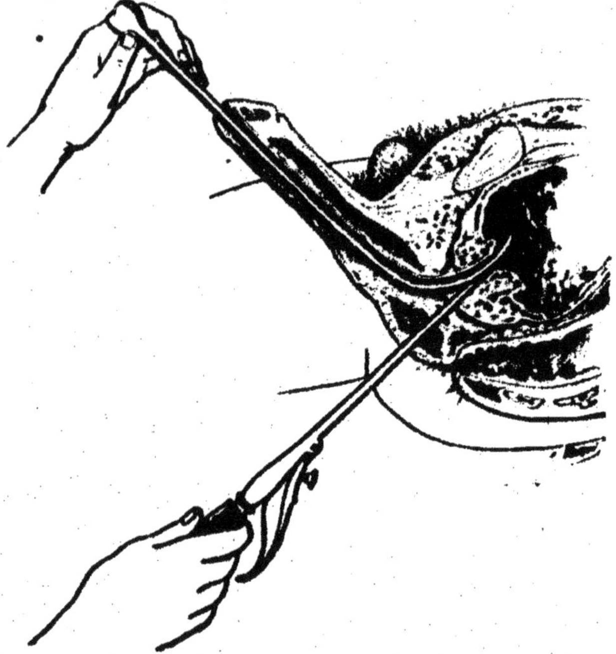

Fig. 64. — 3e temps de la taille périnéale. — Combinaison du mouvement d'abaissement du cathéter tenu de la main gauche, et du mouvement similaire imprimé au lithotome par la main droite, qui va le pousser en même temps dans la vessie.

Soins postopératoires. — Irrigation antiseptique de la vessie, au moyen du dilatateur-gouttière de Tripier et d'une

tres de diamètre sans les fragmenter, et les plaies fortement contuses de ces tailles guérissaient cependant sans incidents.

forte seringue ; les petits fragments et les poussières produits par l'extraction s'écoulent ainsi rapidement.

On laissera le malade uriner librement par le périnée.

S'il survient une hémorrhagie importante, on fera le tamponnement iodoformé autour de la canule à chemise de Dupuytren, aseptiée avant de l'employer. Ces hémorrhagies après la taille, sur lesquelles on insistait tant autrefois, sont devenues peu inquiétantes aujourd'hui.

II. — Taille bilatérale (Procédé pré-rectal de Nélaton).

Ici, on entre dans la vessie en passant encore par l'urèthre prostatique agrandi, mais *agrandi suivant ses 2 rayons obliques postérieurs* des 2 côtés, et non plus d'un seul côté seulement.

Nélaton a indiqué la voie d'élection pour conduire cette taille, c'est la voie *pré-rectale*.

Instrumentation spéciale.

La même que précédemment, mais ici le *lithotome simple* sera remplacé par le *lithotome double*.

Soins préopératoires.

Les mêmes que pour la précédente, *le rectum vidé et aseptié en sus*.

Attitude du malade, du chirurgien, des aides.

Comme précédemment.

Opération proprement dite.

1er Temps. — *Incision des parties molles jusqu'à l'urèthre exclusivement*.

L'incision de la peau et *du tissu sous-cutané* se fera au-devant de l'anus, suivant la forme d'un arc de cercle horizontalement placé et à concavité postérieure, dont le point culminant se trouve sur le raphé périnéal à un petit travers de doigt au-devant l'anus, et dont les extrémités droite et gauche viennent aboutir sur la ligne ano-ischiatique, à 2 centimètres environ en dehors de l'anus.

L'index gauche ayant été, d'une part, introduit dans le rec-

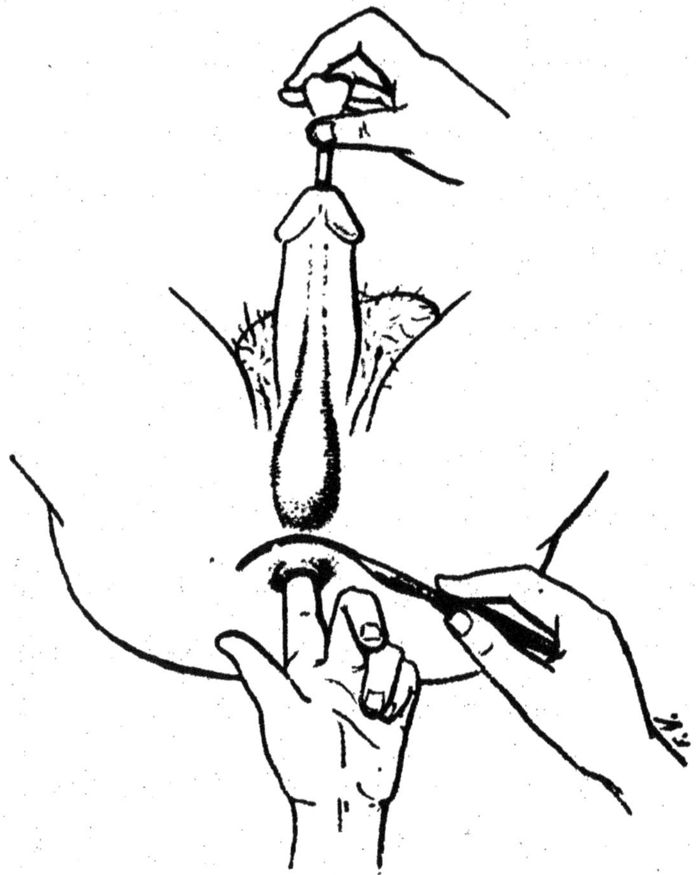

Fig. 65. — Incision de la *taille prérectale* (index gauche du chirurgien introduit dans le rectum et tendant la peau de l'anus au-devant du bistouri) (D'après DUBREUIL, *Méd. opér.*).

tum, la pulpe en haut, pour protéger celui-ci, sentir l'urèthre moulé par le cathéter qu'on y a introduit, et diriger le travail de dissection qui va se faire : le pouce gauche accrochant, d'autre part, la lèvre inférieure de l'incision cutanée, pendant qu'un aide écarte au besoin la lèvre supérieure — le chirurgien incise hardiment le sphincter anal et, une fois qu'il a dépassé ses limites et est arrivé dans l'espace cellulaire du triangle recto-uréthral, sépare rapidement, à grands coups de sonde cannelée ou avec le doigt, l'urèthre de l'intestin inférieur, jusqu'au bec de la prostate.

2° Temps.— *Ouverture de l'urèthre.*— Ouvrir l'urèthre sur l'étendue de 1 centimètre environ au devant de ce bec, après avoir bien reconnu la cannelure du cathéter avec l'index gauche, auparavant retiré du rectum et désinfecté (Cette ouverture se fait d'arrière en avant à partir du bec de la prostate avec la pointe du bistouri tenu dos en arrière et ramené peu à peu en avant, en sciant).

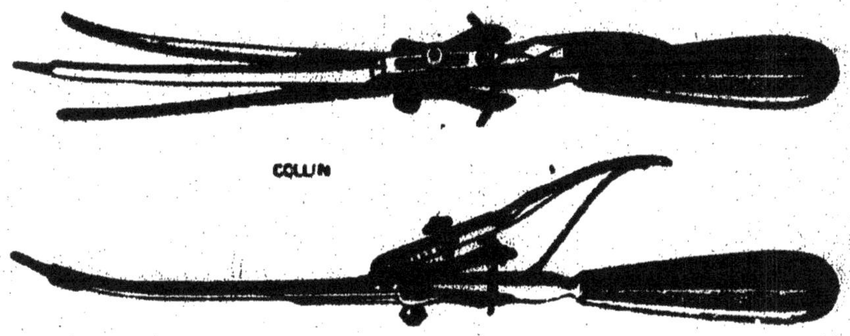

Fig. 66. — Lithotome double pour taille bilatérale. En bas, instrument fermé ; en haut, instrument ouvert et laissant saillir ses 2 lames latérales.

3° Temps. — *Introduction du lithotome double.* — L'introduire sur la cannelure du cathéter et *sa concavité tenue en haut*, comme il a été dit pour la taille latéralisée.

4° Temps. — *Débridement bilatéral de l'urèthre prostatique et des tissus péri-uréthraux profonds.* — Le lithotome une fois dans la vessie, le retourner complètement *concavité en bas.*

Puis, l'empoignant à deux mains, presser sur le levier qui fait saillir les lames suivant la largeur voulue, réglée à l'avance par le pas de vis annexé au manche de l'instrument, et le retirer comme il a été dit précédemment.

5e ET 6e TEMPS. — *Introduction des tenettes, préhension et extraction du calcul.* — Comme pour la taille latéralisée.

E. — Lithotritie à séances prolongées. (Litholapaxie).

INSTRUMENTATION SPÉCIALE. — Lithotriteur de Guyon ;
Un marteau d'acier ;
L'aspirateur Bigelow, modifié par Guyon ;
La sonde métallique évacuatrice ;
Sondes en gomme et en caoutchouc, et forte seringue.

Soins préopératoires.

Rectum rendu libre par purgation ou lavement. Asepsie du gland et du canal. Vessie vidée de son urine, lavée largement à l'eau boriquée, et légèrement distendue avec 150 gr. ou 200 d'eau boriquée qu'on y laisse.

Si le méat est trop étroit pour laisser glisser aisément le lithotriteur, on le débride d'un coup de bistouri boutonné du côté de sa partie supérieure.

Tout étant prêt, on pousse une injection d'huile stérilisée dans l'urèthre, pour rendre plus facile encore le passage des instruments.

Attitude du malade, du chirurgien, des aides.

Malade bien étendu sur le dos, le bassin élevé par un fort et dur coussin qu'on glisse sous le sacrum, les cuisses en flexion et abduction légères. *Chirurgien* à droite ou à gauche du malade suivant son habileté à introduire la sonde de tel ou tel côté (1). *Aide* en face du chirurgien.

(1) Pour le cathétérisme avec instruments rigides à brusque cour-

Opération proprement dite.

1er Temps. — *Introduction du lithotriteur.* — Quand le li-

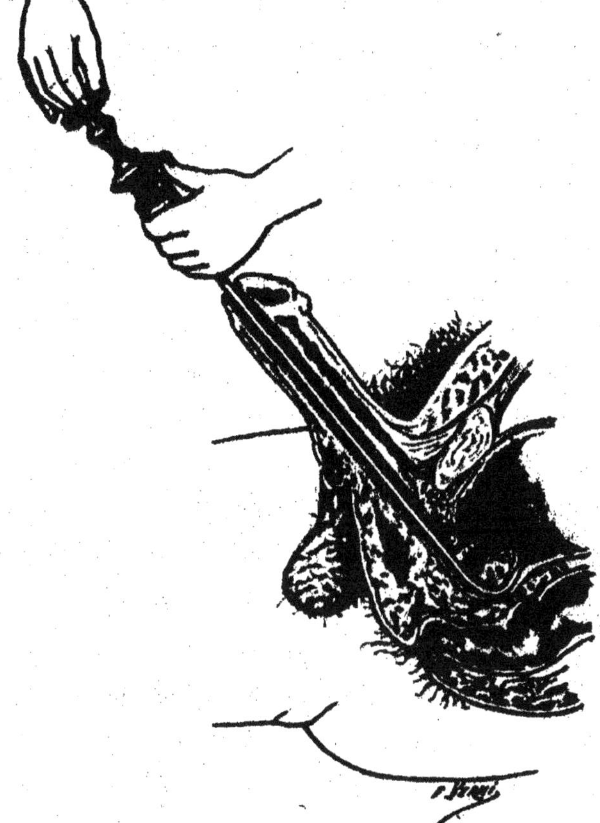

Fig. 67. — *Lithotritie.* — La branche femelle déprime la face postérieure de la vessie ; le caillou vient rouler au-dessus d'elle (*bascule relevée* : la branche mâle court librement dans la branche femelle et va être poussée contre la pierre).

bure, on conseille classiquement de se placer à droite du malade, d'attirer la verge sur l'aine droite et de commencer l'introduction de l'instrument par dessus cette aine. Quand le bec est arrivé sous l'arcade pubienne, on ramène verge et sonde sur la ligne médiane, et on abaisse doucement l'instrument entre les jambes du malade, en combinant à ce mouvement d'abaissement une douce propulsion. Mais il n'y a rien de fixe à cet égard, et certains chirurgiens trouvent préférable de sonder à gauche du malade, comme dans le cathétérisme ordinaire.

thotriteur est arrivé sous l'arcade pubienne, il ne faut pas l'incliner brusquement en bas, il faut le sentir glisser, et s'enfoncer lui-même en s'abaissant de son propre poids.

Il peut arriver qu'on se butte contre un fort spasme de l'urèthre profond. Il ne faut pas insister avec le lithotriteur : on le retire et on va forcer la résistance avec une bougie métallique, un Béniqué de gros numéro par exemple.

2ᵉ Temps. — *Recherche et préhension du calcul.* — Le lithotriteur n'est pas maintenu abaissé entre les cuisses du malade. Il est redressé, tenu dans une position plutôt voisine de la verticale, légèrement oblique de haut en bas et d'avant en arrière.

La main gauche du chirurgien embrasse le tambour de l'instrument avec les 4 derniers doigts, tandis que le pouce est laissé libre sur la bascule, prêt à l'abaisser ou à la relever suivant le besoin du moment (1).— Un des secrets de l'habileté à pratiquer la lithotritie réside dans l'adresse de ce pouce à se mouvoir aisément et promptement sur la bascule, sans remuer le reste de la main.

Les doigts de la main droite appuyés légèrement sur le pourtour du volant, s'apprêtent à pousser la branche mâle, ou à tourner le volant quand le calcul est saisi. Pour trouver le calcul, le chirurgien appuie l'extrémité vésicale du lithotriteur, tenu bec en haut dans la cavité vésicale, sur la paroi inféro-postérieure de la vessie, sur le point déclive par conséquent où le calcul, s'il est libre, viendra tomber par le fait de la pesanteur (2).

(1) L'élévation de la bascule ouvre l'écrou, et donne la liberté de la branche mâle sur la branche femelle ; l'abaissement de la bascule, fermant l'écrou, fixe les deux branches l'une sur l'autre ; il n'y a plus place alors que pour la rotation du volant, laquelle fait marcher les deux mors à la rencontre l'un de l'autre, en faisant éclater la pierre saisie entre les deux.

(2) Si on n'arrive pas ainsi à rencontrer le calcul, on inclinera à droite et à gauche le lithotriteur, ou bien on lui imprimera des mou-

Une fois le calcul senti, le chirurgien ouvre l'écrou en relevant la bascule, puis, laissant la branche femelle (branche fixe) appuyée sur la partie déclive de la vessie avec la

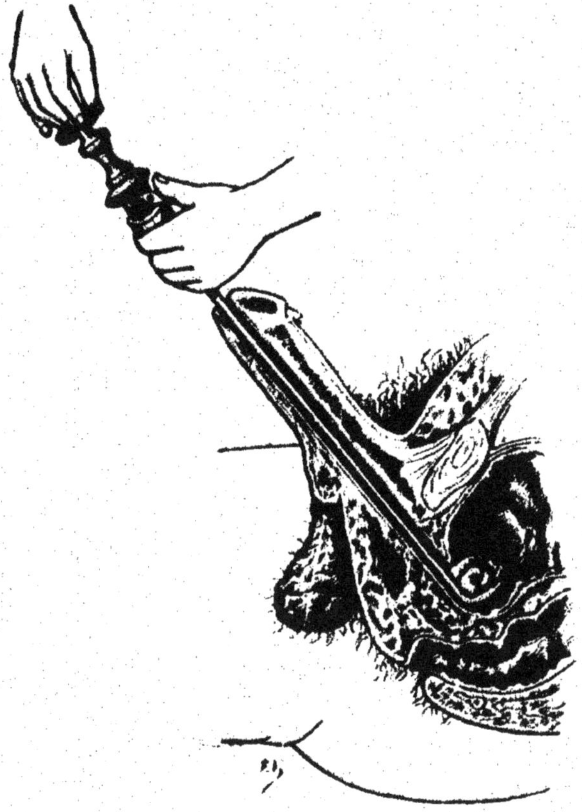

Fig. 68. — *Lithotritie.* — Le caillou a été saisi entre les deux mors et le chirurgien s'apprête à tourner le volant (*bascule abaissée* : les mors ne peuvent plus se rapprocher que par l'action du volant). — La pierre a été mise loin du contact avec la paroi vésicale pour éviter le pincement de celle-ci.

main gauche qui tient le tambour solidaire lui-même de cette branche femelle, — il tire en haut la branche mâle (bran-

vements de rotation, de façon à diriger son bec sur divers points de la cavité vésicale.

che mobile) avec sa main droite qui tient le volant solidaire de cette branche mobile (fig. 67).

Cette branche mâle est ainsi retirée jusqu'à ce qu'on la sente arrêtée par la paroi antérieure du col de la vessie.

Si, à ce moment, la branche femelle appuie assez fortement, comme pour la déprimer, sur la paroi inférieure de la vessie, le calcul qui y est appliqué tend à tomber, à rouler en quelque sorte, au-dessus du mors de cette branche femelle. Et, si la main droite repousse ensuite la branche mâle en arrière, le mors de celle-ci ira buter contre la pierre pincée dès lors entre les mors des deux branches.

3e Temps. — *Broiement du calcul.* — Le calcul une fois saisi entre les mors, le chirurgien abaisse la bascule et fixe ainsi la branche mâle contre la pierre (1). Puis il s'assure, en imprimant des mouvements de latéralité et antéro-postérieurs rapides à l'extrémité vésicale de l'instrument, que cette extrémité est bien libre, que le calcul seul est saisi et non la muqueuse vésicale avec lui.

Alors, le volant est tourné avec la main droite, *par un mouvement brusque et rapide*, pour écraser la pierre entre les deux mors rapprochés ainsi de force (Fig. 68).

Parfois le calcul, très dur, résiste à ce rapprochement et le volant ne peut pas tourner. Dans ce cas, la bascule est relevée, la branche mâle est rendue libre, et de petits coups de marteau secs sur l'extrémité extérieure de cette branche font éclater la pierre.

On recommence les manœuvres précédentes pour les fragments du calcul, et on la continue tant qu'il s'en engage d'assez volumineux pour faire écarter les mors et être broyés par leur rapprochement (2).

(1) L'écartement des deux mors, lu sur une petite échelle métrique qui se trouve sur la branche mâle près du volant, indique le diamètre du calcul dans la position où on vient de le saisir.

(2) Avec certains calculs un peu mous et gros, les calculs phosphati-

4e TEMPS. — *Retrait du lithotriteur.* — Manœuvre assez délicate pour mériter l'importance d'un temps opératoire, car, mal faite, elle expose à des accidents assez graves.

Rapprocher les mors, vérifier si la muqueuse n'est pas pincée entr'eux, et assurer leur emboîtement maximum (au besoin par percussion au marteau) pour ne pas blesser tout à l'heure l'urèthre par un fragment laissé au milieu d'eux. — Fixer ces mors rapprochés en abaissant la bascule — Et retirer l'instrument.

5e TEMPS. — *Introduction de la sonde évacuatrice et évacuation complète des fragments par brusque irrigation ou aspiration.* — La sonde une fois introduite avec son mandrin, on retire ce dernier, et le liquide s'écoule entraînant du sable

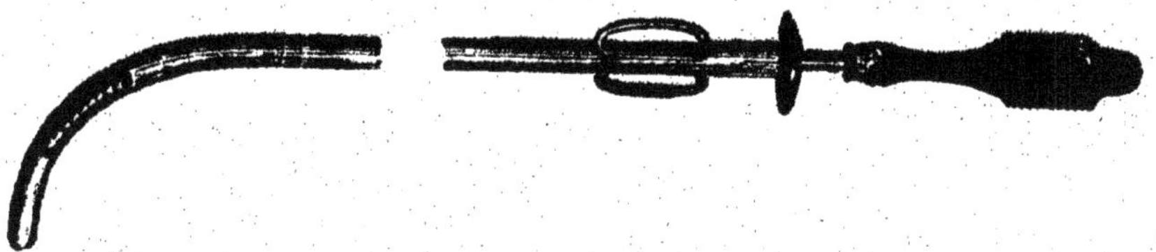

Fig. 69. — Sonde évacuatrice et son mandrin flexible à l'intérieur.

et du gravier. *Avec une forte seringue*, et *sous brusque pression*, on injecte alors de l'eau boriquée à plusieurs reprises dans la vessie, en retirant la seringue dès que le jet est lancé. Ces brusques injections produisent dans la vessie une sorte de *remous* qui la nettoie déjà de ses grosses concrétions : chaque fois que le liquide rejaillit de la vessie par la large sonde, on entend, sous *forme de cliquetis*, ces concrétions tomber avec lui dans la cuvette qui le reçoit.

Quand ces injections ne ramènent plus de grosses concré-

ques par exemple, les mors *s'incrustent et s'engorgent* vite, même s'ils sont fenêtrés. Il faut donc de temps en temps tâcher de les rapprocher au maximum, sans faire de prise de fragments, *à vide* pour ainsi dire. Dans quelques cas, cet engorgement peut être assez gênant pour nécessiter le retrait de l'instrument et son nettoyage.

tions, leur besogne est terminée, il faut faire l'aspiration.

Pour ce faire, on retire la sonde évacuatrice après avoir remis son mandrin, et on la remplace par la sonde de l'appareil aspirateur à laquelle on adapte l'aspirateur lui-même, *après avoir passé dans la vessie une injection de 150 à 200 gr. d'eau boriquée qu'on y laisse.*

Pendant que l'aide placé en face du chirurgien soutient

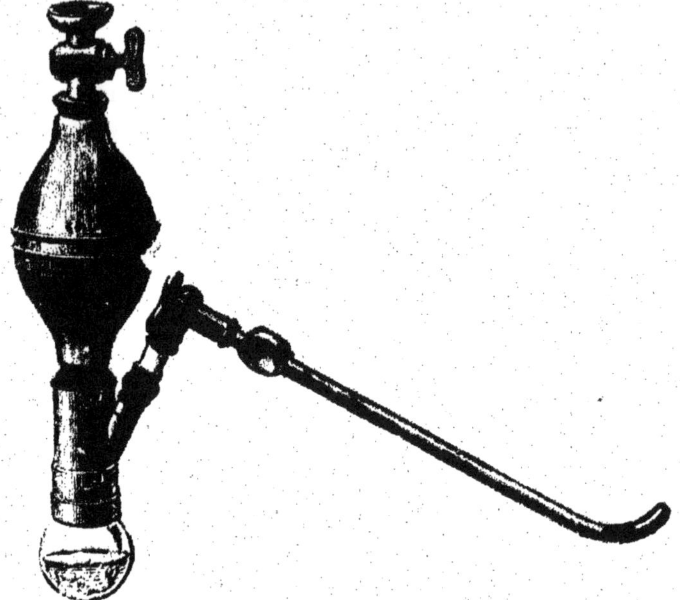

Fig. 70. — Aspirateur-évacuateur de Guyon.

l'aspirateur, le chirurgien, tenant la sonde de sa main gauche, exerce lui-même de sa main droite les pressions aspiratrices sur la poire en caoutchouc de l'appareil. Ces pressions sont faites *énergiques* et *br[illegible]sques*, en pinçant la poire entre le pouce et les autres doigts, [illegible]es écartant ensuite promptement pour laisser place à [illegible]ansion du caoutchouc.

Ces compressions et expansions alternatives font le remous

dans la vessie et créent un courant de liquide vésical vers l'extérieur. Ce courant entraîne les fragments par la sonde et de là on les voit tomber dans le réservoir en verre qui termine l'appareil à sa partie inférieure.

On continue ainsi tant que de petits fragments se précipitent dans le réservoir vitré.

Parfois, pendant l'aspiration, on entend comme un *tintement métallique* dans la vessie et sur les parois de la sonde. Ce bruit indique des fragments trop volumineux pour passer par la sonde, lesquels viennent inutilement frapper contre elle après avoir échappé au broiement. On doit alors, si ce bruit persiste, retirer la sonde aspiratrice, aller chercher ces petites pierres avec un fin lithotriteur, les broyer, puis les évacuer.

Lithotritie chez la femme. — La lithotritie chez la femme, contrairement à ce qu'on en pense, est sensiblement plus malaisée que chez l'homme. Cela est vrai si l'on considère, non pas l'*introduction* des instruments dans la vessie, introduction plus facile évidemment chez la femme, mais bien la *saisie* même du calcul.

Les raisons principales en sont : 1° dans les dimensions souvent considérables de la vessie chez certaines femmes ; 2° dans les prolongements irréguliers que forme parfois la vessie féminine ; 3° enfin dans l'absence de la prostate.

Cette dernière raison est majeure : pas de prostate, pas de bas-fond rétro-prostatique, pas même le moyen d'en créer un artificiellement par la pression du lithotriteur sur la paroi vésicale en arrière de la glande. Or, on sait que c'est dans ce cul-de-sac rétro-prostatique que vont généralement tomber les calculs ou leurs débris, et c'est dans cet endroit que le lithotriteur sait devoir les trouver.

On a donc parfois de grandes difficultés, soit de trouver le calcul, soit de fixer ses recherches dans un endroit déterminé ; il faut alors user d'un petit artifice pour mener à bien la lithotritie chez la femme.

Cet artifice consiste en somme à tâcher de constituer un bas-fond artificiel de la façon suivante :

Le lithotriteur est tenu debout, c'est-à-dire à peu près perpendiculairement à l'axe du corps (1) ; on cherche ensuite à déprimer avec les mors la paroi vésicale postérieure au-dessus de l'utérus, du côté du vagin.

Dans cette dépression artificielle le calcul et ses fragments viendront se déposer naturellement.

Chez la femme il faut aussi prendre de soigneuses précautions pour ne pas pincer les parois vésicales entre les mors de l'instrument, accident difficile à éviter parfois en raison de la flaccidité de la vessie féminine.

F. — Boutonnière périnéale.

Nous avons plusieurs fois parlé de cette intervention et elle trouve, en effet, souvent son indication, qu'il s'agisse de l'urèthre, de la vessie, et même de la prostate.

Pour l'urèthre, c'est une voie de dérivation temporaire dans la cure de certaines fistules siégeant sur la *pars pendula*, c'est aussi une voie de dérivation rendue définitive dans l'opération de Poncet (*uréthrostomie périnéale*).

Pour la vessie, c'est la voie préconisée par l'école anglaise pour l'exploration de sa cavité, et l'ablation des tumeurs vésicales. C'était aussi la voie qu'avait conseillé Dolbeau dans sa *lithotritie périnéale*, presqu'inusitée aujourd'hui.

Pour la prostate, c'est le premier temps du *drainage périnéal*, conseillé par quelques chirurgiens, dans certains cas d'hypertrophie prostatique.

(1) Guyon, *Semaine médicale*, 1889, page 62.

Même instrumentation, mêmes soins préopératoires, même attitude que pour l'uréthrotomie externe sur conducteur, ou pour une taille périnéale.

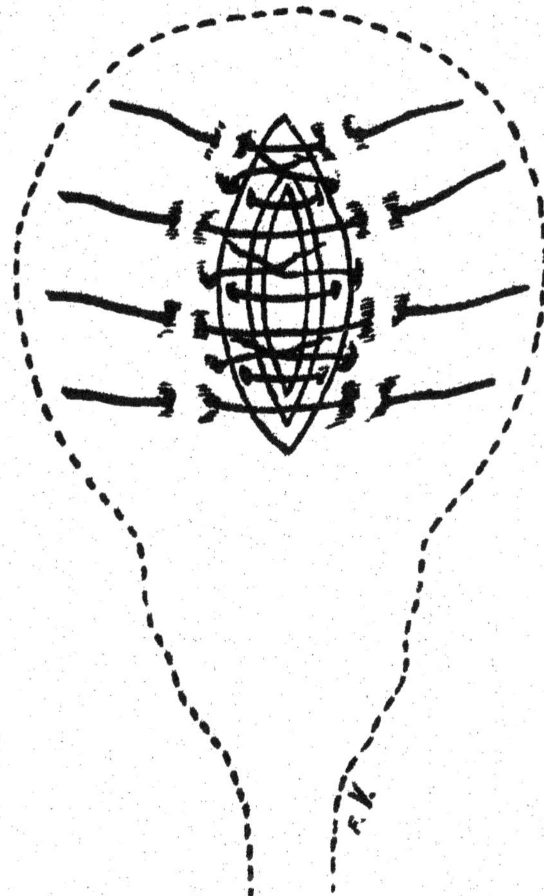

Fig. 71. — Sutures *extra-muqueuses* de la vessie ; elles comprennent une partie seulement de la couche musculaire. Sutures superficielles à la Lembert.

Opération proprement dite.

1er Temps. — *Introduction du cathéter cannelé.* — Il est introduit et maintenu par un aide spécial, comme il a été dit à propos d'une taille périnéale ou d'une uréthrotomie externe avec conducteur.

2e Temps. — *Incision périnéale et découverte de l'urèthre en arrière du bulbe.* — Incision cutanée de 4 centimètres environ, faite médiane et verticale (sur le raphé périnéal), et s'arrêtant à un petit travers de doigt au-devant de l'anus.

Une fois arrivé sur le bulbe, le chirurgien cherche à isoler son renflement postérieur avec la sonde cannelée, puis à le faire récliner en avant et à découvrir l'urèthre immédiatement derrière lui. Cet urèthre est rendu visible et tangible par le cathéter que l'aide tâche de faire saillir à ce moment du côté du périnée.

3e Temps. — *Ouverture de l'urèthre.* — L'extrémité unguéale de l'index gauche du chirurgien enfoncé dans la cannelure du cathéter guide le bistouri qui va ponctionner l'urèthre rétro-bulbaire en glissant sur cet ongle.

Cette ponction est agrandie en arrière avec précaution et sur l'étendue de 1 centimètre 1/2 à 2 centimètres (1).

4e Temps. — *Dilatation de l'urèthre profond pour permettre l'introduction facile des doigts et des instruments destinés à agir dans la vessie.* — Pour cette dilatation, qui sera progressive, on peut se servir des grosses bougies d'Hégar — ou bien du dilatateur périnéal Guyon-Dolbeau par exemple.

6. — Sutures de la vessie.

Instrumentation spéciale : Aiguilles courbes d'assez grande courbure, pas tranchantes sur les bords, rondes.

Fils de soie ou de catgut chromique, ou crins de Florence.

La *suture se fera sur deux plans* : 1° Un plan de points séparés sur la partie la plus profonde de la tunique musculaire, et ne perforant pas la muqueuse ; 2° Un plan de points

(1) Si l'on a affaire à un périnée gros, profond, et qu'on craigne de s'égarer dans ce débridement, on pourra enfoncer l'index gauche dans le rectum et s'en servir comme guide pour éviter l'entaille du rectum.

séparés comprenant la partie superficielle de la tunique musculaire (ou la couche séreuse dans les points de la vessie recouverts de péritoine). Ces points superficiels seront passés

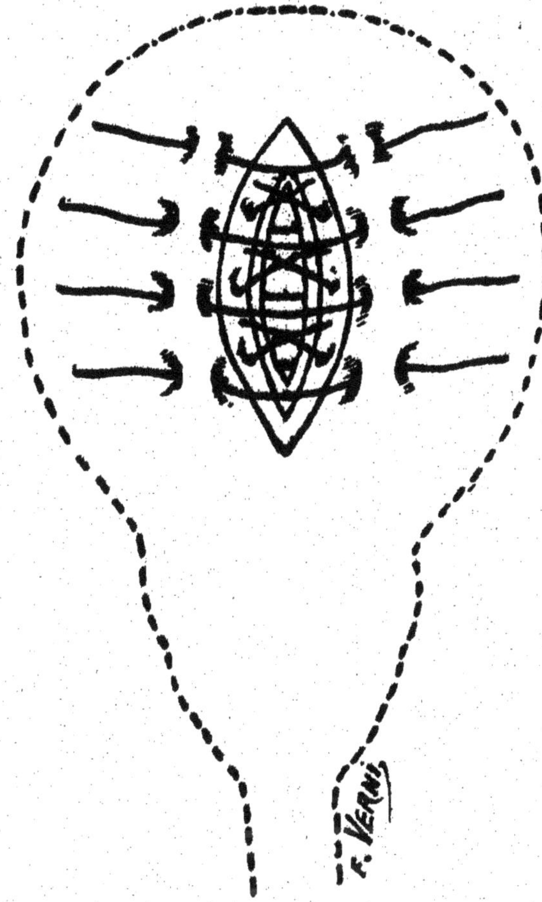

Fig. 72. — Sutures *intra-muqueuses* de la vessie ; elles comprennent la muqueuse et une partie seulement de la couche musculaire. Sutures superficielles à la Lembert.

ici à la manière de Lembert pour l'intestin, et adosseront par conséquent des surfaces séro-séreuses ou musculo-musculeuses. Le recroquevillement du plan externe en dedans, par le fait de ces sutures adossantes, rend celles-ci beaucoup moins filtrantes pour l'urine.

Certains auteurs ont conseillé, dans le but de favoriser l'adhésion des surfaces musculo-musculeuses, sur les points dépourvus de péritoine, de les aviver au préalable. Cette précaution paraît inutile.

Autres procédés de suture vésicale.

Nous avons conseillé de placer les fils profonds dans la partie profonde de la musculeuse, en dehors de la muqueuse (suture extra-muqueuse) ; les avantages de cette méthode sont d'éviter de faire pénétrer les fils dans la cavité vésicale et de créer ainsi de petits trous par où l'urine pourrait s'infiltrer, en même temps qu'on empêche la formation ultérieure de calculs autour de fils saillants ou tombés dans la cavité vésicale.

Telles étaient du moins les craintes des chirurgiens il y a quelques années. Il faut reconnaître, avec la plupart des chirurgiens modernes, qu'elles ne sont pas justifiées généralement.

Il n'entre pas dans notre cadre de passer en revue tous les procédés de suture préconisés dans ces derniers temps. C'est là du reste un travail tout à fait oiseux ; nous dirons simplement *qu'à côté du procédé extra-muqueux* que nous avons décrit il y a place pour deux autres méthodes principales, *toutes deux intra-muqueuses*.

α) Une première (Albarran) consiste à faire un premier plan profond de points séparés qui comprennent *toute l'épaisseur des lèvres de l'incision vésicale y compris la muqueuse* (fig. 73). Un second plan est formé de sutures superficielles à la Lembert comme celles que nous avons décrites.

β) Une seconde méthode (celle-là encore intra-muqueuse) consiste à suturer dans un premier plan profond la *muqueuse seule* avec quelques points de catgut ou de soie, puis à faire un second plan de sutures sur la musculeuse, complétée au besoin par un troisième plan de sutures à la Lembert.

Toutes les méthodes se valent d'ailleurs, ou à peu près ; ce qui le prouve, ce sont les succès obtenus avec n'importe

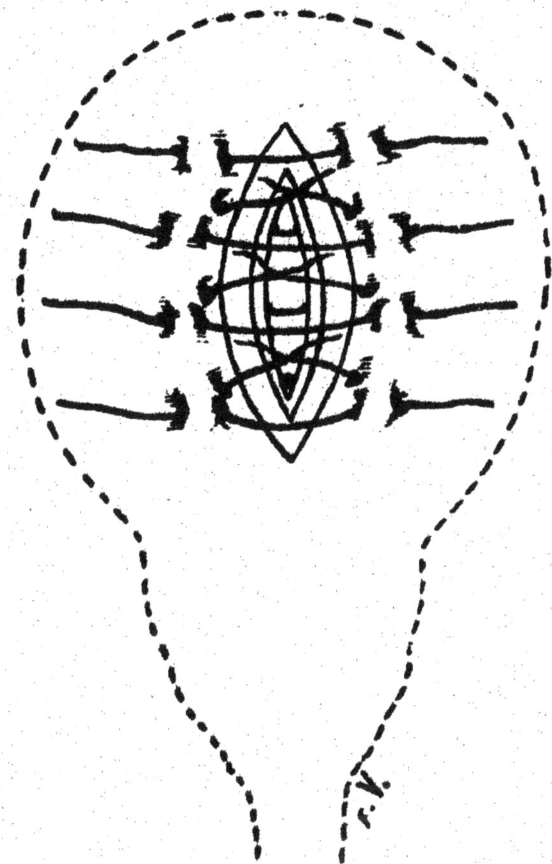

Fig. 73. — Sutures *intra-muqueuses* de la vessie ; elles comprennent la muqueuse et toute l'épaisseur de la couche musculaire. Sutures superficielles à la Lembert.

lequel de ces procédés. Les plaies vésicales se réunissent en somme assez facilement ; le seul point important pour le succès de la suture, c'est de faire des points assez rapprochés, et d'éviter la suppuration secondaire.

LIVRE TROISIÈME

PROSTATE.

CONSIDÉRATIONS ANATOMIQUES ET PHYSIOLOGIQUES

La prostate est une glande annexée à l'urèthre, mais en réalité *d'ordre sexuel* et *non pas urinaire*.

C'est un organe défini par Testut, comme « impair et médian, situé directement au-dessous de la vessie, au-dessus de l'aponévrose périnéale moyenne, derrière la symphyse pubienne, en avant de l'ampoule rectale ».

Sa forme, difficile à rapprocher d'une figure géométrique, a été comparée à celle d'une châtaigne à base regardant en haut, à sommet dirigé en bas, et c'est encore la meilleure comparaison qu'on en a trouvé; surtout si on considère sa face postérieure, laquelle (à l'état normal bien entendu) présente, vers sa réunion avec la base de l'organe, une sorte de hile médian.

Le volume de cette glande est des plus variable. Rudimentaire jusqu'à l'âge de 14 ou 15 ans, elle atteint son développement normal chez l'adulte, et vers soixante ans elle commence à subir une hypertrophie sénile, qui devient chez les trois quarts des vieillards une véritable maladie.

La prostate est contenue dans une sorte de *loge* dont les parois sont utiles à connaître au point de vue chirurgical.

En arrière, cette loge est limitée par l'aponévrose prostato-péritonéale, et là le rapport de la glande est direct avec le rectum, dont on peut du reste très aisément l'écarter par un simple clivage avec le doigt. *En avant*, la face antérieure de la prostate n'est séparée du pubis que par les plexus veineux rétro-pubiens. *Sur les côtés*, les faces latérales de la glande sont bridées par deux aponévroses placées de champ, et allant du pubis sur le rectum (*aponévrose pubio-rectale*, autrement dit aponévrose latérale de la prostate) ; entre cette aponévrose et la face latérale prostatique, on trouve les riches plexus veineux vésico-prostatiques.

La base de la prostate ne forme pas un plateau horizontal : elle est obliquement coupée de haut en bas et d'arrière en avant. Testut lui considère trois portions ou zones distinctes : 1° une *zone antérieure*, où est percé l'orifice uréthro-vésical ; 2° une *zone moyenne*, surplombant transversalement la précédente sous forme d'une sorte de saillie oblongue allongée (c'est cette saillie qui dans certains cas pathologiques prend le nom de *lobe moyen*) ; 3° une *zone postérieure*, sur laquelle viennent s'adapter les vésicules séminales et les canaux déférents.

Le sommet ou bec de la glande regarde en bas et un peu en avant. Il est situé à trois ou quatre millimètres au-dessus d'une ligne horizontale qui affleurerait le bord inférieur de la symphyse.

La prostate est traversée par l'urèthre et les canaux éjaculateurs. Nous avons étudié ses rapports avec l'urèthre à propos de ce dernier.

Extérieurement, l'organe prostatique paraît nettement formé de deux lobes, dits *lobes latéraux* de la prostate. Ce qui délimite ces lobes, c'est un sillon médian qui traverse exactement le milieu de la face postérieure, pour aller finir vers la base par une échancrure plus ou moins profonde, en forme de cœur de carte à jouer. Le *lobe moyen* dont on a tant parlé en pathologie est beaucoup plus artificiel ; il correspond à cette saillie signalée dans la zone moyenne de la base, et ne peut prendre véritablement le nom de lobe que dans certaines hypertrophies prostatiques (Fig. 74).

La prostate est une glande composée d'*acini*, et de *canaux excréteurs* qui vont déboucher dans l'urèthre. A partir de 20 ou 25 ans, les culs-de-sac glandulaires commencent à se remplir de petites concrétions très particulières, arrondies,

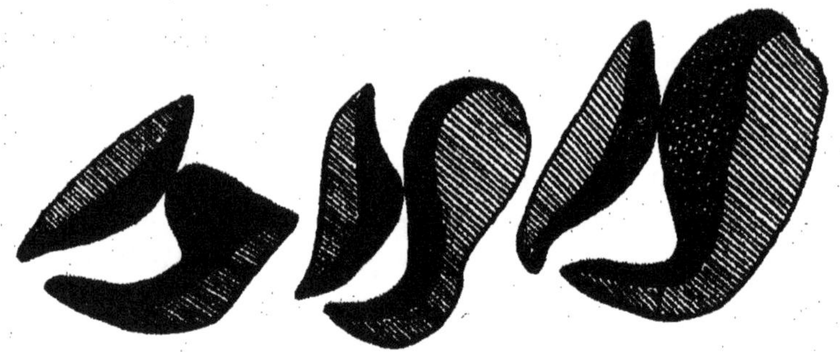

Fig. 74 (D'après Thompson). — Schéma des déformations que peut produire l'hypertrophie du lobe moyen, du côté de l'orifice uréthro-vésical.

formées de plusieurs couches concentriques, et que Ch. Robin avait bien étudiées. Parfois ces petits grains émigrent vers l'urèthre et sont ensuite éliminés ; d'autres fois, trop gros pour sortir de l'acinus, ils s'y développent progressivement, et peuvent ainsi former de véritables calculs intra-prostatiques.

Dans quelques cas même, ces calculs peuvent acquérir un grand développement ou une grande multiplicité (calculose prostatique diffuse).

SECTION I

LÉSIONS TRAUMATIQUES.

Elles sont *chirurgicales ou accidentelles.*

Les premières rentrent dans l'histoire des tailles périnéales et dans les prostatectomies partielles ou totales.

Les *blessures accidentelles* sont fort rares, la prostate étant perdue sous la vessie, tout-à-fait au fond du périnée, et des mieux protégée par la muraille pubienne.

Beaucoup de ces blessures se font par l'intermédiaire de l'urèthre. Ce sont par exemple les *fausses routes* dans l'urèthre prostatique.

Les dangers de ces blessures se résument : 1° Dans les infiltrations d'urine, quand l'urèthre est intéressé en même temps que la glande ; 2° Dans les hémorrhagies veineuses abondantes ; 3° Dans les menaces de pyohémie, quand l'infection a suivi le traumatisme.

En dehors de la sonde à demeure employée pour certaines fausses routes et contre les dangers d'infiltration, en dehors des pansements antiseptiques et hémostatiques généraux dans les cas de plaies à travers les parties molles et conduisant jusqu'à la glande, il n'y a pas de traitement chirurgical proprement dit à ces lésions traumatiques, surtout si on les isole de celles qui frappent ordinairement, en même temps, les organes voisins (urèthre, rectum, vessie, etc.).

Peut-être, dans les cas de brèche périnéale ou périnéo-rectale (à la suite d'un empalement par exemple) conduisant sur la prostate et donnant beaucoup de sang, laissant couler l'urine et les matières fécales, conviendrait-il de débrider la plaie et d'aller, à travers le périnée, chercher les points saignants jusqu'au fond du foyer traumatique ; puis, on tâcherait de suturer une perforation rectale ou de placer une sonde à demeure, suivant les cas ; en un mot on explorerait ou on régulariserait une plaie dont l'évolution, laissée à elle-même, présente trop d'inconnu et peut faire craindre de redoutables éventualités.

SECTION II

LÉSIONS INFLAMMATOIRES.

A. — Prostatites aiguës suppurées.

On doit rejeter, en principe, à l'heure actuelle, les *ouvertures par l'urèthre ou par le rectum*.

L'ouverture *par l'urèthre* est faite à l'aveugle, au petit bonheur, avec le bec d'une sonde ; elle peut notamment siéger à la partie supérieure de la poche purulente, qui forme clapier dès lors, et dans laquelle l'urine s'accumulera plus ou moins, d'où des suppurations interminables et des fistules uréthro-prostatiques rebelles.

L'incision *par le rectum* pourrait peut-être être réservée à des collections venant bomber d'elles-mêmes du côté du rectum, limitées à la prostate et sans tendance à la diffusion, et pour lesquelles un coup de la pointe du bistouri, enveloppé de diachylum sur le reste de la lame, suffit à évacuer la collection. Et cependant la voie rectale a aussi bien des inconvénients : elle permet l'accès de la poche par les matières fécales, et la production de fistules prostato-rectales, ou même uréthro-rectales, quand l'abcès s'est également ouvert en partie du côté de l'urèthre ; elle est souvent insuffisante à drainer efficacement la cavité de l'abcès, d'où des fusées purulentes secondaires ; enfin, elle expose à de graves hémorrhagies, et plusieurs faits connus dans la science témoignent dans ce sens. Le danger de ces hémorrhagies vient surtout de ce qu'elles ne forcent que tardivement le sphincter, et peuvent passer inaperçues, sous forme d'hémorrhagies internes (1).

(1) *La voie rectale* a cependant été trop abandonnée. C'est l'avis de

La véritable voie pour aborder et ouvrir les abcès de la région prostatique, qu'ils soient *périprostatiques* ou simplement *limités à la prostate*, quels que soient les points où ils viennent faire de préférence saillie, *c'est la voie périnéale* dont les avantages ont été mis en lumière par Segond (1).

Elle permet d'évacuer et de désinfecter aisément tous les points du foyer; elle assure le direct et large écoulement du pus, et par suite évite ou guérit les fistules uréthro-rectales ou uréthro-prostatiques ; elle est innocente, et n'expose pas aux hémorrhagies cachées comme l'incision par le rectum.

Le **manuel opératoire** est celui de la *taille prérectale* de Nélaton dans ses premiers temps.

1er Temps. — A 10 ou 15 millimètres en avant de l'anus, on fait une incision transversale de 3 centimètres environ : on prolonge les extrémités droite et gauche de cette incision par deux petites queues, obliques en arrière et en dehors et venant aboutir à deux centimètres des parties latérales de l'anus (2).

2e Temps. — La peau étant complètement divisée, le chirurgien introduit son index gauche dans le rectum et, avec le

Routier (*Sem. médicale*, décembre 1894). Les principaux reproches qu'on lui a faits sont peut-être immérités. Et d'abord, l'*hémorrhagie* peut être évitée en incisant sur des points dépourvus de battements artériels ; si elle se produit quand même, on devra toujours, avec les moyens dont nous disposons aujourd'hui, en venir à bout. D'autre part, si l'incision de l'abcès prostatique est faite *de bonne heure*, dès qu'on peut *supposer* la présence du pus, il n'y a pas de raison pour que l'incision rectale laisse à des *fusées purulentes* le loisir de se développer derrière elle, comme on l'en a accusé. Enfin, on doit la faire *large* et *à découvert*, le champ opératoire étant bien éclairé par un *speculum ani*, et la région à inciser étant bien sous les yeux du chirurgien ; de cette façon l'évacuation du foyer se fera bien librement, et on n'aura plus à redouter la production de *fistules interminables*, comme après l'ouverture ancienne, parcimonieuse et aveugle, avec la pointe du bistouri glissée sur le doigt.

(1) *Société de chirurgie* (juillet 1885).

(2) Plus simplement, on peut encore faire au-devant de l'anus une incision en croissant ⌒, remplaçant l'incision décrite.

pouce gauche, accroche en même temps la lèvre postérieure de l'incision pour l'attirer en arrière, tendre le sphincter et couper ses fibres les plus antérieures, en s'éloignant du muscle bulbo-uréthral laissé dans la lèvre antérieure.

3ᵉ Temps. — Ceci fait, et le sphincter incisé, la lèvre postérieure s'abaisse très aisément et découvre les parties profondes. Le chirurgien, quittant alors le bistouri pour la sonde cannelée, achève de décoller le bulbe et de disséquer la paroi antérieure du rectum tendue sur l'index gauche introduit dans sa cavité. Il chemine ainsi progressivement jusqu'au foyer purulent, qui se laisse vite atteindre s'il est volumineux ; s'il est petit et haut situé, l'extrémité du doigt intra-rectal accroche la prostate et l'abaisse vers le périnée à la rencontre de la sonde cannelée qui la crève (Segond).

4ᵉ Temps. — Le pus une fois trouvé, on élargira l'ouverture du foyer avec le dilatateur-gouttière de L. Tripier, et le doigt introduit dans la cavité purulente ira reconnaître ses diverticules et déchirer les cloisons qui peuvent la séparer d'autres collections latentes. Le foyer étant bien évacué de tous côtés, on y pousse une longue irrigation antiseptique, et on y place deux drains debout en canon de fusil (de préférence à la gaze iodoformée qui fait souvent de la rétention derrière elle et risque, en se gonflant par imbibition, de comprimer l'urèthre ou le rectum ; on ne tamponnera avec elle que si on n'est pas sûr de l'hémostase).

B. — Prostatite chronique.

Rien n'est bien connu encore, ni des symptômes, ni des lésions de cette maladie obscure, pouvant être le reliquat d'une prostatite aiguë, mais ordinairement chronique d'emblée, et dont la grande cause, sinon l'unique, est la blennorrhagie.

Ce qu'il faut retenir au point de vue qui nous occupe,

c'est que, parfois, elle se complique d'*abcès petits et disséminés*, ou bien de *collections purulentes assez volumineuses*.

Dans ce dernier cas, et quand le diagnostic d'abcès est fait, il est tout indiqué d'intervenir chirurgicalement, et de la façon qui a été indiquée tout à l'heure à propos des collections prostatiques. On conçoit que les premiers ne relèvent guère du traitement chirurgical.

C. — Tuberculose de la prostate.

L'action chirurgicale n'est bien indiquée ici que : 1° pour ouvrir un gros *abcès caséeux* reconnu par le toucher rectal et afin d'éviter les inconvénients de son ouverture spontanée du côté du rectum et de l'urèthre ; 2° ou bien pour tâcher de *guérir quelques vieilles fistules* périnéales, uréthro ou recto-prostatiques, en allant débrider les foyers profonds et cureter les clapiers de la glande qui entretiennent d'interminables suppurations. Encore y a-t-il à ces interventions de nombreuses contre-indications tirées : 1° de la diffusion de la tuberculose locale à la vessie, au testicule ou au cordon, etc. ; 2° de l'infection bacillaire générale.

Si on fait abstraction de ces cas très peu favorables à une intervention, et de tous ceux où la prostate est seulement envahie par quelques granulations tuberculeuses ou par de petits foyers miliaires, perdus au milieu d'une tuberculose génito-urinaire généralisée, et où par conséquent le traitement chirurgical des lésions propres à cette glande passe en dernière place ; si enfin on réfléchit que le traitement *chirurgical* de toutes ces lésions tuberculeuses vésicales ou testiculaires, doit souvent céder la place au traitement *médical*, et en tous cas toujours être dominé par lui, on verra combien *peu fréquentes seront les indications véritables d'intervenir* et combien il est difficile de préciser ces indications.

C'est affaire de tact, de clairvoyance clinique de la part du chirurgien pour se déterminer.

Ce qui sera aussi toujours la grosse difficulté pour la tuberculose prostatique, c'est qu'on risque toujours d'intervenir trop tôt ou trop tard. Trop tôt, parce que des tubercules discrets, jeunes, et n'ayant pas désorganisé la glande, guérissent très bien avec le seul traitement général, et qu'en outre ils ne créent pas dans la prostate, comme dans la vessie par exemple et dans d'autres organes, des symptômes réactionnels trop pénibles (douleurs, hémorrhagie) exigeant, par eux-mêmes, une opération. Trop tard, parce que lorsque l'indication est ferme pour opérer, comme pour un gros abcès en imminence d'ouverture ou une grande caverne à curetter, des désordres locaux voisins ou des accidents généraux existent tels qu'ils rendent parfois votre intervention peu efficace.

Il ne faut pas oublier enfin, même si on envisage les cas rares d'une tuberculose prostatique isolée et primitive, que c'est une tuberculose locale bien particulière au point de vue chirurgical, et nullement comparable à la tuberculose testiculaire par exemple dans laquelle l'intervention précoce peut avoir la prétention de tout enlever. Il faudrait faire une ablation réglée de toute la glande, pour être sûr de faire avorter une tuberculose génitale commençant par la prostate. Or, ce que nous savons des difficultés ou des résultats de la prostatectomie devra faire réfléchir le chirurgien le plus audacieux.

Modes d'intervention.

Ils peuvent se résumer ainsi :

1° *Prostatectomie totale* ;

2° *Incision simple* ;

3° *Incision suivie de curettage, raclages, thermo-cautérisation*, etc.

Je ne sache pas qu'on ait pratiqué la première pour des cas de tuberculose (nous parlons de la prostatectomie réglée, et non de la destruction totale de la glande par la curette, le fer rouge, etc.).

La seconde ne se pratique guère isolément, et c'est habituellement à la 3e méthode qu'on a recours en pratique.

Nous n'insisterons pas sur les agents modificateurs qu'on applique sur les parois du foyer ouvert (cuiller tranchante, fer rouge, etc.); ils sont les mêmes que pour toute tuberculose locale.

L'*incision* qui attaquera le foyer prostatique déjà ouvert, ou encore fermé, sera l'*incision périnéale* sur laquelle nous nous sommes déjà souvent expliqué.

Un cathéter métallique maintenu dans l'urèthre par un aide, et le doigt du chirurgien dans le rectum jalonneront constamment le champ opératoire et ne permettront pas à la curette de trop s'égarer dans le raclage des parois du foyer.

SECTION III

NÉOPLASMES.

Cancer.

En réalité *il n'y a que des opérations palliatives à proposer* ; celles qui pourraient avoir la prétention d'être *curatives*, ne le sont pas davantage là que pour les autres cancers ; elles se compliquent en outre ici de difficultés spéciales tenant aux connexions de l'organe à enlever ; enfin, leur gravité immédiate est considérable.

α) Les *opérations palliatives* sont dirigées contre les accidents de *rétention d'urine* ou d'*occlusion intestinale* que détermine la présence du néoplasme à certaine période de son évolution.

Contre la première, on proposera de bonne heure la *cystotomie sus-pubienne* (1).

Elle évite au malade les souffrances du ténesme, les efforts répétés et vains, les cathétérismes souvent renouvelés, et parfois très difficiles car la sonde peut facilement s'égarer dans les tissus ramollis du néoplasme.

Contre la seconde on *proposera l'anus contre nature iliaque.*

β) L'opération qui serait *curative* ici, serait *l'ablation de la prostate cancéreuse* à la condition de dépasser la limite du cancer et d'intervenir de bonne heure, alors que la tumeur est encore exclusivement prostatique et n'a pas diffusé au loin.

(1) Pas n'est besoin de faire ici, généralement, une véritable cystostomie. L'ouverture due à la simple cystotomie durera bien toujours autant que le pauvre cancéreux lui-même, surtout si on a opéré celui-ci à une période déjà avancée de son mal.

Cette *prostatectomie totale* a été essayée souvent sur le cadavre, et parfois appliquée sur le vivant. Billroth le premier l'a proposée, et il existe une quinzaine de cas connus.

Les résultats en sont mauvais et nous parlons seulement des résultats immédiats bien entendu.

Les difficultés opératoires sont considérables, et certains opérateurs, quoique des plus hardis, ont dû laisser l'extirpation inachevée : la mortalité opératoire est énorme (80 0/0 environ); enfin les opérés qui survivent quelque temps ne paraissent pas retirer un grand bénéfice de l'intervention. Ils semblent beaucoup moins soulagés que ceux auxquels on a simplement pratiqué la cystotomie, par exemple.

Prostatectomie totale pour cancer. — Ce n'est pas encore une opération réglée, et elle ne peut pas l'être, en effet, quand il s'agit d'extirper un cancer qui pousse des pointes de côtés très variables suivant les cas. Il est donc impossible d'en fixer le manuel opératoire; à l'heure actuelle, on doit se borner à établir quelques jalons d'après les essais cadavériques, et aussi d'après les remarques qu'ont pu faire ceux qui l'ont tentée sur le vivant.

C'est la voie *périnéale* qui paraît généralement préférable. Elle aborde plus directement la masse prostatique, et facilite mieux le dégagement de la tumeur d'avec le rectum, l'urèthre, et les parois de la loge prostatique.

L'*incision* de la taille prérectale est excellente pour disséquer rapidement le rectum et arriver sur le néoplasme. On ajoutera du reste à cette incision type toutes ce[illegible] qui pourront donner du jour pour mieux aborder le [illegible] délit (1).

(1) On s'aidera, au besoin, de résections coccygiennes ou [illegible] pour élargir le champ opératoire.

La tumeur une fois découverte, les difficultés commencent, et c'est *l'extirpation du néoplasme* qui est le point délicat.

Forgue (1) conseille le plan opératoire suivant, une fois que le rectum a été dégagé complètement de la face postérieure de la glande :

1° Section transversale de la partie membraneuse de l'urèthre ;

2° Libération latérale de la prostate ;

3° Section transversale de la base de la vessie plus ou moins haut au-dessus du col, mais en respectant les uretères autant que possible.

On pourrait même sacrifier ceux-ci, si les prolongements du néoplasme l'exigeaient, et aboucher ensuite les bouts supérieurs de ces conduits dans ce qui resterait de la vessie. (Voir *Résection de la vessie y compris les uretères*) (2).

(1) Duplay et Reclus, *Traité de chirurgie*, t. VII, p. 1077?

(2) Nous n'avons pas parlé à dessein des *Kystes de la prostate*. Outre que ces productions sont très rares à l'état de poches volumineuses, et sont encore très mal connues, leur traitement opératoire se confond avec celui des abcès chroniques de la glande.

SECTION IV

CORPS ÉTRANGERS.

Calculs (1).

Quelle que soit leur origine, prostatique ou extra-prostatique, qu'ils se soient formés dans l'urèthre prostatique ou qu'ils y soient venus émigrés d'ailleurs, le traitement chirurgical sera le même si on se dispose à intervenir. Mais l'indication opératoire ne se pose pas dans tous les cas et dès que le diagnostic est établi.

α) Il y a en effet des formes de calculs *endo-prostatiques* qui passent inaperçus aux yeux du malade, qui se révèlent par hasard à la sonde, en donnant la sensation de râpe fine à son passage dans l'urèthre prostatique : c'est le cas de ces fines concrétions multiples, bien décrites par Robin, qui encombrent les canaux prostatiques et viennent s'accumuler de préférence sous la muqueuse uréthrale au niveau du *verrumontanum*. Or, c'est là un processus presque physiologique à partir de l'âge adulte, qui reste ordinairement tout à fait latent au point de vue symptomatique, et qui ne comporte pas de traitement actif.

β) Parfois au contraire, chez le vieillard par exemple, la calculose endo-prostatique, au lieu de rester *ténue et miliaire* comme dans la forme précédente, se traduit par de véritables *calculs* variant du volume d'une lentille à celui d'une noisette, et même d'une noix. Ils sont souvent multiples aussi et parfois transforment la glande en un tissu aréolaire dont chaque logette renferme un calcul. Des abcès

(1) Les *corps étrangers proprement dits* se confondent ici avec ceux de l'urèthre.

peuvent se former autour d'eux et devenir le point de départ de fistules périnéales, intarissables tant que les calculs ne sont pas extirpés. Enfin, au niveau des concrétions un peu volumineuses, l'urèthre s'ulcère, et la pierre finit par pointer du côté de la lumière uréthrale. Une pareille évolution peut aussi se produire du côté du rectum. *L'indication opératoire est donc fréquente avec cette 2e variété.*

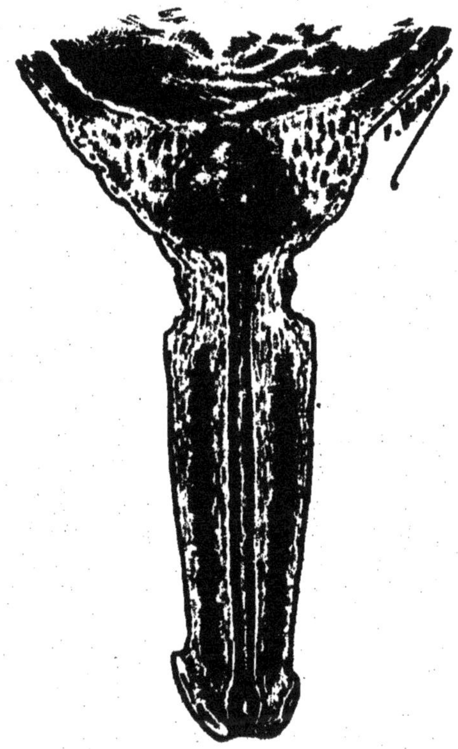

Fig. 75. — Calcul « en grelot », libre dans la région prostatique, où il est né et où il a transformé l'urèthre en une poche anfractueuse qui le loge.

γ) Enfin, il n'est pas besoin d'insister sur les calculs d'origine *extra-prostatique*, venus de la vessie ou des reins et arrêtés au niveau de l'urèthre prostatique, ou sur ceux que l'urine dépose sur place dans une caverne prostatique, tuberculeuse ou non, dans une fausse route de la région, etc. C'est encore là la source d'indications opératoires fréquentes.

D'une façon générale, l'opération doit être proposée.

1° Quand le calcul a amené par sa présence des accidents inflammatoires (abcès ou fistules) ;

2° Quand il détermine du côté de la vessie et de l'urèthre des accidents de rétention ou de dysurie ;

3° Quand il fait une saillie notable du côté du rectum, amène de la gène de la défécation, du ténesme rectal, etc.

Il faut du reste éviter de le laisser tomber spontanément dans le rectum, car il peut en résulter des fistules uréthrorectales rebelles.

Traitement. — On peut évidemment chercher à extraire les calculs prostatiques pointés ou tombés du côté de l'urèthre, en se servant des *extracteurs* conseillés pour les corps étrangers de l'urèthre en général et des *brise-pierre uréthraux*.

Mais nous n'hésitons pas, sinon à repousser, au moins à restreindre considérablement leur emploi. Ce sont encore là des interventions à l'aveuglette, au petit bonheur, surtout dans cette région profonde du canal. On peut réussir et on a souvent réussi à extraire ou à fragmenter une pierre logée dans l'urèthre prostatique : mais on est obligé d'y revenir souvent à plusieurs reprises, de faire souffrir son malade, de le faire saigner en pinçant la muqueuse en même temps que la pierre ; on risque aussi d'amener des accidents fébriles ; enfin, la plupart du temps, on n'enlève pas toute la pierre ou toutes les pierres. Après une accalmie passagère, les accidents repiquent, et on est forcé d'en venir à la véritable méthode, sûre celle-là et innocente, à *l'extraction directe par la voie périnéale* (1).

(1) Il ne peut s'agir de l'extraction par incision *rectale* que dans des cas tout à fait exceptionnels, quand le calcul petit pointe nettement de

Les premiers TEMPS seront les mêmes que pour la taille prérectale.

Une fois la prostate bien dégagée du rectum sur toute l'étendue de sa face postérieure, on incise délibérément son tissu pour en extraire le ou les calculs.

Le calcul peut être senti la plupart du temps par le doigt, à travers la prostate non incore incisée. Alors, on incisera directement sur lui.

S'il y a des calculs multiples, on débarrasse toutes les loges de la prostate qu'on sent remplies de concrétions.

Dans les cas d'abcès et de fistules, on nettoie les trajets et les poches à la curette, et on draine largement par le périnée en le laissant ouvert.

Quand on n'a pas affaire à des prostates abcédées ou infectées, à des cas fistuleux, et qu'on est intervenu pour le seul calcul, on peut chercher la réunion par première intention du périnée, en suturant et laissant simplement un tout petit drain comme soupape de sûreté.

ce côté et qu'on suppose par exemple pouvoir l'extraire par une toute petite boutonnière, sans risquer trop une fistule rectale secondaire.

SECTION V

HYPERTROPHIE PROSTATIQUE.

Les opérations proprement dites n'interviennent ici que lorsque les soins hygiéniques et médicaux, aidés de sondages rationnellement administrés, ne mettent plus le malade à l'abri des accidents de *rétention* ou d'*infection* urineuse.

Quels sont donc les cas précis où ces moyens simples deviennent impuissants ? Voilà ce qu'il nous faut envisager maintenant, et nous aurons les indications d'une intervention chirurgicale, quitte à spécifier plus tard à quelle intervention nous devrons de préférence avoir recours, suivant tel ou tel cas.

A. — Indications générales d'une intervention.

1er Cas. — Il y a d'abord des *cas d'urgence* pour ainsi dire. Le prostatique n'a pas uriné depuis longtemps ; toutes les sondes ont échoué ; il faut le faire pisser sans retard. *Ce sont les cas de rétention complète avec impossibilité du cathétérisme.* Ils sont rares, il faut l'avouer, mais il s'en trouve cependant de semblables.

2e Cas. — Le malade ne peut toujours pas uriner sans sonde et la rétention est complète ; mais le cathétérisme est possible cependant, quoique difficile et douloureux ; il erre facilement, fait saigner aisément et amène chaque fois la fièvre urineuse à sa suite. *C'est la rétention complète avec cathétérisme possible mais incertain, difficile et dangereux.*

A côté de ces cas, « *d'urgence* » pour ainsi dire, correspondant à des rétentions d'urine complètes, il y en a d'autres où l'intervention est moins rapidement commandée, et où cependant une opération seule peut sauvegarder l'avenir du malade menacé à plus ou moins longue échéance. Ces cas correspondent à la classe nombreuse des *rétentions incomplètes*, mais aggravées de complications que nous allons maintenant examiner.

3e Cas. — Voici un prostatique qui vide tant bien que mal sa vessie, en s'aidant d'un certain nombre de cathétérismes quotidiens. La sonde passe assez bien, le malade va et vient, semble bien portant. Mais, au moindre écart de régime, au moindre changement de température, parfois sans cause apparente, il est arrêté par des crises de rétention complète, greffée sur sa rétention incomplète habituelle, qui l'obligent à faire appeler un médecin, et le clouent au repos pour un certain temps. Puis, tout revient à l'état normal jusqu'à la prochaine crise.

C'est là un *type d'alternance de rétention complète avec rétention incomplète*. Les crises de rétention absolue deviennent cependant, à la longue, de plus en plus rapprochées et finissent par créer au malade une existence insupportable.

4e Cas. — Ailleurs, c'est un malade qui est toujours à peu près dans la situation du précédent, et qui n'arrive à vider à peu près sa vessie qu'avec le secours de la sonde, mais celui-ci n'a jamais, ou presque jamais, de crises de rétention absolue; il n'est jamais arrêté dans ses occupations et peut passer pour bien portant. Il ne l'est pas cependant, et les troubles digestifs fréquents qui le minent, les petits accès fébriles qui l'assaillent souvent, font de lui un malade plus gravement atteint qu'il ne le croit, ou qu'il ne le semble.

Ce malade peut même avoir parfois, en dehors de son intoxication urinaire chronique, de grandes crises typiques de fièvre urineuse aiguë qui l'emportent, ou le mettent à deux doigts de la mort. Ici, ce qui va commander l'intervention, *c'est la cachexie progressive par intoxication urinaire.*

Il y aurait encore bien d'autres cas à envisager, et dans lesquels il apparait que le cathétérisme et les petits soins ne sont plus suffisants pour sauvegarder la santé générale du prostatique.

5e Cas. — Nous venons de parler des prostatiques fébriles, de ceux chez lesquels le cathétérisme le plus simple et le plus aseptique amène la fièvre et l'intoxication urinaire, cela d'autant plus aisément que ce sont des « *rénaux* » en réalité ; nous pourrions parler aussi des prostatiques où l'indication d'intervenir est commandée par les *seules lésions vésicales*, et chez lesquels, en faisant abstraction de tous les autres accidents concomitants, il faut opérer du côté de la vessie parce que ce sont surtout des « *vésicaux* ». On l'a dit déjà : *Les prostatiques souffrent surtout de leur vessie et non de la prostate.* Cela est vrai au point de vue symptomatique comme au point de vue pathogénique. C'est la faiblesse de la vessie, bien plus que l'obstacle prostatique, qui crée la dysurie ; et c'est la cystite, bien plus que l'obstacle, qui gêne le vieux prostatique. La cystite, en effet, efface parfois tout le reste dans ce tableau symptomatique des rétentions incomplètes, et prend une importance capitale, sinon par le pus qu'elle fournit, car il vient souvent pour une bonne part des uretères et des reins — au moins par les douleurs, les épreintes, les faux besoins qu'elle provoque et qui obligent le patient à des efforts de miction ou à des cathétérismes incessants ; ou par les calculs secondaires qu'elle fabrique, qu'elle entretient, qu'elle renouvelle, au point d'amener le malade à subir plusieurs lithotrities avant de s'en débarrasser.

Nous connaissons maintenant les principales indications à intervenir chirurgicalement chez les prostatiques. Voyons ce que nous avons à leur offrir, et à quels cas peuvent correspondre les diverses opérations qu'on a proposées.

Ces opérations peuvent se résumer ainsi (1) :

Opérations palliatives. — Ponction sus-pubienne ;
Drainage périnéal ;
Cystostomie sus-pubienne.

Opérations dites curatives. — Prostatectomie partielle ;
Prostatectomie totale ;
Castration double.

B. — Opérations palliatives.

Ponction sus-pubienne. — Prenons le premier cas (rétention complète avec impossibilité du cathétérisme). Ici, il faut aller vite, au plus pressé, et l'on peut fort bien se contenter, si le malade n'a pas déjà dans son passé des crises de ce genre trop souvent renouvelées, de la *ponction aseptique de la vessie* pour commencer.

Après cette ponction (ou quelques ponctions), il est d'usage de voir la congestion générale des voies urinaires s'amender, et notamment celle de la prostate et de l'urèthre lui-même, de sorte que tel cathétérisme qui était tout à fait impossible auparavant se fait très aisément après.

S'il en arrive ainsi, tout rentre dans l'ordre : le sujet continue à se sonder comme par le passé, et, pourvu qu'il ne tombe pas sous le coup des accidents que nous avons énumérés à propos des cas suivants, il peut éviter toute autre intervention.

Il arrive cependant parfois que, malgré les ponctions, le cathétérisme reste impossible. Faut-il attendre plusieurs

(1) Nous ne ferons que mentionner dans cette note les anciennes opérations de *prostatotomie intra-uréthrale* par les instruments de Civiale, de Mercier, etc., pratiquées avec des instruments « diviseurs » ingénieux, agissant par une sorte d'uréthrotomie interne au niveau de l'angustie prostatique, mais aveugles, sectionnant parfois tout autre chose que l'obstacle, et qui doivent céder le pas aux opérations *à ciel ouvert* qui permettent au chirurgien de voir ce qu'il fait.

jours, 15, 20 jours comme on l'a vu faire, en ponctionnant à outrance plusieurs fois par jour, et pendant autant de jours qu'il est nécessaire ? Les partisans de la ponction vous répondront que oui. La ponction aseptique est innocente, disent-ils ; usez-en aussi souvent qu'il le faudra, et il arrivera forcément un jour où vous pourrez de nouveau pratiquer le cathétérisme. Tel n'est pas notre avis. La ponction, il ne faut pas perdre ce point de vue, est sûrement une méthode de premier choix et des plus précieuses, mais ce n'est *qu'un expédient provisoire*, car, à elle seule, elle ne peut pas ramener le calme complet dans l'arbre urinaire, et son emploi en réalité n'est pas toujours sans danger. Elle soulage le malade de son envie d'uriner et semble le guérir, c'est vrai, mais son action bienfaisante est vite dissipée ; la vessie se redistend, la tension urinaire et sanguine réapparaît, la situation reste toujours menaçante, et rien ne rappelle cette sédation complète et définitive qui suit l'ouverture vésicale.

En outre, s'il est vrai de dire qu'une ponction aseptique de la vessie est sans danger, il n'est pas démontré qu'une série considérable de piqûres, faites dans un espace aussi circonscrit que l'espace extra-péritonéal pré-vésical, ne puisse pas déterminer à la longue une certaine inflammation. Ce qui est certain, c'est que ces ponctions répétées sont douloureuses et pénibles pour le malade ; et enfin il faut bien se rappeler que malgré toutes les précautions prises vous n'êtes pas sûr de votre asepsie : elle ne dépend pas de vous, en effet, puisque votre aiguille va traverser un milieu souvent infecté déjà, comme l'est la cavité vésicale chez les vieux prostatiques. Au sortir de son parcours, elle va « *s'essuyer* » sur le tissu prévésical et pourra y déposer des germes septiques. Poncet a vu des phlegmons antévésicaux succéder à une simple ponction, faite avec les plus grandes précautions cependant, mais dans les conditions dont nous parlons. Si nous ne craignions pas de trop assombrir le tableau et de trop charger la ponction, nous ajouterions encore que les accidents septiques signalés sont d'autant plus à craindre que, quel que soit le point où on enfonce l'aiguille et en le supposant aussi rapproché que possible du pubis, quelque soit la distension de la vessie, *on n'est jamais sûr de ne pas embrocher le cul-de-sac péritonéal antévésical*, dont les rapports avec la vessie distendue sont des plus variables, et qui parfois, comme on peut bien le constater au cours de certaines tailles hypogastriques, recouvre toute la partie sus-pubienne de la face antérieure de la vessie malgré la distension de celle-ci, et descend même plus ou moins bas derrière le pubis. Nous avons étudié du reste sur plusieurs cadavres ce point des rapports anatomiques du péritoine avec la vessie distendue, et nous sommes arrivé à des conclusions tout à fait semblables à celles que nous venons de formuler (Voir *Considérations anatomiques*).

Si l'on n'a en vue qu'un traitement palliatif de la lésion prostatique (et nous verrons en discutant plus tard les indications du traitement prétendu curatif que, dans l'état actuel de la science, c'est au premier seulement qu'il faut raisonnablement songer), on ne peut proposer au malade, dans un cas d'impossibilité persistante du cathétérisme, qu'une intervention : la *cystostomie sus-pubienne* ou *opération* de *Poncet-Mac-Guire*.

Si l'opération a été faite avant Poncet, c'est à ce chirurgien que revient tout l'honneur d'avoir insisté sur ses avantages, signalé les succès inespérés qu'elle pouvait donner en chirurgie prostatique, précisé ses indications, et étudié ses résultats éloignés (1). C'est à lui aussi qu'est échu la bonne fortune d'en faire bénéficier un médecin célèbre, P. Diday,

(1) BONAN, th. de Lyon, 1892 ; *Soc. de médecine de Lyon*, avril 1894 ; *Gazette hebdomadaire*, mai 1894.

qui a pu prêter à la méthode l'appui de sa reconnaissance et de sa plume.

Si nous prenons maintenant le cas n° 2 (rétention absolue, cathétérisme possible mais dangereux), nous trouvons encore une indication à la *cystostomie sus-pubienne*. Pendant longtemps la majorité des chirurgiens ont conseillé, et encore actuellement beaucoup conseillent, dans ces conditions,

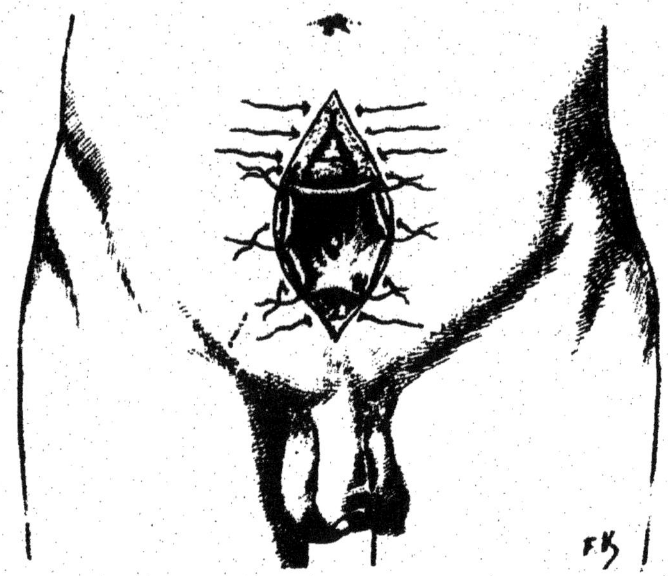

Fig. 76. — Cystostomie sus-pubienne. — Sutures directes de la muqueuse vésicale à la peau ; au-dessus, sutures ordinaires de la paroi abdominale.

la *sonde à demeure*. Ils sont appuyés d'ailleurs sur l'autorité de M. Guyon qui a chaudement préconisé la méthode.

Assurément, la sonde à demeure placée bien aseptique, pas trop enfoncée dans la vessie et effleurant seulement l'orifice vésical par l'œil de son bec, bien fixée, lavée de temps à autre ainsi que la vessie et le canal par une solution boriquée, bouchée et débouchée à chaque miction, est chose généralement bien supportée, et qui ne rappelle en rien le sondage à demeure d'autrefois avec de grosses sondes dures et dépolies, irritantes pour le canal où on ne savait pas les fixer, et où on était sans cesse obligé de fourrager pour les réintroduire ; irritantes aussi pour la vessie, dans laquelle on enfonçait à outrance l'extrémité vésicale de l'instrument et qu'on ne lavait jamais. Néanmoins la sonde à demeure a bien des inconvénients. Avec certaines urines, elle s'incruste rapidement de sels calcaires sur toute son étendue ; certains urèthres ne peuvent pas la supporter sans s'enflammer rapidement et suppurer, quelques soins que l'on prenne de l'asepsie ; chez d'autres, elle détermine des épreintes du col vésical qui tourmentent le malade de faux besoins d'uriner et lui font faire des efforts douloureux de miction malgré la sonde.

Enfin, c'est toujours un corps étranger dans l'urèthre, dans les voies urinaires, et, comme tel, capable d'entretenir une certaine irritation qui, chez un sujet intoxiqué, peut provoquer ou perpétuer des accès de fièvre urineuse.

Quelle action bienfaisante a-t-elle? Elle assure, dit-on, le libre écoulement de l'urine et évite des cathétérismes répétés et difficiles. Mais est-ce pour longtemps? Au bout de quelques jours, quelques soins de propreté qu'on prenne d'elle, il faudra la changer.

Oui, diront ses partisans, mais à ce moment il n'y en aura plus besoin ; elle aura fait son trou dans le canal dévié ou rétréci, la miction se rétablira d'elle-même ou le cathétérisme redeviendra très facile. Ceci est vrai généralement ; ce résultat toutefois n'est pas définitif, et de nouveau plus tard la rétention arrivera, de nouveau les sondes ne passeront plus ou seront difficiles à passer, de nouveau il faudra placer la sonde à demeure. Et pendant ce temps l'état général du malade, en proie à toutes ces secousses répétées, s'aggrave de plus en plus, la vessie, les urèthres et les reins s'altérant toujours davantage.

Drainage périnéal. — Ferons-nous de préférence à la cystostomie sus-pubienne le *drainage périnéal* que les Anglais ont conseillé ? Les premiers temps de cette opération se résument dans une uréthrotomie externe sur conducteur au niveau de la région membraneuse. Une fois le canal incisé à ce niveau, on introduit le doigt jusque dans la vessie, en faisant une sorte de dilatation forcée de tout l'arrière canal y compris l'urèthre prostatique, puis on y met un gros drain à paroi rigide qu'on va laisser à demeure pendant 8, 10, 15 jours, de façon à mouler en quelque sorte à travers la prostate un canal d'un calibre assez gros pour permettre plus tard une miction facile.

Nous n'avons pas d'expérience personnelle sur ce procédé, emprunté à la pratique anglaise et préconisé chaudement par Vignard (1). Nous l'avons vu employer cependant une fois par notre collègue, le Dr Aubert (de l'Antiquaille). Le malade, vieux prostatique rétentionniste, guérit vite de sa plaie périnéale, et son état fut considérablement amélioré pendant un mois environ ; la miction spontanée s'effectuait même très librement. Au bout d'un mois, les accidents de rétention reparurent et le malade mourut de fièvre urineuse.

Il nous semble qu'on peut faire deux reproches à cette méthode : 1° Elle ne paraît guère applicable aux cas où le cathétérisme est difficile et où l'urèthre est semé profondément de fausses routes. Pour que le procédé soit expéditif et pratique en effet, il faut un conducteur ; or, dans les cas dont nous parlons, son passage sera bien incertain : 2° Le bénéfice donné par la distension forcée de l'urèthre prostatique n'est peut-être pas assez stable pour justifier une méthode qui donne au malade tous les ennuis d'une véri-

(1) Vignard, *Prostatotomie et prostatectomie*. Thèse de Paris, 1890.

table opération, sans lui assurer des résultats un peu durables.

Enfin, c'est une manœuvre plus nocive encore que la sonde à demeure dans les cas d'accidents fébriles, car elle traumatise et irrite encore davantage le canal par la dilatation forcée permanente qu'elle entretient.

Dans les cas d'urgence auxquels nous venons de faire allusion (cas 1 et 2), la *cystostomie sus-pubienne* répond à tous les *desiderata* que comportent les ponctions et le drainage périnéal, et évite tous les reproches que nous signalons pour ces deux dernières méthodes.

Et de même, si nous passons aux autres cas principaux que nous avons envisagés comme nécessitant une intervention active du chirurgien (cas 3, 4, 5) nous verrons que la seule intervention rationnelle à proposer vis-à-vis d'eux est encore l'ouverture de la vessie à l'hypogastre.

Voici un malade (cas n° 3) qui pendant un certain temps, peut, grâce à beaucoup de soins et à de fréquents cathétérismes, vider suffisamment sa vessie et éviter les accidents de la rétention incomplète prolongée. Mais, sur cette rétention incomplète se greffent de fréquentes crises de rétention absolue qui l'arrêtent à chaque instant et empoisonnent son existence ; que pouvez-vous lui proposer s'il vous demande de mettre un terme à ces accidents répétés ? sinon de lui ouvrir sa vessie, de voir alors comme nous l'étudierons plus loin, s'il n'est pas possible dans les cas heureux de valvule ou de barre faisant soupape sur le col, de lui exciser cet obstacle et lui faire ainsi du même coup une opération curative, ou bien de lui établir simplement un méat hypogastrique, dans le cas où l'opération curative ne serait plus de mise ?

N'est-ce pas encore la conduite la plus rationnelle à tenir avec le malade (n° 4) qui n'a presque jamais, il est vrai, de crises de rétention complète, mais chez lequel l'infection urinaire est profondément établie et progresse malgré le cathétérisme, malgré les lavages, etc. ? N'est-ce pas la seule planche de salut à lui offrir que cette fistule par laquelle l'urine va s'écouler facilement, qui fera tomber la tension générale de l'arbre urinaire et avec elle la congestion qui en dépend, et grâce à laquelle deviendront inutiles toutes les manœuvres sur le canal qui peuvent entretenir l'infection ?

Enfin, quand on a affaire à un *prostatique vésical*, n'est-ce pas toujours la cystostomie qui, ici plus qu'ailleurs, sera le meilleur traitement de la cystite douloureuse ? n'est-ce pas

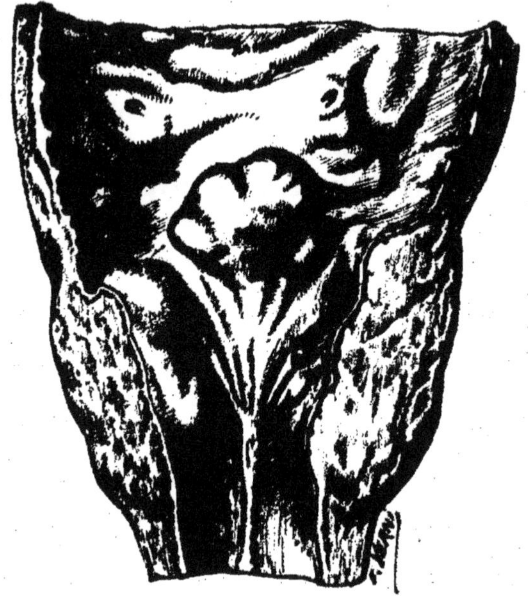

Fig. 77. — (D'après VOILLEMIER). — Hypertrophie, dite *du lobe moyen*, pouvant surplomber l'orifice uréthro-vésical à la façon d'une véritable soupape.

grâce à elle que vous pourrez agir aisément sur une muqueuse incrustée de concrétions calculeuses, ou même sur de vrais calculs ?

Indications et résultats de la cystostomie. — Voici les *Indications* que posait Poncet lui-même pour la cystostomie sus-pubienne (*Gaz. hebdom.*, juin 1894). Il faut cystostomiser :

1° Tous les prostatiques infectés, avec fièvre et symptômes généraux d'empoisonnement urinaire ;

2° Les prostatiques rétentionnistes aseptiques, lorsque le cathétérisme est :

Ou absolument impossible ;

Ou particulièrement difficile (fausses routes, uréthrorrhagie, etc.) ;

Ou simplement très douloureux ;

Ou enfin dangereux, à cause des occasions répétées d'infection, quand on doit trop répéter ce cathétérisme.

Voici, d'autre part, ce qu'il disait tout récemment des *Résultats* de l'opération (*Soc. chirurgie*, novembre 1894). — « J'ai pratiqué actuellement la cystostomie sus-pubienne chez 63 prostatiques, et la plupart de ces opérations sont assez anciennes pour qu'il soit intéressant d'en signaler les résultats éloignés.

Ces malades doivent être réunis en deux groupes différents, suivant qu'il s'agit de prostatiques aseptiques, atteints seulement d'accidents de rétention, ou, au contraire, de prostatiques infectés à un degré plus ou moins accentué.

Ce sont naturellement les malades de la première catégorie qui m'ont donné les meilleurs résultats et, sur 21 opérations, j'ai eu 21 guérisons. Chez tous les sujets que je range dans ce groupe, la cystostomie était indiquée, sinon par l'impossibilité réelle du cathétérisme, au moins par les difficultés de ce cathétérisme et les accidents qu'il provoquait. Je considère, en effet, que bien souvent l'emploi de la sonde à demeure offre de graves inconvénients et je vois dans les ponctions répétées un danger plus grand que dans la cystotomie. J'ajouterai que 11 de ces malades sont vivants, leur opération datant de six mois à quatre ans et demi.

Les malades de la deuxième catégorie, c'est-à-dire les malades infectés, sont au nombre de 42, et, parmi eux, il faut distinguer les cas de septicémie suraiguë, les cas de septicémie aiguë et, enfin, les cas de septicémie chronique. Pour les premiers, la mort s'est généralement produite dans les deux ou trois jours qui ont suivi la cystostomie, mais cette opération n'en constitue pas moins la seule ressource à laquelle on puisse recourir en pareille circonstance. Sur 12 malades atteints de septicémie aiguë, 4 sont morts dans la première semaine, et les autres ont eu une survie de six mois et demi à deux ans et demi. Enfin, sur 24 malades qui présentaient des accidents de septicémie chronique, 7 sont morts dans les huit premiers jours, 10 ont vécu moins d'un an et les 7 autres sont actuellement en bonne santé, et cela un an et demi, deux ans et trois ans après l'opération.

Au point de vue fonctionnel, 12 fois la miction a été rétablie par les voies naturelles, et la cystostomie, par conséquent, n'a été que temporaire. Quant aux malades qui ont continué à uriner par leur méat hypogastrique, on peut les diviser en trois groupes, suivant qu'il y avait continence complète, continence partielle, ou incontinence absolue. Or, sur 22 malades, dont l'opération remontait à six mois au moins, j'en note 7 urinant à volonté, c'est-à-dire présentant une continence parfaite, 3 n'ayant qu'une continence partielle, dans la station horizontale par exemple, et, enfin, 12 incontinents d'une façon complète. Je dois dire, d'ailleurs, que certains malades, les tuberculeux notamment, ont tout avantage à rester incontinents, et j'ai quelquefois été obligé, devant de nouveaux accidents de rétention, d'agrandir l'orifice hypogastrique devenu trop étroit ».

Inconvénients et desiderata actuels de la cystostomie. — Il y a un gros point noir à ce tableau séduisant et vrai des avantages de la cystostomie dans les cas de prostatisme compliqué et grave que nous avons passés en revue. *C'est l'inconvénient de la fistulisation même.*

L'urine parfois très irritante de ces vieux urinaires s'écoule sur les téguments de l'hypogastre, tombe dans les rigoles formées par les plis génito-cruraux, baigne la verge et les parties latérales du scrotum, produit à la longue de l'érythème, des excoriations douloureuses, et cela malgré tous les topiques gras ou pulvérulents généralement conseillés.

On a inventé, il est vrai, nombre d'*appareils collecteurs*, mais on n'en a pas encore trouvé qui récoltent toute l'urine et empêchent le suintement autour du tube qui va recueillir le liquide dans la vessie même. Un des meilleurs nous paraît être celui que notre collègue et ami M. Gangolphe a présenté l'an dernier au Congrès de chirurgie. Encore une fois, cependant, il semble que, de tous les appareils conseillés jusqu'à présent, le meilleur ne vaille pas grand'chose. C'est aussi ce que disait dernièrement Segond à la Société de chirurgie (14 novembre 1894). Le champ est donc ouvert aux inventeurs, et les recherches en valent la peine, car, le jour où l'appareil collecteur parfait sera trouvé, la cystostomie sera bien plus souvent acceptée de la part du malade, de la part aussi du chirurgien.

Fonctionnement du méat hypogastrique. — D'ailleurs, la fonction de la « bouche vésicale » est très variable suivant les cas. Elle se comporte parfois comme un vrai méat, et il est un fait, c'est que certains opérés retiennent leurs urines dans l'intervalle des mictions et urinent à volonté par l'orifice sus-pubien. Tel était Diday qui avait décrit son « méat hypogastrique ». D'autres conservent encore leurs urines, mais ne peuvent pas uriner quand ils veulent ; ils sont obligés de se passer une petite sonde courte dans leur canal fistuleux (1).

(1) C'est parfois un trajet long de 2 à 4 centimètres qui va de la peau à la vessie.

D'autres enfin ne retiennent qu'une partie de leur urine ou même ne retiennent rien du tout, et restent tout à fait incontinents.

On a bien proposé différents artifices pour essayer de donner à l'orifice sus-pubien des conditions anatomiques favorables à la continence. Les avantages qui paraissent en résulter sont, jusqu'à présent, tout à fait théoriques. Le plus séduisant est celui qu'a proposé M. Wassilief sous le nom de *cystostomie idéale*. Il consiste à décoller l'une de l'autre la muqueuse et la musculeuse de la boutonnière vésicale, puis à suturer directement la muqueuse à la peau, en laissant glisser en arrière la couche musculaire. De cette façon, on aura plus tard 2 sphincters : un sphincter externe, superficiel, formé par les muscles droits, et un sphincter interne, profond, formé par la musculeuse vésicale ; entre les 2 sphincters se trouve le néo-canal.

Certains opérateurs (Jaboulay), ont proposé la taille en passant à travers le muscle droit lui-même, pour tâcher de créer une bouche entourée d'une boutonnière musculaire contractile.

Bien d'autres tentatives ont été faites ; nous ne pouvons y insister davantage. Ceux qui voudront de plus amples renseignements sur le mode de formation et le fonctionnement du méat sus-pubien, se reporteront au récent travail de Lagoutte (*Résultats éloignés de la cystostomie*, *Gaz. hebd.*, nov. 1894).

Ce qu'il faut seulement retenir, c'est qu'au point de vue opératoire, la constitution voulue d'un méat continent est encore à l'étude. Peut-être parviendra-t-on, avec certains perfectionnements opératoires, à obtenir régulièrement de véritables sphincters sus-pubiens permettant à la fonction de l'excrétion urinaire de se faire comme à l'état normal.

C. — Opérations dites curatives.

Que deviennent donc les opérations curatives, au milieu de toutes ces indications à la cystostomie ?

Nous retrouverons plus loin les *prostatotomies* et *prostatectomies*. Envisageons auparavant ce que vaut la *castration double*.

I. — Castration double.

On a beaucoup parlé dans ces derniers temps de cette castration dans le traitement curatif de l'hypertrophie prostatique. Godard avait déjà, dès 1850, recherché l'état des organes génitaux profonds chez les eunuques. Mais c'est Launois qui a fait vraiment une étude approfondie de la question.

Launois (1) a étudié les relations qui existent entre les testicules et la prostate, au point de vue embryologique et anatomique, et a pu se convaincre des connexions intimes de ces deux glandes.

Les mêmes relations se retrouvent encore dans les vices de conformation et les différentes atrophies du testicule, car, dans ces cas, la prostate est toujours atrophiée partiellement ou complètement. Et enfin ces rapports étroits sont encore confirmés par l'expérimentation : la double castration chez les animaux détermine une atrophie considérable de la prostate et des vésicules séminales.

Chez l'homme atteint d'hypertrophie prostatique l'essai a été fait et semble avoir donné de bons résultats, la glande hypertrophiée s'atrophiant nettement après la castration double. Ramm (*Centralblatt für Chir.*, avril 1893) semble avoir été le premier à pratiquer la castration, de propos délibéré, dans l'hypertrophie prostatique.

(1) *Association pour l'avancement des sciences*, août 1894, et *Annales gén. urinaires*, octobre 1894.

Les faits sont encore trop peu nombreux pour permettre de se prononcer au sujet de cette récente méthode. Il faut attendre de nouvelles observations, et dans lesquelles on notera, non seulement les *modifications survenues dans la glande*, mais aussi *l'état de la fonction urinaire après ces modifications*. Ce sont là deux choses bien distinctes en effet ; la prostate peut s'atrophier, revenir sur elle-même, mais cette modification régressive n'implique pas que l'urèthre prostatique soit devenu plus large ou moins dévié (voir plus bas à propos des prostatectomies partielles).

II. — Prostatotomie et Prostatectomie.

Dans ces opérations on ne tourne plus l'obstacle, on cherche, soit à l'enlever (*prostatectomie*), soit à le diminuer, en élargissant l'urèthre prostatique (*prostatotomie*).

Prostatotomies. — Nous négligerons de décrire ici les anciens procédés opératoires de Mercier, de Civiale, etc., qui avaient fait cependant de véritables prostatotomies, en incisant avec des instruments plus ou moins spéciaux ce qu'on appelait alors les *valvules*, les *barres prostatiques*.

Nous pouvons aussi omettre, jusqu'à nouvel ordre, la destruction de l'obstacle prostatique au moyen de *l'électrolyse*, méthode chaudement préconisée par Bottini. Malgré le bruit qu'on a fait dans ces derniers temps autour de cette méthode, elle participe des mêmes reproches que les précédentes : elle est aveugle, ne permet pas de voir ce qu'on fait et de guider la section, laquelle porte alors généralement sur toute autre chose que sur l'obstacle.

Il y a encore une autre variété de prostatotomie que certains chirurgiens ont voulu ériger en méthode curative. Celle-là plus rationnelle, plus chirurgicale se pratique par le périnée. C'est le *drainage périnéal* (méthode de Harrison), dont nous avons discuté déjà les indications générales dans les obstacles prostatiques. Son **manuel opératoire** est des plus simple. Dans un *premier temps*, on pratique une boutonnière périnéale à l'urèthre membraneux. — Dans un *second temps*, on essaye de dilater fortement avec le doigt l'urèthre prostatique. Si on n'y parvient pas aisément, on incise délibérément le canal prostatique au bistouri boutonné, de façon à créer là un large conduit. — Dans un *troisième temps*, on laisse à demeure un gros drain, de 1 cent. 1/2 de diamètre environ, pour calibrer le canal et empêcher la soudure prématurée des lèvres de l'incision prostatique. Ce drain est laissé en place un mois et demi à deux mois (1).

Prostatectomie totale. — La prostatectomie totale n'a été tenté jusqu'ici, que nous sachions, que pour des tumeurs malignes de la prostate ; on ne l'a pas appliquée encore de propos délibéré à l'hypertrophie prostatique simple.

Pour faire une extirpation complète de la prostate, on pourra se servir soit de la *voie périnéale*, soit de la *voie hypogastrique*, soit encore des deux voies ensemble. Nous renvoyons, pour l'étude des grands traits de cette opération mal réglée encore, à ce que nous avons dit à propos du *cancer de la prostate* et de la *cystectomie totale*.

A propos de cette dernière nous avons décrit le procédé qu'avait employé Küster, et avec lequel, se servant successivement de la voie périnéale et de la voie hypogastrique, ce chirurgien avait enlevé toute la vessie y compris la prostate.

Prostatectomie partielle. — La prostatectomie partielle peut se pratiquer, soit par l'hypogastre soit par la voie périnéale.

(1) Nous avons déjà dit ce que nous pensons de cette opération (page 267) qui, pour nous, n'est que *palliative*, et encore pour un temps très court.

1° Par la voie périnéale. — C'est Dittel qui a surtout préconisé cette voie et a essayé de régler l'intervention de la façon suivante. Pour lui, ce sont les lobes latéraux de la prostate qui sont par leur hypertrophie les principaux agents de la stricture uréthrale prostatique. Partant de ce principe, c'est une prostatectomie partielle et bilatérale qu'il propose.

Voici la marche générale qu'il faut suivre :

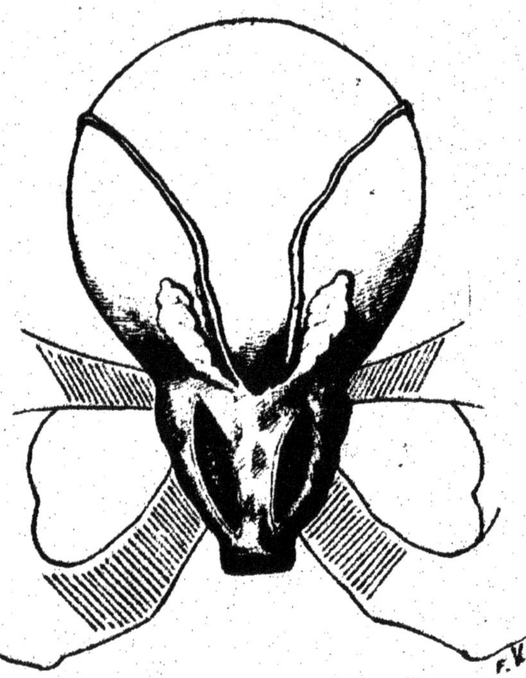

Fig. 78. — *Opération de Dittel* (prostatectomie partielle). Une tranche cunéiforme est enlevée, sur la face postérieure de chaque lobe. L'entaille ne doit pas intéresser l'urèthre.

α) On commence par placer dans l'urèthre un cathéter métallique comme pour la taille.

β) On fait ensuite une longue incision périnéale, suivant tout le raphé périnéal et se prolongeant derrière l'anus jusqu'au coccyx, en contournant latéralement l'anus sur un de ses côtés.

γ) Dissection alors du rectum qu'on sépare de l'urèthre comme dans la taille pré-rectale, et découverte de la prostate par le périnée.

δ) La prostate étant bien à nu par toute sa face postérieure, on pratique une résection cunéiforme du tissu prostatique sur chacun des lobes (fig. 78) *sans intéresser l'urèthre qui traverse la glande.*

Dans cette opération, en somme, on excise toute une tranche de la filière que traverse l'urèthre (tranche en quartier d'orange), sans ouvrir ce canal à aucun moment de l'opération.

On conçoit du reste qu'on peut varier de bien des façons la forme et l'étendue de l'excision.

Nous dirons tout à l'heure ce que nous pensons de ces interventions qui ne paraissent pas s'adresser à la véritable cause de l'obstacle à l'émission de l'urine, au moins dans la majorité des cas.

2° Par la voie hypogastrique. — α) L'opération préliminaire est encore ici la *cystotomie hypogastrique.* Généralement, c'est à la cystotomie par l'incision verticale classique qu'on a recours.

β) Vient ensuite l'*ablation proprement dite du tissu prostatique* par la vessie ouverte. Or, cette ablation a été faite de bien des façons et avec des résultats bien différents. Les cas à succès, ceux qu'il faut se souhaiter quand on intervient, sont les cas à lobes médians pédiculés, se rabattant en soupape sur l'orifice vésical de l'urèthre (cas de Tuffier, Jullien, etc.); un coup de ciseaux ou d'une anse coupante sur le pédicule de ce lobe, et le canal est définitivement dégagé.

Mais les cas où les lobes sont à peu près uniformément développés et dépourvus de masses pédiculées, sont déjà beaucoup plus incertains au point de vue des résultats de l'intervention. Et cependant, on a encore essayé d'attaquer des lésions de ce genre au galvano-cautère, au thermo-cautère, à l'écraseur, même avec le couteau. Certains auteurs ont aussi proposé d'*énucléer* les masses hypertrophiées, comme des fibromes utérins par exemple, ou comme certains goitres (1). Il y aurait en effet quelques cas d'hypertrophie prostatique due à de véritables petites tumeurs encapsulées au sein de tissu prostatique. Mais il ne faudrait pas croire que ces faits représentent la généralité des cas. Les recherches de Lagoutte (2) ont bien montré, en effet, que ces formes d'hypertrophie prostatique sont très exceptionnelles.

En somme, comme on le voit, il n'y a pas par la voie hypogastrique, pas plus que par la voie périnéale, d'opération réglée méthodique, et surtout applicable à la généralité des cas. On détruit comme on peut ce qu'on trouve de plus saillant, et ce qu'on juge au pied levé comme devant être extirpé.

Si on a le bonheur de tomber sur un lobe formant valvule au-dessus du col, le résultat pourra être excellent avec très peu de traumatisme.

Si on se trouve en présence au contraire d'un urèthre comprimé dans tout son parcours à travers une gorge étroite et profonde comme celle que forment des lobes latéraux uniformément hypertrophiés en hauteur et en épaisseur, on aura beau chercher à détruire le plus possible le tissu prostatique, le canal de l'urèthre restera probablement aussi déformé et aussi resserré qu'auparavant, puisque le défilé qu'il parcourt persistera toujours ; dans la grande majorité des hypertrophies prostatiques avec accidents de rétention, en effet, ceci dit en un mot, et une fois pour toutes, *il ne s'agit pas d'un obstacle limité, circonscrit en un point précis*, c'est

(1) Delagenière, *Société anat.*, 1889.
(2) *Gazette hebdom.*, mars 1891.

toute la traversée prostatique qui a été passée à la filière (Fig. 79).

C'est pour toutes ces raisons qu'à l'heure actuelle, où les manœuvres opératoires de la prostatectomie (partielle ou totale) ne sont pas encore mieux précisées et perfectionnées, qu'on ne peut guère faire de cette opération une méthode générale de traitement de l'hypertrophie prostatique.

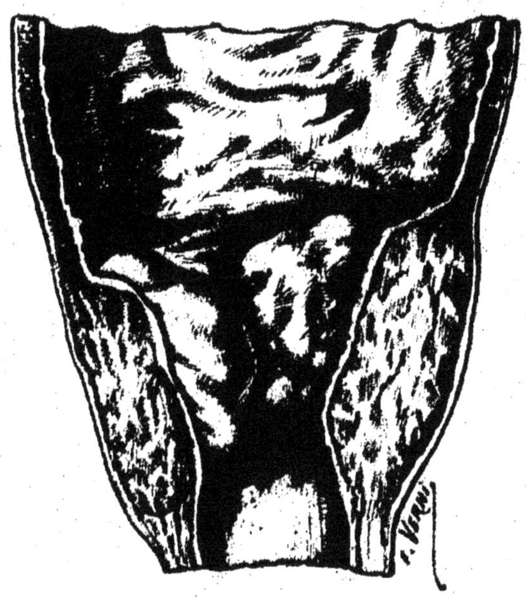

Fig. 79. — Hypertrophie prostatique latérale, *très irrégulière*, avec canal en S courant entre les deux lobes latéraux formant tranchée (vieux de 70 ans mort de fièvre urineuse aiguë, en pleine rétention).

Ajoutons encore à cela les dangers d'une opération parfois assez compliquée, chez des sujets infectés souvent depuis longtemps, cachectiques latents ou apparents, comme le sont la plupart des vieux prostatiques, et chez lesquels le chirurgien soucieux du résultat final et non pas seulement du résultat opératoire, ne devra se permettre que le minimum de traumatisme — et vous aurez la raison des réserves qu'on est obligé de faire jusqu'à nouvel ordre, à propos de telles interventions.

Ces réserves, on doit le dire en terminant, plaident encore en faveur d'une opération simplement palliative comme la cystostomie sus-pubienne, méthode facile, rapide, bénigne, et qu'on est toujours à temps de compléter par une excision appropriée, dans les cas favorables de valvules prostatiques ou d'obstacles reconnus bien circonscrits, car la cystotomie peut devenir alors le 1er temps d'une opération vraiment curative (1).

Conclusions générales.

Pour résumer ce long débat, on peut dire qu'à l'heure actuelle, étant donné que les opérations dites curatives sont encore, ou insuffisamment étudiées dans leurs résultats, ou applicables à un petit nombre seulement de cas limités, *il n'y a guère que des opérations palliatives à proposer au prostatique* quand celui-ci, malgré le traitement médical et les sondages, « s'en va du mauvais côté ».

Parmi ces opérations palliatives, c'est jusqu'à présent la *cystostomie sus-pubienne* qui semble préférable. Ce n'est pas une intervention à résultats brillants et bien séduisants, à cause de l'incontinence d'urine qu'elle entraîne souvent après elle, mais c'est dans bien des cas la seule chance sérieuse de survie ou de salut qu'on donne à son malade.

D'ailleurs, avec des appareils collecteurs de mieux en mieux compris, on évitera les ennuis d'une fistulisation hypogastrique. Et enfin, tout permet d'espérer qu'avec cer-

(1) Ollier (7e *Congrès français de chirurgie*) a rencontré aussi parfois des cas favorables à l'excision de l'obstacle par la voie hypogastrique. Aussi, est-il d'avis de chercher à transformer en opérations voulues et réglées, ces ablations de parties hypertrophiées de la prostate, qui, jusqu'ici, n'étaient exécutées qu'à titre accessoire, et nullement préparées d'avance.

tains perfectionnements opératoires on trouvera le moyen de rendre à l'opéré le pouvoir de retenir ses urines, ou d'uriner suivant son gré. Si cependant la fonction urinaire ne parvenait pas à se rétablir comme normalement, il faudrait se consoler, car, comme disait Diday dans son langage imagé : « Avant de sauver la fonction il faut sauver le fonctionnaire (1) ».

(1) Une méthode palliative, excellente théoriquement, mais bien difficile à rendre pratique, serait de supprimer pour l'urine la traversée prostatique sans toucher à la prostate, en anastomosant par exemple la face antérieure de la vessie avec l'urèthre au-devant de la prostate. Nous avons souvent essayé cette opération sur le cadavre, et l'avons pratiquée une fois sur le vivant.

Le malade que j'ai opéré en pleine rétention, est mort 24 heures après d'un fort accès de fièvre urineuse. Voici, brièvement, le procédé que j'ai employé : 1° incision en λ renversé, à branche verticale située sur la ligne médiane et s'étendant jusqu'à 8 ou 10 centimètres au-dessus du pubis, les branches latérales venant contourner la racine de la verge en suivant les branches ischio-pubiennes ; 2° résection du pubis sur une largeur de 3 centimètres environ ; 3° décollement sous-péritonéal de la face antérieure, puis du sommet, et même d'une partie de la face postérieure de la vessie, pour rendre l'organe bien mobile et facile à attirer en avant ; 4° incision de la face supérieure de l'urèthre sur conducteur et immédiatement au-devant de la prostate ; 5° incision analogue sur une partie un peu élevée de la face antérieure de la vessie : 6° anastomose et suture des deux boutonnières ainsi faites comme pour un abouchement inter-intestinal.

Cette opération pourrait s'appeler : *Anastomose vésico-uréthrale antéprostatique.*

TABLE DES MATIÈRES

LIVRE PREMIER

URÈTHRE.

SECTION III. — *Lésions inflammatoires.*

SECTION IV. — *Néoplasmes.*

SECTION V. — *Corps étrangers.*

SECTION VI. — *Médecine opératoire générale.*

LIVRE TROISIÈME

PROSTATE.

ERRATA.

Page 67. — Au lieu de : C. — *Fistules uréthro-rectales*, lire : III. — *Fistules uréthro-rectales.*

Page 69. — Au lieu de : D. — *Rétrécissements de l'urèthre*, lire : E. — *Rétrécissements de l'urèthre.*

Page 109. — Ligne 9, au lieu de : intervalles de 5 millimètres, lire : intervalles de 4 millimètres.

Page 136. — A la suite de la légende de la figure 36, lire : Figure représentant l'uretère et l'intestin considérablement grossis, avec sutures multipliées à dessein pour mieux faire saisir leur mode d'application.

Page 139. — Ligne 10, au lieu de : 3 points de suture, lire : 2 points de suture.

Page 140. — Ligne 17, au lieu de : 3 ou 4 points de suture muco-muqueuse, lire : 2 points de suture muco-muqueuse.

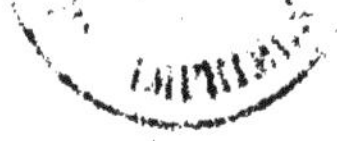

Imp. G. Saint-Aubin et Thevenot, Saint-Dizier, (Hte-Marne). 15-17, passage Verdeau Paris

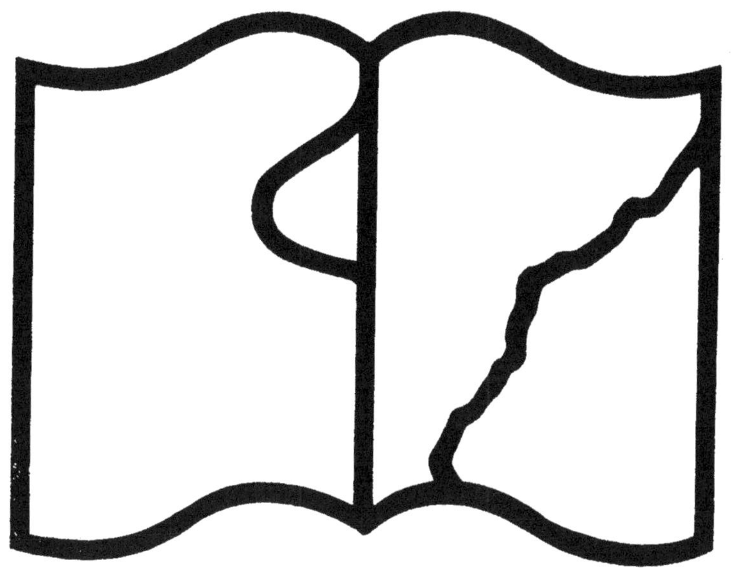

Texte détérioré — reliure défectueuse

NF Z 43-120-11

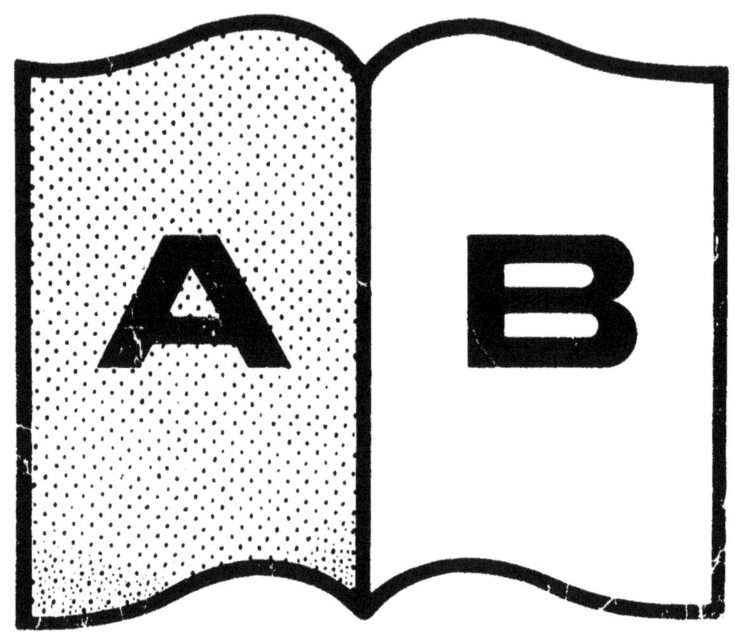
A
B

www.ingramcontent.com/pod-product-compliance
Ingram Content Group UK Ltd.
Pitfield, Milton Keynes, MK11 3LW, UK
UKHW020130220726
13923UKWH00001B/88